ERIC O'GREY MIT MARK DAGOSTINO

Peety

EIN HUND AUF REZEPT

ZWEI DICKE FREUNDE
SPAZIEREN ZURÜCK
INS LEBEN

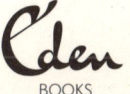

Inhalt

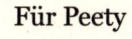

Für Peety

Schatten und Licht

Wenn man spät nachts allein in einer Stadt spazieren geht, haben die Straßenlaternen und blinkenden Neonschilder nicht gerade eine beruhigende Wirkung. Ihr Licht macht die dunklen Flecken nur dunkler und erzeugt tiefe Schatten, in denen sich wer weiß was verstecken könnte.

Ich glaube, es gibt zwei Möglichkeiten, um der Dunkelheit entgegenzuwirken: Entweder man trägt ein großes Licht mit sich, wo immer man auch hingeht – oder man ist nicht allein unterwegs.

Ich bin nie allein irgendwo hingegangen.

Peety war immer bei mir.

Dieser verlotterte alte Hund hatte mich auf eine Reise mitgenommen, die viel weiter reichte als all die Ausflüge und Abenteuer, die ich in den letzten fünf Jahren mit ihm unternommen hatte. Ich war mir voll und ganz bewusst, dass ich nur dank Peety meinen neuen Weg ging – den Weg, auf dem ich hoffentlich den Rest meines Lebens bleiben würde. Und genauso hatte ich Peety dabei geholfen, einen neuen Weg einzuschlagen. Umso schwerer fiel es mir in dieser Nacht, ihn bei unserem Spaziergang zu beobachten. Obwohl sein Schwanz wedelte und er den gleichen hellen Blick in den Augen hatte wie sonst auch, erkannte ich, dass er etwas langsamer ging als üblich. Ich dachte nicht, dass es etwas Ernstes war. Für jeden anderen sah er wahrscheinlich aus wie ein ganz normaler, gesunder Hund. Aber von dem Moment an, als wir unser Haus verließen, konnte ich erkennen, dass es ihm schwerfiel, unser gewohntes Tempo beizubehalten.

Ich überschlug, dass wir fast zweitausend Spaziergänge zusammen gemacht hatten, seit alles begonnen hatte. Wir waren jeden Morgen, jeden Abend und viele Male dazwischen für mindestens dreißig Minuten draußen unterwegs gewesen. Jeden Tag. Das sind eine Menge Pfotenabdrücke auf dem Bürgersteig.

Mir war klar, dass die durchschnittliche Lebensdauer eines mittelgroßen Hundes statistisch gesehen nur zehn bis dreizehn Jahre beträgt. Ich wusste auch, wie alt Peety ungefähr war und dass er sich altersmäßig irgendwo zwischen diesen beiden Zahlen bewegte. Trotzdem konnte ich nicht glauben, dass es Peetys Alter war, das seine Geschwindigkeit drosselte. Er war zu fröhlich, zu aufgeregt, zu liebevoll und hatte viel zu viel Leben in sich, als dass ich mir hätte vorstellen können, dass er sich bereits seinem Lebensabend näherte. Nein, wir waren beide zu glücklich für solche unsinnigen Gedanken.

»Dein Hund ist so süß«, sagte eine junge Frau auf der Straße.

»Danke«, antwortete ich. Wir gingen weiter. Peety und ich waren diese Art von Aufmerksamkeit gewöhnt. Er *war* bezaubernd mit seinem schwarz-weiß gefleckten Fell und seiner kniehohen Statur. Er war ein Frauenmagnet, und alle wollten ihn streicheln.

Wir beschlossen, nach Osten zu gehen, weg von dem hell erleuchteten, touristischen Teil der Pike Street. Als wir die Second Avenue überquerten, trat ein ziemlich ungepflegt aussehender Mann aus der Dunkelheit auf uns zu.

In der Innenstadt von Seattle gibt es einige Bettler. Manche sind obdachlos, andere sind Kids im College-Alter auf der Suche nach Geld für Drogen. Die meisten sind harmlos. Dieser Typ war es nicht. Er war riesig und high, und ich spürte sofort, dass er auf mehr aus war als nur auf ein wenig Kleingeld.

»Hast du bisschen Geld?«, fragte er.

Peety blieb abrupt stehen, senkte seinen Kopf, starrte den Mann an und knurrte.

»Sorry, Mann«, sagte ich. »Ich hab nichts dabei. Komm schon, Junge.«

Ich zerrte an Peetys Leine, aber er rührte sich nicht. Er stand da wie erstarrt, die Haare an seinem Hals waren gesträubt. Sein Knurren wurde lauter.

»Scheiße, wird der Hund mir was tun?« Der Mann erhob seine Stimme und trat mit einem bedrohlichen Blick in seinen Augen auf mich zu, sodass auch ich gezwungen war, stehen zu bleiben. Peety und ich waren diese Route schon hundertmal ohne Zwischenfälle gegangen. Warum passierte das gerade jetzt? Instinktiv verkrampfte sich mein Körper, und der Griff meiner Hand um Peetys Leine wurde fester. Ich bereitete mich auf einen Kampf vor. Ich war stark, vielleicht stärker als je zuvor, und ich war mir ziemlich sicher, dass ich mich unter normalen Bedingungen in einem Kampf behaupten könnte. Aber dieser Typ hatte was genommen, er war unberechenbar.

»Komm schon«, schrie er. »Gib mir 'n bisschen Geld!« Er streckte die Hand aus, um nach mir zu greifen, und Peety gab den bösartigsten Laut von sich, den ich je gehört hatte. Er sprang vom Bürgersteig – fast zwei Meter in die Höhe – und stürzte sich mit offenem Maul auf die Kehle des Mannes. Mit aller Kraft zog ich an seiner Leine und stoppte ihn nur wenige Zentimeter, bevor seine Zähne sich in das Fleisch des Typen bohren konnten. Dieser schwankte und viel fast um. Auf allen vieren robbte er davon, bevor er sich wieder in die Senkrechte aufrappelte und zurück in die Dunkelheit rannte.

Peety bellte laut, er wollte ihm nachlaufen und zog an seiner Leine. Ich starrte in die Dunkelheit und versuchte zu erkennen, ob der Mann noch da war. Würde er so dumm sein, zurückzukommen und sich Peetys Zorn zu stellen?

Aber es bleib ruhig. Als ich mir sicher war, dass der Spuk vorbei war, sah ich Peety an und lachte. Ich konnte nicht anders. Woher hatte Peety die Kraft und Furchtlosigkeit gefunden, so hoch zu springen, nur um mich zu beschützen? Er war durch die Luft geflogen wie eine Art Superhund! Das Einzige, was gefehlt hatte, waren ein rotes Cape und eine Superheldenbrille.

Als ich noch einmal in die Dunkelheit zurückblickte, spürte ich dann aber doch den Schock. Ich hatte Tränen in den Augen. Plötzlich erkannte ich, dass wir gerade nur sehr knapp davongekommen waren. Das Ganze war so plötzlich geschehen. Es hatte keine Warnung gegeben. Wer weiß, was dieser Mann mit mir hätte machen können? Was, wenn er ein Messer oder eine Waffe gehabt hätte? Ich atmete tief durch und war dankbar, dass es uns gut ging.

Ich verlagerte mein Gewicht auf mein Knie und streichelte Peetys Nacken. »Guter Junge, Peety. Guter Junge«, sagte ich. »Es ist alles okay. Jetzt ist alles okay.«

Als Peetys Haltung sich entspannte, stand ich wieder auf.

»Lass uns nach Hause gehen«, sagte ich zu ihm, und meine Stimme brach.

Ich schüttelte den Kopf und wischte mir mit meinem Ärmel über die Wange.

Ich war mir sicher, dass dieser Hund mir gerade das Leben gerettet hatte. Wirklich. Und das bedeutete, dass Peety mich jetzt in so vielerlei Hinsicht gerettet hatte, wie ein Mann gerettet werden kann.

Sonst waren die Leute immer von der Tatsache berührt, dass *ich* Peety aus dem Tierheim gerettet hatte. Das schien sie zu beeindrucken, so als ob dieser einfache Akt der Freundlichkeit irgendwie bedeutete, dass ich ein guter Mensch war. Was ich jedem von ihnen erklären wollte, war allerdings: »Nein, du hast das falsch verstanden. Dieser Hund hat *mich* gerettet.«

Ich schaute zu Peety, und als er seinen Kopf nach oben reckte und meinen Blick erwiderte, spürte ich, dass unsere Verbindung nicht tiefer sein könnte, was mich zum Lächeln brachte. Und Peety lächelte zurück.

Mann. Gibt es etwas Besseres als *das?*

Dieser Blick in Peetys Augen. Dieses Vertrauen. Dieser Beschützerinstinkt. Diese Bindung. Diese Liebe. Diese bedingungslose Liebe.

Es war dieser Blick, der für mich den großen Unterschied ausmachte. Der mich gerettet hat – und ich meine nicht vor einem wütenden Schnorrer.

Dieser Blick hat mich vor mir selbst gerettet.

Ich will weg ...

Reisen ist scheiße.

Flughäfen sind am schlimmsten.

Nein, vergessen Sie das. Am allerschlimmsten sind Flugzeuge.

Damals war einfach alles scheiße. Meine Arbeit. Meine Tage. Meine Nächte. Mein *Leben*. Ich war unglücklich.

Ich arbeitete in einem Job, der nicht gerade ganz oben auf der Liste mit Traumjobs steht, die man sich als Kind so vorstellt. *Astronaut! Cowboy! Rockstar! Baseballspieler! Mitarbeiter im Außendienst für einen Hersteller von Haushaltsgeräten?* Ähm, nicht wirklich. Dabei beschwere ich mich nicht mal. Ich war dankbar, dass ich überhaupt einen Job hatte.

Also zurück zum Flughafen: Jeder Tag, an dem ich zum Flughafen musste, war der schlimmste Tag meines Lebens. Und dieser Tag im Speziellen sollte schnell zum absolut allerschlimmsten dieser schlimmsten Tage werden.

Warum ist man, wenn man am Flughafen parkt, immer eine Million Meilen Fußmarsch von dort entfernt sind, wo man eigentlich hinmuss? Ich schnaufte und pustete schon, bevor ich den halben Weg zum Eingang zurückgelegt hatte, und als ich es endlich ins Terminal geschafft hatte, pulsierten meine Knie und Knöchel. Und das trotz der Tatsache, dass ich seit dem Aufstehen abwechselnd Tylenol und Advil eingeworfen hatte, um mich darauf vorzubereiten, dass ich mich an diesem Tag überhaupt zu Fuß vorwärtsbewegen musste.

Auf der Rolltreppe versuchte ein nerviges Kind (es gab immer ein nerviges Kind am Flughafen), sich an mir vorbeizudrängen, nur um festzustellen, dass es nicht genug Platz hatte. Bei dem Versuch, sich zwischen mir und der Edelstahlwand des beweglichen Geländers hindurchzudrücken, fiel es fast um, worauf seine Eltern schrien: »Tommy, hör auf! Du tust dir noch weh! Sag Entschuldigung zu dem Mann!« Und an mich gerichtet: »Meine Güte, es tut mir so leid ...« Und das, während sie und alle um sie herum entsetzt auf den fetten Mann blickten, der fast die gesamte Breite der Rolltreppe einnahm.

Ja. Das war ich. Der fette Typ am Flughafen auf dem Rückweg von einer Geschäftsreise, der sein Hemd nass schwitzte und allen Reisenden um ihn herum Unbehagen bereitete.

An diesem Tag im Jahr 2010 wog ich irgendwas um die 160 Kilo. Das genaue Gewicht hing davon ab, ob ich mich vor oder nach einer meiner gigantischen Mahlzeiten auf die Waage stellte.

Ich bin einen Meter achtzig groß, und mein Taillenumfang betrug über 130 Zentimeter. Wenn Sie jetzt kein Bild vor Augen haben, stellen Sie sich Folgendes vor: Meine »Rettungsringe« waren eher so was wie tödliche Speckberge, die mich nach unten zogen – sie rieben sich an beiden Seiten des Metalldetektors, als ich mich durch die Sicherheitskontrolle quetschte.

2010 gab es in den USA an den meisten Flughäfen keine Bänke, und natürlich auch nicht an diesem. Für die meisten Menschen ist es kein Problem, sich die Schuhe im Stehen wieder anzuziehen. Aber ich konnte wegen meines Gewichts meine Füße nicht berühren, geschweige denn meine Schuhe binden, es sei denn, ich saß dabei. Also sammelte ich meine Sachen zusammen und lief in meinen Socken über den kalten Fliesenboden, bis ich unten in der Halle irgendwo eine Bank fand – und selbst dort brauchte es dann noch mal ein Maximum an Kraft und Willen, um mein Mittelteil so stark zu komprimieren, dass ich meine Schuhe wieder anziehen konnte. Allein diese Anstrengung ließ mich atemlos zurück, und ich musste mich danach gut zehn Minuten auf der Bank ausruhen.

Als ich wieder aufstand, strahlten der Schmerz und die Taubheit in meinen Füßen, Beinen und Knien bis in meinen Rücken aus. Ich sah mir meine Bordkarte an und schaute dann zu den Gate-Nummern hoch. Sofort wollte ich mich übergeben. *Warum musste sich mein Gate immer am äußersten Ende des Terminals befinden?*

Als ich es schließlich zum Gate geschafft hatte, war der gesamte Bereich überfüllt mit Passagieren, und es gab keinen Platz zum Sitzen. Ein weiterer voller Flug. Fliegen hatte heutzutage wirklich nichts mehr mit Luxus zu tun.

Selbst für dünne Menschen waren die Flugzeugsitze in den letzten Jahren unangenehm eng geworden. Für mich gab es keinen Sitz, in den ich gepasst hätte, ohne dass mein Fett auf beiden Seiten herausquoll. Wenn ich das Glück hatte, einen Fenster- oder Gangsitz zu ergattern, drückte ich zumindest nur gegen eine andere Person. (Allerdings war es auch nicht gerade schön, vom Getränkewagen angerempelt zu werden.) Um meinen ganzen Körper unterzubringen, brauchte ich ehrlich gesagt zwei Sitze, aber mein Arbeitgeber weigerte sich, das Doppelte zu zahlen, nur damit ich reisen konnte, und das Bundesgericht hatte entschieden, dass Fettleibigkeit keine »Behinderung« im Sinne des ADA, des *Americans with Disabilities Act*, war. Daher waren weder die Fluggesellschaften noch mein Arbeitgeber dazu verpflichtet, irgendwelche Vorkehrungen zu treffen, um das Leiden von Menschen wie mir zu lindern.

An diesem Tag, auf diesem ausverkauften Flug, bekam ich einen Mittelsitz zugeteilt. Natürlich.

In der Boarding-Schlange lehnte ich eine Schulter gegen die Wand, um den Druck auf meine Knie zu mildern. Als ich zum Flugzeug kam, wurde mir klar, dass es sich um eines der neuen Modelle mit einem superschmalen Gang handelte. Ich konnte ihn nicht vorwärts entlanggehen. Also bewegte ich meinen Körper seitwärts, wie eine Krabbe, und beobachtete die entsetzten Gesichter der anderen Passagiere, wenn ich mich ihren Reihen näherte. In ihren Augen konnte ich die Angst sehen: *»Bitte, Gott, lass diesen fetten Kerl nicht neben mir sitzen!«*

Als ich schließlich die unglücklichsten Passagiere des Flugzeugs erreichte – einen großzügig dimensionierten weißen Mann auf dem

Sitz am Gang und einen schlankeren Koreaner am Fenster –, sagte ich: »Entschuldigen Sie bitte, ich bin auf dem Mittelsitz.«

Sie erwiderten nichts. Das mussten sie nicht.

Ich klemmte mich zwischen die Armlehnen meines Sitzes und wusste, dass ich nach dem vierstündigen Flug körperliche Spuren von dieser Tortur davontragen würde. Doch in meinem Innern war ich mir sicher, dass ich den beiden Männern in meiner Reihe mehr Unbehagen bereitete, als ich selbst jemals hätte empfinden können.

Der Sicherheitsgurt war nicht lang genug, um ihn um meine übergroße Taille zu schnallen. Das waren sie nie. So hob ich wie immer meinen rechten Arm, hoffte verzweifelt, dass mein Deodorant noch funktionierte, und drückte den Service-Knopf, um eine Flugbegleiterin zu rufen.

Die nette Dame besah sich die Situation und eröffnete mir, dass »leider« an diesem Tag noch einige andere Passagiere mit Übergewicht auf unserem Flug dabei seien, weshalb der Crew »anscheinend« die Gurtverlängerungen ausgegangen waren. Ohne durfte ich nicht fliegen. Das Flugzeug durfte nicht starten, bevor alle Passagiere angeschnallt waren. Also klemmte sich die Flugbegleiterin diesen altmodisch aussehenden Telefonhörer an der Kabinenwand ans Ohr und rief beim Gate an, um zu sehen, ob sie dort noch irgendwelche Extras herumliegen hatten.

Hatten sie aber nicht. Auch am Gate gab es keine zusätzlichen Sicherheitsgurtverlängerungen. Um eine für mich zu bekommen, mussten sie eine aus einem anderen Flugzeug holen.

»Wie lange wird das dauern?«, fragte der Koreaner neben mir.

»Wir kümmern uns so schnell wie möglich darum«, sagte die Flugbegleiterin.

Ich konnte mir nicht vorstellen, dass ich mich noch schlechter fühlen könnte, als ich es bereits tat. Wir saßen da und warteten. Mehr als dreißig Minuten vergingen. Alle waren bereits an Bord, und jeder war genervt. Unsere Abflugzeit hatten wir schon längst verpasst, als die Flugbegleiterin schließlich zurückkam und mir mitteilte, dass sie eine Sicherheitsgurtverlängerung gefunden hätten und wir in Kürze auf dem Weg sein sollten.

Als sie ging, sagte der koreanische Mann ziemlich laut: »Super. Ich werde meinen Anschlussflug verpassen, weil du so fett bist!«

Ich wollte sterben. Genau da, auf diesem Sitz, wünschte ich mir, dass mein Leben einfach vorbei wäre.

»Es tut mir leid«, sagte ich. Ich konnte meinen riesigen Hals nicht drehen, um ihn tatsächlich anzusehen, und selbst wenn ich es gekonnt hätte, hätte ich nicht die Kraft gehabt, ihm in die Augen zu schauen. Zu diesem Zeitpunkt war ich bereits mehr als die Hälfte meines Lebens krankhaft fettleibig gewesen, und ich hatte gelernt, dass es am einfachsten ist, nicht zu reagieren. Es war besser so. Also sagte ich nur noch eines: »Ich wünsche Ihnen einen angenehmen Flug.«

Das Flugzeug verließ das Gate 45 Minuten zu spät. So lächerlich es auch klingen mag, ich tat mein Bestes, um mich kleinzumachen – damit ich während des gesamten vierstündigen Fluges nicht gesehen, gehört oder gefühlt werden müsste. Ich musste auf die Toilette, aber ich ging nicht. Ich wollte niemanden dazu bringen, sich meinetwegen bewegen zu müssen. Ich wollte mich nicht noch einmal durch den engen Gang quälen.

Als wir endlich gelandet waren, ließ ich den Koreaner das Flugzeug vor mir verlassen. Er schaute immer noch grimmig drein. Ich bin mir sicher, dass er an diesem Tag seinen Flug verpasst hat. So wie andere Leute wahrscheinlich auch. Ich hatte es im Alleingang geschafft, ein ganzes Flugzeug voller Menschen zu verärgern.

Meine Seiten schmerzten schrecklich durch den Druck der Armlehnen. Jedes Gelenk in meinem Körper tat mir weh, als ich mich auf den langen Weg zu meinem Auto machte. Auf dem Fahrersitz brach ich zusammen und schlief vor Erschöpfung fast im Parkhaus ein.

Zu Hause ließ ich meinen Koffer im Kofferraum liegen. Ich konnte den Gedanken nicht ertragen, ihn den ganzen Weg bis in die

Wohnung zu tragen. Ich war am Verhungern. Ich ließ mich auf meine Couch fallen und rief bei Domino's an, wo ich eine extra große Pizza mit Fleisch bestellte, und weil es Wochenende war, bestellte ich gleich noch eine zweite, um mir am nächsten Tag den Anruf fürs Mittagessen zu sparen.

Noch auf der Couch verschlang ich die erste Pizza. Das ganze Ding. Und danach war ich immer noch hungrig. »Nur eine Scheibe«, sagte ich zu mir. Dann, nachdem ich diese Scheibe verdrückt hatte, aß ich noch eine. Und noch eine. Und noch eine, bis alles, was übrig blieb, zwei leere, in Fett getränkte Pizzakartons waren.

Ich hatte beide Pizzen in einer einzigen Sitzung gegessen.

Eine extragroße Pizza mit Fleisch ist 15 Zentimeter breit. Sie ist nicht dazu bestimmt, von einer oder sogar zwei Personen gegessen zu werden. Es ist eine Pizza in Partygröße. Die Zutaten in so einem Teil summieren sich auf etwa fünftausend Kalorien. Das bedeutet, dass ich etwa zehntausend Kalorien auf einmal gegessen hatte. Nicht, dass ich diese Zahlen zu diesem Zeitpunkt gekannt hätte. Ich achtete auf solche Dinge nicht. Ich hatte Hunger, also aß ich.

Und das war nicht mein erstes Mal gewesen. Tatsächlich war die Sache mit den zwei Pizzen zu meiner Freitagabend-Routine geworden. Ich sagte mir jedes Mal, ich würde eine essen und mir die andere für den nächsten Tag aufsparen. Aber ich aß immer beide. Es war eine von unzähligen Angewohnheiten, wegen denen ich mich jedes Mal schämte – aber trotzdem wusste ich nicht, wie ich damit aufhören sollte.

Ich hatte 25 Jahre damit verbracht, jede Diät und jedes Diätprodukt auszuprobieren, von denen ich jemals im Fernsehen oder in Magazinen gehört hatte. Ich hatte sogar einige nicht kommerziell erhältliche Diätprodukte ausprobiert, die mich fast umbrachten. Kein einziges von ihnen hatte funktioniert. Sicher, manchmal verlor ich durch eines dieser Gimmicks etwas an Gewicht. Ich fühlte mich für ein paar Wochen oder sogar Monate besser. Aber letztendlich schummelte ich. Und dann fühlte ich mich unglücklich deswegen und gab einfach auf. Die Diät war vorbei, und ich kehrte zu meiner normalen »American Diet« bestehend aus fettigem Fast Food vom Lieferservice zurück.

Es dauerte nur wenige Wochen, bis das ganze Gewicht wieder da war – und einiges mehr obendrauf.

Ich weiß, dass ich damit nicht allein war. Ich weiß, dass halb Amerika die gleiche Erfahrung macht. Ich tat es nur im Extrem.

Als ich an diesem Abend endlich damit fertig war, die zwei Pizzen zu vernichten, stand ich auf, um ins Bett zu gehen. Das war der Moment, als mein Blick auf den Haufen schmutziger Unterwäsche in meinem Gästeschlafzimmer fiel, und ich erkannte, wie kaputt ich wirklich war.

Meine dreckige Unterwäsche hatte sich zu so einem großen Berg gehäuft, dass ich seine Spitze über die Kante des Bettes hinweg sehen konnte. Ich rechnete zurück und schätzte, dass es mehr als tausend Paar Unterwäsche und Socken sein mussten. Ich hatte schon vor langer Zeit aufgegeben, Wäsche zu waschen. Es war einfach eine zu große Tortur für mich, die Münzwaschanlage in meinem Gebäude aufzusuchen. Also engagierte ich einen Reinigungsservice, der meine Wäsche abholte und wieder zurückbrachte, und anstatt den Aufwand aufzubringen, meine Unterwäsche zu waschen und wiederzuverwenden, beschloss ich, einfach alle paar Wochen neue Unterwäsche und Socken bei Amazon zu bestellen. Ich ließ sie mir an die Tür liefern, genau wie meine Pizzen. Die dreckigen warf ich ins Gästezimmer, wo ich sie nicht sehen konnte und wusste, dass auch sonst niemand sie sehen würde.

Denn niemand kam jemals in meine Wohnung. Ich ging auch nicht mehr in die Häuser anderer Leute. Im Grunde hatte ich es aufgegeben, Freundschaften zu pflegen. Es war einfach zu viel für mich. Alles, was außerhalb meiner Wohnung stattfand, war zu viel für mich. Ich hatte mich so eingerichtet, dass ich die meiste Arbeit von zu Hause, am Telefon und am Computer, erledigen konnte. Persönliche Verkaufsgespräche und Geschäftsreisen waren so ziemlich die einzigen Gründe, warum ich jemals meine Wohnung verließ, und das tat ich nur, weil ich es musste.

Ungefähr ein Jahr vorher hatte ich mich zu einer von der Firma vorgeschriebenen körperlichen Untersuchung geschleppt, bei der der Arzt mir nach einem Blick auf meine Blutwerte vorschlug, mir einen Grabplatz zu beschaffen.

»Was?«, sagte ich.

»Wenn Sie Ihr Gewicht nicht unter Kontrolle bringen, werden Sie ihn in den nächsten fünf Jahren brauchen.«

Was glaubt der, wer er ist?, dachte ich. Ich war wütend, weil er so unhöflich gewesen war, und verließ die Praxis mit dem Vorsatz, einen anderen Arzt zu finden.

Dennoch können die Worte eines schonungslos ehrlichen Menschen mächtig sein. Ich nahm sie mir zu Herzen. Aber nicht auf eine gute Art und Weise. Nicht auf eine motivierende Art. Sondern eher fatalistisch.

In der Nacht nach dem schrecklichen Flug wurde mir bewusst, dass ich bereits ein Fünftel von diesem Rest meines Lebens vergeudet hatte. In diesem letzten Jahr hatte ich nichts zum Besseren verändert. Tatsächlich war alles noch schlimmer geworden. *Alles.* Ich hatte Typ-2-Diabetes, und die Krankheit war außer Kontrolle. Ich hatte alle Warnungen gelesen. Ich wusste, wenn ich den Diabetes nicht bald unter Kontrolle bringen würde, könnte ich erblinden oder ein Glied verlieren. Und doch schien nichts, was ich tat, zu helfen. Einer der Gründe, warum ich so hart arbeitete, war, um genug Geld zu verdienen, damit ich mir meine Medikamente leisten konnte. Sogar mit Versicherung kostete es mich bis zu tausend Dollar jeden Monat, nur um die verschreibungspflichtigen Medikamente zu bekommen, die ich zum Überleben brauchte – die meinen Insulinspiegel unter Kontrolle hielten und meinen Bluthochdruck und lebensbedrohlich hohen Cholesterinspiegel senkten. Darüber hinaus brauchte ich Medikamente, um schlafen zu können, Medikamente für meine Angst und Depressionen und noch mehr Medikamente, um die Nebenwirkungen der anderen Medikamente zu bekämpfen. Dabei half mir keine dieser Pillen, mich besser zu fühlen. Keine von ihnen. Ich war unglücklich. Die ganze Zeit.

Wie war das alles passiert? Warum konnte ich nicht aufhören zu essen?

Nach diesem furchtbaren Tag wusste ich, was ich wollte. Ich wusste, was passieren musste. Ich besaß keine Waffe. Ich hatte keine Pillen, die stark genug waren, um den Job zu erledigen. Vielleicht könnte ich mich einfach vor einen Zug werfen? Ich hatte keine Ahnung, wie ich es anstellen würde, aber ich wusste, es musste passieren. Ich wünschte nur, ich wäre dem Rat meines Arztes gefolgt und hätte mir ein Grundstück auf dem örtlichen Friedhof gekauft.

Nicht einmal das habe ich richtig gemacht, dachte ich.

Als ich ins Bett fiel, schmerzte jedes einzelne Teil meines Körpers. Mein Magen verkrampfte sich wegen all dem Fett und Käse. Die körperliche Qual war kaum zum Aushalten. Ich schaltete das Licht aus, und mit Tränen in den Augen tat ich etwas, was ich zuvor noch nie getan hatte.

Ich betete.

»Lieber Gott«, sagte ich in die Dunkelheit meines Zimmers hinein, »ich flehe dich an. Bitte töte mich. Bitte nimm mir das Leben. Bitte.«

Der nächste Tag

Was als Nächstes geschah, hört sich für Sie wahrscheinlich ziemlich seltsam an. Das tut's für mich ehrlich gesagt auch.

Ich bin nicht gestorben.

Stattdessen wurde ich ohnmächtig.

Vielleicht wollen Sie es einen Traum oder eine Illusion nennen, aber ich wurde in einen Wirbel aus weißem Licht gezogen. Es fühlte sich an, als würde ich fallen und gleichzeitig fliegen, aber es war nicht beängstigend. Ich fühlte mich friedlich. Ich sah kein göttliches Wesen, stand nicht an der Himmelspforte, und es erklang nicht mal eine dröhnende Stimme. Tatsächlich wurden überhaupt keine Worte gesprochen. Alles, was ich wusste, war, dass ich mich plötzlich voller Hoffnung fühlte – und ich war mir sicher, dass ich nicht mehr allein war. Gott war bei mir. Und obwohl er nicht in Worten zu mir sprach, hörte ich seine Botschaft laut und deutlich. Er sagte mir, ich solle nicht verzweifeln. Diese schöne und eindringliche Präsenz bat mich, meine Sünden zu bereuen, mich ihr hinzugeben und ihr mein Leben anzuvertrauen.

Und weil ich nichts mehr zu verlieren hatte, sagte ich: »Ja.«

Daraufhin sagte Gott mir, dass ich nie wieder Angst haben müsste, weil er mich bis zum Ende meiner Tage vor dem Bösen beschützen würde. Stattdessen sollte ich in Frieden in die Welt hinausziehen und nach den Zeichen Ausschau halten, die sich mir offenbaren würden. So würde ich schließlich meine Bestimmung finden.

Ich war in meinem Leben noch nie in die Kirche gegangen, außer zu Hochzeiten und Beerdigungen. Ich war ohne Religion aufgewachsen. Die Tatsache, dass ich in diesem Moment zu Gott gebetet hatte, kam auch für mich völlig überraschend. Und doch war Gott das, was ich fand. Das mag für einige da draußen vielleicht verrückt klingen. Bevor es mir selbst passiert ist, hätte ich das vielleicht auch gedacht.

Aber als ich am nächsten Morgen aufwachte, fühlte ich mich anders. Kraftvoller. Die Morgensonne strömte durch die Jalousien, und es war anders als jedes Licht, das ich je gesehen hatte. Meine ganze Wohnung schien zu glühen. Jedes Objekt leuchtete geradezu. Ich sah mich um und fühlte mich, als würde ich zum ersten Mal alles in diesem Raum tatsächlich *sehen*. Es war seltsam und schön zugleich. Aber woran ich mich am besten erinnere, ist das überwältigende Gefühl, das ich hatte – das genaue Gegenteil von dem Gefühl, das ich am Vorabend empfunden hatte, als ich unter Tränen zu Gott gebetet hatte.

Ich wollte nicht mehr sterben.

Ich wollte *leben*.

Zum ersten Mal seit Jahrzehnten fühlte ich mich wieder motiviert. *Wozu*, da war ich mir nicht ganz sicher. Immerhin hatte ich bereits jede Diät unter der Sonne ausprobiert. Aber die Motivation, die ich dieses Mal empfand, war etwas anderes. Ich spürte, dass ich die Dinge jetzt auf eine völlig neue Art und Weise sah und dass mein Wunsch zu leben jedes Hindernis überwinden würde, das sich mir in den Weg stellte.

Ich öffnete meine Augen und begann aktiv nach Zeichen zu suchen, die mich zu einem besseren Leben führen könnten – und sofort tauchte ein Zeichen auf. Nachdem ich es geschafft hatte, mich aus dem Bett zu wälzen und ins Wohnzimmer zu gehen, schaltete ich den Fernseher ein. Über den Bildschirm flimmerte ein Interview mit dem ehemaligen US-Präsidenten Bill Clinton – nicht gerade die Person, von der ich ein Zeichen erwartet hätte. Der Moderator sagte dem ehemaligen Präsidenten, wie toll er aussähe – und ich musste zugeben, dass er tatsächlich ziemlich gut aussah. Ich erinnerte mich an Bilder von Bill Clinton am Ende seiner Amtszeit, auf denen er erschöpft, alt, müde und irgendwie aufgebläht ausgesehen hatte. Jetzt saß er hier bei CNN und wirkte total fit und energiegeladen. Er sah wirklich nur halb so füllig aus wie früher. Es war atemberaubend. Sein Gesicht war oval statt rund, und die schweren Säcke unter seinen Augen waren verschwunden. Er wirkte wie ein ganz neuer Mensch. Als der Interviewer ihn fragte, wie er das angestellt habe, erwiderte Clinton, dass sein Arzt seine Ernährung auf pflanzliche Vollwertkost umgestellt hätte. Das war alles, was nötig gewesen war, damit sein Körpergefühl sich komplett veränderte. Er verlor Gewicht, ohne sich hungrig zu fühlen, und war so gesund und stark, wie er sich zuletzt in seinen Zwanzigern gefühlt hatte.

Ich hatte keine Ahnung, was »pflanzliche Vollwertkost« sein sollte, aber ich akzeptierte die Worte als das Zeichen, nach dem ich gesucht hatte, und machte von da an weiter. Online suchte ich nach »pflanzliche Diäten« und fand ein paar Namen direkt in meiner Nähe. Das war nicht überraschend: Ich lebte in San José, Kalifornien, im Silicon Valley südlich von San Francisco. Es gab keinen Mangel an Ernährungswissenschaftlern und anderen Gesundheitsfachleuten. Aber vor diesem Moment hatte ich mich nie für diesen für die Ostküste typischen New-Age-Yoga-Krempel (wie ich es damals vielleicht genannt hätte) interessiert. Ich bin in der Gegend aufgewachsen, sicher, aber ich wurde nicht von Hippies aufgezogen. Direkt nach der Highschool ging ich zur Armee und verbrachte danach mehrere Jahre in Atlanta, wo ich Brathähnchen oder Pfirsichpastete – und manchmal beides – zum Frühstück aß. Dieses ganze »Wir umarmen Bäume und retten die Welt und leben dabei noch furchtbar gesund«-Ding in San Francisco hatte mich nie auch nur im Geringsten gereizt.

Dennoch konnte ich nun das überwältigende Gefühl nicht abschütteln, dass ich diesem Stichwort folgen musste.

Trotzdem war ich natürlich kein Idiot. Ich ging das Ganze nicht blind an. Auf keinen Fall wollte ich einer weiteren Modeerscheinung zum Opfer fallen. Also bemühte ich mich, einen richtigen Arzt zu finden – jemand, der zertifiziert war und alle Abschlüsse hatte, die ein »echter« Arzt haben sollte –, aber die pflanzliche Ernährung, über die Bill Clinton im Fernsehen gesprochen hatte, zu seinem Spezialgebiet gemacht hatte.

Innerhalb einer Stunde hatte ich ein paar naturheilkundliche Ärzte gefunden, die vertrauenswürdig schienen. Ich rief sie an, fragte, ob sie sofort einen Termin frei hätten, und natürlich hatten sie keinen frei. Ich glaube nicht, dass Ernährungswissenschaftler es gewohnt sind, Notrufe zu erhalten, denn trotz meiner verzweifelten Bitten waren die frühestmöglichen Termine erst in ein oder zwei Monaten verfügbar. So lange konnte ich nicht warten. In mir brannte jetzt ein Feuer. Es fühlte sich ehrlich so an, als würde ich nicht überleben, wenn ich die ganze Sache auf einen anderen Tag verschob. Also versuchte ich es weiter.

Schließlich stieß ich auf Dr. Preeti Kulkarni, eine Frau mit den gesuchten Qualifikationen, die darüber hinaus wunderbare Rezensionen von einer Vielzahl von Patienten vorzuweisen hatte. Ich kam zu ihr durch, schilderte ihr meine Situation, und sie stimmte zu, mich schon in der nächsten Woche zu empfangen. Es fühlte sich wie Schicksal an.

Ein paar Tage später schwebte ich in meinem Auto geradezu zu ihrem Büro. Die ganze Welt schien etwas heller zu sein. Das Gefühl, dass ich leben wollte, und ich meine wirklich *leben*, war genauso stark wie zuvor. Also beschloss ich noch im Auto, etwas Neues auszuprobieren: Ich beschloss, genau das zu tun, was diese Frau mir sagte. Ich würde ihre Worte nicht infrage stellen. Ich würde nicht nur einen Teil ihres Rates annehmen und dann mein eigenes Ding machen, weil ich es »besser wusste«. Denn mir war klar, dass ich das nicht tat. Ich hatte es immerhin schon Dutzende Male versucht. Nein, diesmal würde ich die Dinge anders machen. *Wirklich* anders. Ich würde alle Anweisungen dieser Ärztin strikt befolgen. Ich würde alles tun, was sie mir sagte.

Dr. Preeti (wie sie gern genannt wurde) war jünger, als ich erwartet hatte. Das Gefühl kennen wahrscheinlich alle Menschen im mittleren Alter – plötzlich sehen unsere Ärzte so aus, als könnten sie unsere erwachsenen Kinder sein. Es fühlt sich irgendwie falsch an, so als ob die Welt auf dem Kopf stünde. Aber in diesem Fall war es genau richtig. Es war anders, und anders war gut. Sie hatte außerdem etwas Beruhigendes an sich, eine Ruhe, die sie konzentriert und professionell wirken ließ. Selbstbewusst schaute sie mir in die Augen und sah dabei aus wie jemand, der genau weiß, was er tut.

Und: Sie schien nicht von meinem Gewicht angewidert zu sein. Lange konnte ich den Augenkontakt mit ihr allerdings nicht aufrechterhalten. Das konnte ich nie. Als wir uns in ihrem Büro hinsetzten, schweifte mein Blick ab und bohrte sich in den grauen Teppichboden neben ihren Schuhen.

»Also, erzählen Sie mir von sich«, sagte sie. »Sind Sie verheiratet? Single?«

»Ich bin Single«, sagte ich.

»Dating?«

»Ähm, nein. Seit vielen Jahren nicht mehr.«

Dating? Mich hatte noch nie ein Arzt gefragt, ob ich mich mit jemandem treffe. Das kam mir wirklich seltsam vor.

»Okay, was machen Sie gern in ihrer Freizeit?«

Ich sah in ihr Gesicht, nur um sicherzugehen, dass ich noch im richtigen Büro war.

»Ich ... ähm ... na ja, ich lese gern, schätze ich.«

»Irgendwelche sozialen Aktivitäten?«

»Nein. Nicht wirklich.«

Das ging gut eine halbe Stunde lang so. Sie wollte wissen, wo ich wohne, was ich beruflich mache und ob ich jemals Sport getrieben hätte.

Schließlich unterbrach ich sie und fragte: »Warum fragen Sie das alles? Ich meine, ich glaube nicht, dass jemals ein Arzt mehr als zehn Minuten mit mir geredet hat, bevor er mir ein Rezept in die Hand drückte und mich wegschickte.«

»Na ja, ich weiß ja den Grund, warum Sie hier sind – Sie wollen Hilfe beim Abnehmen. Ich sage meinen Patienten immer ganz gern, dass es nicht darum geht, Gewicht zu verlieren. Diäten und Abnehmen um des Abnehmens willen funktionieren nicht wirklich, oder? Ich nehme an, Sie haben es mit einer Diät versucht?«

»Ja, natürlich. Ich habe jede Diät ausprobiert, die es gibt.«

»Genau. Viele meiner Patienten sagen das. Und natürlich sollten wir diese Diäten zusammen durchgehen, damit ich weiß, was Sie alles versucht haben. Aber was ich vor allen Dingen will, ist, dass Sie gesund werden, damit Ihr Körper für Sie arbeitet und nicht gegen Sie. Und deshalb versuche ich, so wie alle naturheilkundlichen Ärzte, nicht nur die Symptome zu behandeln, die Sie haben – und Ihr Gewicht ist tatsächlich nichts anderes als ein Symptom –, sondern *Sie* als ganze Person zu behandeln, um so zur Ursache einer jeden Krankheit zu gelangen, die Sie vielleicht haben, einschließlich Ihres Gewichts. Ergibt das einen Sinn?«

»Ja«, sagte ich. »Ja. Das ist sinnvoll.«

»Also«, sagte sie, »jetzt, wo ich ein wenig über Sie weiß, warum erzählen Sie mir nicht von Ihrer Diät?«

»Na ja, ich bin gerade nicht auf Diät.«

»Nein, ich meine, was essen Sie täglich? Kochen Sie gern?«

»Ha!« Ich lachte.

»Was ist so lustig?«

»Ich bin ein Geräteverkäufer, der nie seinen eigenen Herd einschaltet.«

»Niemals? Sie müssen doch manchmal kochen.«

»Ich kann Wasser kochen, also mache ich ab und zu Instant-Ramen. Zählt das?«

Ihr war nicht gerade zum Lachen zumute, schien es.

»Ich habe ein paarmal ein gegrilltes Käse-Sandwich gemacht.«

»Und wo bekommen Sie dann das meiste von Ihrem Essen her?«

»Lieferservice meistens«, sagte ich. Ich erzählte ihr von den Pizzen, und sie machte sich Notizen. »Ich gehe auch nur zu Drive-throughs, damit ich nicht aus dem Auto steigen muss.«

»Also McDonald's? Fast Food? Was bestellen Sie da?«

»Ja. Zum Frühstück bestelle ich fünf oder sechs Egg McMuffins. Zum Mittagessen normalerweise drei oder vier Big Macs und eine Portion große Pommes.«

»Und andere Restaurants? Essen Sie Obst oder Gemüse?«

»Manchmal trinke ich Orangensaft. Aber nein. Ich bin nicht wirklich ein Gemüse-Esser.«

»Okay, und Ihre Egg McMuffins, die sind mit Speck, Schinken ...«

»Ja.«

»Immer Fleisch?«

»Ja, genau.«

»Käse?«

»Jep.«

»Trinken Sie viel Milch?«

»Nein. Das habe ich als Kind aufgegeben. Ich hatte schlimme Akne und bemerkte, dass sie wegging, wenn ich aufhörte, Milch zu trinken.«

»Oh. Das ist gut. Gibt es noch andere Veränderungen, die Sie bemerkt haben, als Sie bestimmte Lebensmittel aufgegeben haben?«

Ich dachte darüber nach, aber mir fiel kein einziges Essen ein, das ich in all den Jahren aufgegeben hatte. Auf diese Idee war ich schlicht und einfach nicht gekommen.

Am Ende unseres Gesprächs wusste Dr. Preeti jede Menge über mein Leben und meine Gewohnheiten. Sie orderte eine Blutprobe an und wollte eine ganze Reihe an Tests vornehmen, um sich ein Bild von meinem »allgemeinen Gesundheitszustand« zu machen, sagte sie. Dann erzählte sie mir, was ihrer Meinung nach passieren würde, wenn sie mich unter ihrer Aufsicht auf eine pflanzenbasierte Vollwertkost-Diät setzen würde.

»Der Grund, warum ich Ihre Nebennieren testen und die Blutanalyse machen will, ist, um nach Ernährungsmängeln zu suchen. Wenn Sie mit bestimmten Nährstoffen unzureichend versorgt sind, wird es schwer für Sie, gesund zu werden, ohne das zu korrigieren. Also könnten wir mit einigen Ergänzungspräparaten beginnen, um Ihr System anzukurbeln und die Dinge wieder ins Gleichgewicht zu bringen. Aber sobald Ihr Nährstoffbedarf durch die Umstellung auf eine pflanzliche Ernährung gedeckt ist und

Ihre Verdauung wieder funktioniert, brauchen Sie dann keine Medikamente oder Nahrungsergänzungsmittel mehr, um gesund zu bleiben«, sagte sie.

Ich erinnerte sie daran, dass ich Typ-2-Diabetes und außerdem hohe Cholesterol- und Blutdruckwerte hatte. Allein dagegen musste ich alle möglichen Medikamente einnehmen.

»Im Moment, ja. Aber wenn Sie sich an das halten, was ich Ihnen sage, gibt es eine gute Chance, dass Sie in ein paar Monaten keine davon mehr brauchen.«

»Wollen Sie mir damit sagen, dass alle meine gesundheitlichen Probleme einfach über meine Ernährung gelöst werden können?«

»Ja und nein. Was ich Ihnen sage, ist, dass unser Körper Nahrung und Energie braucht und es wichtig ist, was Sie ihm zuführen. Viel wichtiger, als die meisten Menschen denken. Aber es ist nicht kompliziert. Das verspreche ich Ihnen. Stellen Sie für den Anfang einfach sicher, dass bei jeder Mahlzeit mindestens die Hälfte Ihres Tellers mit Obst und Gemüse gefüllt ist und der Rest aus Bohnen und Reis oder jedem anderen Nahrungsmittel besteht, das nicht von einem Tier stammt«, sagte sie. »Wenn Sie das tun, werden Sie sich besser fühlen. Dann noch ein wenig Bewegung, und Sie werden überrascht sein, wie schnell sich die Dinge ändern können.«

»Bewegung?«, sagte ich.

Ich wusste, dass dieser letzte Teil mein Verderben sein würde. Mir fehlte die Kraft, um mich zu bewegen. Ich hatte es *versucht*. Im Laufe der Jahre hatte ich Unmengen an Geld für Mitgliedschaften im Fitnessstudio verschwendet und es einfach nur gehasst. Alles daran. Ich hasste den Geruch, die Qualen, den Schmerz, wenn man sich auf diese winzigen, harten, klebrigen Gummisitze der Fahrradmaschinen setzte. Ich hasste das Stigma, wenn ich ohne Klamotten in der Umkleidekabine stand, und fühlte die Blicke und das Geflüster hinter meinem Rücken. Alles, nur das nicht!

»Was ich empfehle, sind lediglich zwanzig Minuten leichte Bewegung zweimal täglich. Etwas, was Sie genießen können, wie einen Spaziergang«, sagte sie. »Und in Ihrem Fall empfehle ich Ihnen, in ein Tierheim zu gehen und einen Hund zu adoptieren«, fügte sie hinzu.

Wieder einmal veranlassten mich ihre Worte, meinen Blick vom Boden zu heben.

»Ein Hund?«

»Ja. Ein Hund ist ein guter Begleiter. Ich denke, das wird Ihnen guttun. Außerdem wohnen Sie in einer Wohnung, was bedeutet, dass der Hund ausgeführt werden muss. Also gehen Sie mit Ihrem Hund zweimal täglich spazieren, und das ist dann die nötige Bewegung für Sie. Ziemlich einfach.«

»Ich habe noch nie einen Hund besessen. Was ist mit einer Katze?«, fragte ich.

»Haben Sie jemals jemanden gesehen, der mit einer Katze Gassi geht?«

»Ich glaube, ein Mal im Fernsehen«, sagte ich.

Sie sah mich streng an.

Ich fühlte mich ein bisschen dämlich.

»Eine Katze ist ein nettes Haustier, aber Sie brauchen was anderes. Wirklich, gehen Sie ins Tierheim. Ich habe gerade einen Artikel über die Humane Society hier im Silicon Valley gelesen. Es gibt dort so viele Hunde, die ein Zuhause suchen. Ein Hund wird Ihnen Gesellschaft leisten, Ihre Aufmerksamkeit verlangen und sie regelmäßig nach draußen bringen. Er wird Ihnen helfen, glauben Sie mir.«

Würde ich mich um einen Hund kümmern können? In meinem ganzen Leben hatte ich noch nie ein Haustier gehabt. Ich konnte mir kaum vorzustellen, was das für ein Aufwand sein würde: Hundefutter kaufen und sich ständig bücken müssen, um Hundescheiße aufzuheben. Außerdem musste ich geschäftlich öfter reisen. Was sollte ich da mit einem Hund machen? Ich war mir sicher, dass ich kein Hunde-Typ war.

Aber dann erinnerte ich mich an meinen Vorsatz aus dem Auto: *Tu, was immer diese Frau sagt.*

Bei diesem ersten Termin hatte Dr. Preeti mehr als anderthalb Stunden mit mir verbracht. Ich war ein wenig geschockt und fragte mich, ob ich mir alles würde merken können, was sie mir gesagt hatte.

Auf dem Weg nach draußen gab sie mir einen Stapel mit Rezepten und eine Liste mit Zutaten für vegetarische Gerichte und gesunde Snacks mit, die ich einkaufen sollte. Ich konnte nicht anders, als zu denken: *Ich hasse Gemüse*, und doch kam ich immer wieder auf meinen Vorsatz zurück: *Tu einfach, was sie sagt.*

Sie kündigte außerdem an, dass sie mir, sobald meine Blutwerte zurückgekommen waren, viel genauer sagen würde, welche Lebensmittel ich essen sollte, aber in der Zwischenzeit bat sie mich, unbedingt zu versuchen, kein Fleisch und keine Milchprodukte mehr zu essen. Sie sagte, am ehesten würde ich das schaffen, indem ich diese Produkte rationierte: »Kaufen Sie sich zum Beispiel für die nächsten zwei Wochen sechs Dosen Thunfisch und essen Sie ihn nur, wenn Sie ihn wirklich, wirklich wollen. Wenn die sechs Dosen dann weg sind, sind sie weg.«

Ich nickte und stimmte allem zu. Ich fühlte mich ein wenig benommen.

»Und ich hoffe wirklich, dass Sie sich einen Hund holen. Es ist eine große Verpflichtung, aber Sie werden es nicht bereuen«, sagte sie. »Passen Sie auf sich auf. Es war sehr schön, Sie kennenzulernen.«

Ich sah ihr in die Augen und sagte: »Okay.«

Der perfekte Welpe

Ich spürte mein Herz in meiner Brust schlagen und meine Knie pochen. Allerdings war ich mir ziemlich sicher, dass der Weg von Dr. Preetis Büro zu meinem Auto nicht die Ursache für meine hohe Herzfrequenz war. Als ich dort auf dem Parkplatz in meinem Auto saß und mich durch den Stapel mit »Mahlzeiten« blätterte, wurde mir klar, dass ich das niemals schaffen würde.

Ich hasse Gemüse.

Ich kann nicht kochen.

Reis und Bohnen? Das ist keine Mahlzeit. Das ist eine Beilage!

Was zum Teufel habe ich mir dabei gedacht?

Ich zerbrach mir das Hirn und versuchte, mich an eine einzige Mahlzeit in meinem Leben zu erinnern, die kein Fleisch, keinen Käse oder irgendein anderes »tierisches Produkt« enthalten hatte. Plötzlich dämmerte mir, dass diese Vollwertkost auf pflanzlicher Basis nichts anderes als die »vegane« Ernährung war, von der ich im Laufe der letzten Jahre gehört hatte.

So ernähren sich Hippies. Muss ich etwa zum Hippie werden?

Ich hatte in meinem Leben ein paar Veganer getroffen. Klar, ich lebte ja auch in der Bay Area um San Francisco, nicht weit von Orten wie Santa Cruz und Berkeley, wo die Leute *Kumbaya* in Parks sangen, sich die Haare lila färbten und Birkenstocksandalen mit Socken in verschiedenen Farben trugen. Diese Menschen waren die extremste Sorte von vegan lebenden Tierrechtsaktivisten, die ich je getroffen hatte. Sie hatten absolut nichts mit mir gemeinsam. Andererseits hatte Dr. Preeti mir auch gesagt, dass sie diese Diät selbst praktizierte, und sie war ganz offensichtlich kein Hippie. Das gab mir etwas Hoffnung, dass ich mit meiner Meinung über Veganer vielleicht doch nicht ganz richtiglag.

Trotzdem schien die Liste all der Dinge, die ich nicht essen durfte, lächerlich lang.

Sie will nicht, dass ich Eier esse? Keine Eier? Was zum Teufel soll ich zum Frühstück essen?

Vor diesem Gespräch hatte ich mich zuversichtlich gefühlt, dass ich den Anweisungen dieser Ärztin würde folgen können. Ich war überzeugt gewesen, dass dies meine allerletzte Chance war. Doch ich konnte mir nicht vorstellen, wie diese Ernährungsumstellung für mich funktionieren sollte.

Ich warf den Ausdruck auf den Beifahrersitz und griff nach dem Lenkrad. Ein paar Sekunden lang starrte ich auf die Ziegelwand vor mir, dann wurde mir klar, dass ich das tat, was ich immer tat: Ich ließ mich entmutigen. Ich geriet in Panik. Ich war wütend auf mich selbst, weil ich diesen Weg eingeschlagen hatte, und ich war wütend, dass ich wütend war.

Die Wahrheit war, dass ich tief im Inneren wusste, dass das hier wirklich meine letzte Chance war. Ich schloss die Augen und versuchte zu atmen. Ich versuchte, mich an dieses tiefe, kraftvolle, positive Gefühl zu erinnern, das ich vor ein paar Tagen nach dem Aufwachen empfunden hatte. Ich versuchte, auf Gott zu vertrauen und mich auf die Zeichen zu besinnen, die er mir offenbarte (so seltsam mir das noch vorkam).

Ich muss es wenigstens versuchen, dachte ich. *Gib noch nicht auf.*

Ich startete das Auto und beschloss, zu Safeway zu fahren, einem Supermarkt in der Nähe. Ich hasste Lebensmittelgeschäfte, denn die langen Gänge zwischen den Regalen erinnerten mich zu sehr an meine Erfahrungen auf Flughäfen. Der Safeway in der Nähe meiner Wohnung war in dieser Hinsicht nicht besser, aber immerhin hatte er breite Gänge, sodass mein Körper niemand anderen am Vorbeikommen hindern würde.

Schon vor einem Jahrzehnt hatte ich es aufgegeben, frische Produkte zu kaufen. Die waren eh immer nur in der unteren Schublade meines Kühlschranks verrottet. Also warum sich die Mühe machen?

Warum um alles in der Welt sollte jemand etwas anderes kaufen als Konserven oder tiefgefrorene und abgepackte Lebensmittel, die ein Verfallsdatum von mindestens sechs Monaten hatten? Und warum sollte man dazu überhaupt in den Supermarkt gehen? Nicht verderbliche Artikel können online bestellt werden, genau wie meine Unterwäsche und alles andere.

Ich war mir bewusst, dass ich nicht eine einzige Zutat von Dr. Preetis Liste in meiner Wohnung hatte. Wenn ich also wirklich versuchen wollte, ihrem Rat zu folgen, musste das jetzt einfach sein.

Kaum fuhr ich vom Parkplatz, sah ich eine Frau in Yoga-Leggins einen Chihuahua an einer rosafarbenen, mit Glitzersteinchen besetzten Leine spazieren führen. Der Hund sah für mich wie eine kleine Ratte aus. So einen wollte ich definitiv nicht haben. Zwei Blocks weiter sah ich eine andere Frau mit einem großen braunen Hund, der ihr fast bis zur Taille reichte, Gassi gehen, und alles, woran ich denken konnte, war, wie nervig es sein würde, so einen riesigen Hund in meiner Wohnung zu haben.

Der nächste Hund, den ich sah, war ein Labrador Retriever, der vor dem Supermarkt an einem Pfosten angebunden war und ungeduldig auf seinen Besitzer wartete. Als ich parkte, keuchte auf dem Rücksitz des Autos neben mir wie verrückt ein Pudel. Plötzlich waren überall Hunde! Ich war von ihnen umgeben! Es war seltsam. Ich hatte noch nie zuvor so viele Hunde in meiner Nachbarschaft gesehen.

Als ich mir einen Einkaufswagen schnappte und mit der Zutatenliste in der Hand in den Supermarkt trampelte, schmerzten meine Knöchel. Ich folgte dem Menschenstrom vor mir durch den Bereich mit Milchprodukten und realisierte, dass nichts hiervon auf meiner Liste stand. Ich bewegte mich nach hinten zur Feinkosttheke und betrachtete die Schilder über den Gängen, in der Hoffnung, dort irgendeine der fremdartig klingenden Zutaten zu finden, die ich angeblich brauchte.

Was zum Teufel ist Quinoa? Und wie zur Hölle spricht man es aus?

Schließlich fand ich zwei der am häufigsten genannten Zutaten in einem einzigen Gang: Reis und Bohnen. Ich hatte vorher noch nie Zeit in diesem Gang verbracht, also hatte ich keine Ahnung, wie das alles funktionieren sollte. Es gab Kartons mit Reis und Instanttüten mit Reis, kleine Tassen mit Reis für die Mikrowelle, spanischen Reis, Basmatireis, Wildreis, Reismischungen ... Schließlich sah ich einen großen Beutel mit der Aufschrift »Brauner Langkornreis«. *Das klingt richtig.* Ich warf den Beutel in den Wagen.

Die Bohnen waren noch verwirrender. Ich hatte keine Ahnung, welche ich kaufen sollte oder wie man sie zubereitete. Ich schaute auf eines der Etiketten und las, dass die Bohnen vor dem Kochen acht Stunden lang eingeweicht werden mussten. *Acht Stunden? Ich habe keine acht Stunden. Ich brauche die zum Abendessen!* Also guckte ich mir die Konservenbohnen an, suchte mir ein paar rote und schwarze aus und warf sie in den Wagen.

In dem Moment kam eine junge Frau mit einem schwarzhaarigen Mädchen im Kleinkindalter in ihrem Wagen den Gang entlang auf mich zu. Das Kind saß nicht hinten auf dem Sitz, sondern stand oben im Hauptteil des Wagens, wo es herumlaufen konnte wie in einem kleinen Käfig im Zoo, nur auf Rädern. Das Mädchen sang ein Lied und schwang ihr hellgelbes Kleid hin und her. Dann stellte sie sich nach ganz vorn in den Wagen und streckte ihre Arme in die Luft, als sei sie Kate Winslet am Bug der Titanic, während sie an den Kichererbsen vorbeischwebte. Als sie mich sah, riss sie plötzlich ihre Augen auf und erstarrte. Sie sah verängstigt aus. Dann lachte sie. Schnell drehte sie sich zu ihrer Mutter um und sagte: »Schau, Mami! Ein Riese!«

»Hey!«, sagte ihre Mutter und begann zu flüstern. Sie schrie das kleine Mädchen auf Spanisch an. »Es tut mir so leid«, sagte sie an mich gewandt, als sie schnell an mir vorbeihuschte.

»Schon okay«, sagte ich, obwohl es das eigentlich nicht war.

Ich war eh schon müde, aber jetzt wollte ich mich einfach nur noch in einer Höhle verkriechen. Nur weg hier! Ich dachte an

Dr. Preetis Rat: *Mindestens die Hälfte deiner Mahlzeit sollte aus frischem Obst und Gemüse bestehen.* Also musste ich noch einen Abstecher in die Obst-und-Gemüse-Abteilung machen. Wieder erkannte ich viele der aufgeführten Namen nicht, also hielt ich es bewusst einfach. Ich nahm ein paar Orangen und ein paar Äpfel und schnappte mir dann noch einen Haufen Bananen. Brokkoli mochte ich nicht, da war ich mir sicher, aber in meinem Kopf hörte ich die Stimme meiner Mutter: *»Woher weißt du, dass du es nicht magst, wenn du es noch nie probiert hast?«* Also warf ich auch noch einen großen Kopf Brokkoli in meinen Wagen.

Bevor ich ging, nahm ich auch noch einen Laib Brot mit. Bestimmt würde ich morgen zum Frühstück etwas Toast essen. Das und eine Tasse Kaffee hatten mir im Laufe der Jahre bei meinen vielen Hotelbesuchen das Leben gerettet. Das gute alte kontinentale Frühstück. Warum sollte ich das jetzt nicht auch haben?

Außerdem packte ich auch noch wie abgemacht sechs Dosen Thunfisch in meinen Wagen. Mein Back-up-Plan, der mir dabei helfen sollte, mich langsam von meiner aktuellen Diät zu entwöhnen.

Als ich an der Kasse in der Schlange stand, bemerkte ich, dass die Kassiererin länger als normal auf meinen Bauch schaute. Ich blickte nach unten und sah einen großen dunklen Fleck, der sich horizontal über den breitesten Teil meines Hemdes zog, direkt über meinem Bauchnabel. Er musste von einer der Obstkisten kommen, wahrscheinlich, als ich mich dagegendrücken musste, um die reifen Bananen ganz oben zu erreichen.

Die Kassiererin sagte nichts, aber ich wusste, was sie dachte.

Ich sah aus wie ein großer, fetter Schmutzfink. Noch eine Demütigung.

Auf dem Parkplatz fand ich mich erneut auf dem Fahrersitz wieder, meine Finger um das Lenkrad gekrallt, bei dem verzweifelten Versuch, meine Gelassenheit zu bewahren. Ich musste vorwärtskommen.

Ich schaffte es irgendwie nach Hause, schleppte meinen Einkauf in die Wohnung, verstaute alles und brach auf der Couch zusammen.

Als ich aus meinem Mittagsschlaf aufwachte, erledigte ich ein paar geschäftliche Telefonate, bevor ich mich meiner nächsten Aufgabe widmete: Ich würde irgendwie einen Hund adoptieren. Ich googelte »Hund adoptieren in San José«, und alle möglichen Webadressen ploppten auf. Es gab unabhängige Rettungsstationen für Hunde, Links, die mich zu Tierrechtsorganisationen führten, und Tierhandlungen, aber woran ich schließlich hängen blieb, war die Humane Society Silicon Valley (HSSV) – die Organisation, die Dr. Preeti erwähnt hatte. Sie hatten bei Weitem die größte Auswahl an Hunden, die ein neues Zuhause suchten, also schaute ich mich genauer auf ihrer Website um.

Da waren die perfekten kleinen Drei-Kilo-Pudel, die wirklich süß waren. Einer von ihnen hieß Fifi. Ich konnte mir vorstellen, wie er wie ein elegantes Rennpferd in einem rosafarbenen, mit Nieten besetzten Halsband die Straße entlangstolzierte. *Nichts für mich,* dachte ich. Dann hatten sie auch noch jede Menge Chihuahuas. Und so viele andere Rassen! Es gab braune, schwarze, weiße und gefleckte Hunde, Hunde mit kurzen Haaren, Hunde mit langen Haaren und Mischlingshunde. Wer hätte gedacht, dass sich ein Chihuahua mit einem Pitbull paaren kann? Ich scrollte weiter und fand noch viel mehr Hunde, allesamt mit detaillierten Beschreibungen und Disclaimern wie »Keine Katzen oder Kleinkinder« oder »Perfekt für Familien mit Kindern«.

Ich war mittlerweile wieder motiviert, diese ganze Sache wirklich durchzuziehen, also begann ich, die Eigenschaften verschiedener Hunderassen zu googeln und mir Gedanken über den idealen Hund für mich zu machen. Es müsste einer sein, der von Anfang an glücklich und leicht zu handeln wäre, der keine Faxen machen würde, nie, nie, nie in meine Wohnung pinkeln oder kacken würde, nicht bellen würde, immer ruhig wäre, nicht haaren und definitiv niemals meine Möbel zerkauen oder meine Schuhe klauen würde. Am Ende meiner Recherche konnte ich mir endlich den idealen Hund für mich vorstellen: ein ausgewachsener, bereits trainierter und rundum glücklicher drei Kilo schwerer Golden Retriever.

Obwohl es kurz vor Feierabend war, beschloss ich, nicht länger zu warten. Ich rief die HSSV-Nummer an und erklärte der netten Dame am anderen Ende der Leitung, wonach ich suchte.

»Hast du so einen Hund?«, fragte ich.

»Ähm ...«, erwiderte sie. »Ich stelle Sie zu Casaundra durch. Sie kümmert sich bei uns um die Adoptionen und kann Sie durch den Prozess leiten. Bitte warten Sie einen Moment.«

Keine Minute später begann ich das Gespräch, das mein Leben für immer verändern sollte.

»Hi. Hier ist Casaundra. Hab ich Eric am Telefon?«

»Genau.«

»Ich habe gehört, dass du einen Hund adoptieren willst.«

»Ja, also, meine Ärztin hat mir im Grunde genommen einen Hund verschrieben. Sie meinte, ich soll ins Tierheim gehen und einen adoptieren. Das Ding ist, ich habe noch nie einen Hund besessen, also suche ich einen, der wirklich pflegeleicht und freundlich ist, mit jedem auskommt, nicht zu groß ist, nicht haart oder bellt oder meine Nachbarn stört und auch nicht in meine Wohnung pinkeln oder kacken wird. Keine Ahnung, welche Rasse das sein könnte, aber das stelle ich mir so vor, und ich hoffe, du hast vielleicht einen Hund, der auf diese Beschreibung passt«, sagte ich, alles in so ziemlich einem Atemzug.

»Deine Ärztin hat dir einen Hund verschrieben?«

»Das hat sie. Sie ist Naturheilkundlerin und glaubt an die ganzheitliche Medizin, bei der der Mensch im Ganzen behandelt wird. Und na ja, sie denkt, ein Hund würde mir guttun.«

»Okay. Aus welchem Grund genau?«

»Das ganze Paket, wirklich. Ich schätze, ich sollte dir sagen, dass ich übergewichtig bin. Sehr übergewichtig. Aber ich versuche, das zu ändern. Also hat meine Ärztin mich auf eine neue Diät gesetzt, und der Hund soll mir dabei helfen, dass ich regelmäßig nach draußen gehe und mich etwas bewege, wenn ich mit ihm Gassi gehe.«

»Oh«, sagte Casaundra. »Okay, dann würde ich dir gern ein paar Fragen stellen, damit ich ein Gefühl dafür bekomme, was du suchst und was du einem unserer Tiere bieten kannst.«

Was ich dem Tier bieten kann?

»Klar, sicher«, sagte ich.

Die nächsten vierzig Minuten grillte Casaundra mich. Sie stellte mir fast so viele Fragen über mein Leben und meine Absichten wie Dr. Preeti an diesem Morgen. Von »Lebst du allein?« über »Hattest du jemals ein Haustier irgendeiner Art?« bis hin zu »Wie viel bewegst du dich aktuell?«.

»Na ja, ich habe noch nicht angefangen«, gab ich zu. »Aber das möchte ich gern so schnell wie möglich.«

Wow, dachte ich. *Das ist eine Menge Arbeit, nur um einen Hund zu adoptieren. Ich dachte, ich würde einfach erklären, was für eine Art Hund ich will, und könnte ihn dann abholen, oder sie würden ihn vielleicht sogar liefern!*

»Ein Hund ist kein Spielzeug«, ermahnte mich Casaundra. »Du kannst es nicht einfach mal probieren und dann aufgeben. Hunde brauchen Liebe und Aufmerksamkeit, sie bauen eine Verbindung zu ihrer Familie auf, verstehst du? Sie wollen dazugehören. Bist du dir dieser Verpflichtung bewusst? Und wirst du am Ball bleiben?«

An ihrem Tonfall konnte ich erkennen, wie wichtig ihr das war. Also dachte ich ein paar Sekunden ernsthaft darüber nach, und meine Antwort war klar: »Ja«, sagte ich. »Ich werde wirklich alles geben. Es ist mir wichtig, das durchzuziehen. In vielerlei Hinsicht denke ich, dass mein Leben davon abhängt. Aber ich verstehe, warum du fragst. Es ist eine verdammt große Verpflichtung. Ich weiß nur, dass ich unbedingt will, dass es funktioniert. Ich werde mich daran gewöhnen müssen, und ja, ich bin nervös. Aber alles in mir sagt mir, dass ich dem Rat dieser Ärztin folgen muss. Ich möchte mein Leben zum Besseren wenden, und Dr. Preeti scheint wirklich zu denken, dass ein Hund mir dabei helfen wird.«

Casaundra war definitiv eine gute Zuhörerin. Ich schätzte die Fragen, die sie mir stellte, und verstand, dass ihr Job ihr extrem wichtig war. Die Hunde lagen ihr am Herzen, und es war ihr wichtig, dass ich die richtige Entscheidung traf. Ich vertraute ihr. Ich glaubte wirklich, dass sie mein Bestes wollte.

»Hör zu«, sagte ich, »vielleicht sollte ich mir einfach einen übergewichtigen Hund im mittleren Alter besorgen, damit wir wenigstens etwas gemeinsam haben.«

Sie kicherte darüber – aber ich hatte damit auch irgendwie ins Schwarze getroffen.

»Weißt du«, sagte Casaundra, »ich habe eventuell den perfekten Hund für dich. Er ist gerade bei einer Pflegefamilie. Lass mich dort anrufen und fragen, wie es ihm geht, und dann rufe ich dich morgen zurück.«

»Okay, super«, erwiderte ich.

Und damit war es Zeit fürs Abendessen. Ich war *am Verhungern*.

Ich las schnell die Kochanleitung für den Reis und war enttäuscht, als ich sah, dass es vierzig Minuten dauern würde, bis er fertig war. Ich füllte zwei Tassen Reis und etwas Wasser in einen kleinen Topf, brachte das Ganze zum Kochen, packte einen Deckel darauf und reduzierte die Hitze ein wenig. Ich dachte mir, dass die Kochplatte das auf Stufe fünf von ganz allein erledigen würde, und als ich fünf Minuten später in den Topf schaute, sprudelte das Wasser, ohne zu kochen, und ich fühlte mich ziemlich gut.

Während ich auf den Reis wartete, googelte ich »Wie kocht man Brokkoli«. Die erste Methode, die mir angezeigt wurde, war das Blanchieren, was mir viel zu kompliziert erschien. In Wasser kochen und dann in ein Eisbad geben? Nein, danke. Die zweite Möglichkeit war das Dämpfen, und ich entdeckte, dass bei meinem Pfannenset ein Dünsteinsatz dabei war. Das billige Set hatte ich mir vor Jahren gekauft und bis jetzt nie benutzt, nicht ein einziges Mal. Ich stellte Pfanne und Aufsatz auf den Herd, füllte etwas Wasser in den unteren Teil, drehte die Herdplatte auf, schnitt wie vorgeschlagen die dicken Stiele des Brokkolis ab (was mir wie eine schreckliche Essensverschwendung vorkam), warf den Rest in den Dünsteinsatz in der Pfanne, deckte das Ganze mit einem Deckel ab und widmete mich dann den Bohnen.

An diesem Punkt wurde mir klar, dass ich komplett vergessen hatte, mir das Rezept für Reis und Bohnen auf Dr. Preetis Liste anzuschauen. Ich las es durch und erkannte schnell, dass ich es in meiner Eile im Supermarkt völlig versäumt hatte, irgendwelche Gewürze zu kaufen. Außerdem stand in dem Rezept, dass der Reis und die Bohnen zusammen in einem Schongarer zubereitet werden sollten. *Hoppla.* Ich hoffte, dass am Ende das Gleiche dabei rauskäme, wenn ich sie separat kochte und dann zusammenmischte. Wie kompliziert konnte das denn schon sein?

Eine der Dosen mit Bohnen, die ich gekauft hatte, trug die Aufschrift »Gebackene Bohnen«. Im Supermarkt hatte ich nicht wirklich darüber nachgedacht, was das bedeutete, aber jetzt war ich froh, dass ich sie hatte. Die mussten doch nach irgendwas schmecken. Ich las mir die Zutatenliste durch und ja, da wurden in der Tat jede Menge »Gewürze« und »natürliche Aromen« aufgeführt. Außerdem auch etwas, was ich nicht erwartet hatte: Schweinefleisch.

Hä?

Diese Bohnen waren nicht vegetarisch. Seltsam. Ich dachte, in einer Dose Bohnen würden nur Bohnen drin sein. Das war doch logisch. Sonst hätte es vorn auf dem Etikett doch sicher »Bohnen und Schweinefleisch« geheißen? Hätte ich das Kleingedruckte nicht gelesen, hätte ich das wahrscheinlich nie bemerkt. Aber was, wenn es wichtig gewesen wäre? Was, wenn ich gegen Schweinefleisch allergisch wäre oder es aus religiösen Gründen nicht essen könnte? Ganz schön irreführend.

Ich debattierte mit mir, ob ich die Bohnen trotzdem verwenden sollte, aber entschied mich dagegen. Ich war schon genug von Dr. Preetis Anweisungen abgewichen. Also wärmte ich stattdessen eine Dose mit stinknormalen roten Bohnen auf. Auf der Zutatenliste stand nur ein Inhaltsstoff: Kidneybohnen.

Es gab keinen weiteren kleinen Topf in meinem Set, also gab ich die Bohnen in eine Schüssel und erhitzte sie in der Mikrowelle. Innerhalb einer Minute hatten sie sich in der gesamten Mikrowelle verteilt und ein riesiges Chaos angerichtet, auf dessen Beseitigung ich mich definitiv nicht freute. Ich machte die Tür der Mikrowelle wieder zu und ließ die Bohnen vor Ort und Stelle, damit sie nicht zu sehr abkühlten, während ich auf den Reis und den Brokkoli wartete.

In der Zwischenzeit beschloss ich, einen Apfel zu essen. Danach schnitt ich eine Orange auf und aß sie ebenfalls. Ich mochte Orangensaft, aber ich hatte seit der Grundschule keine ganze Orange mehr vertilgt. Es schmeckte großartig, aber war ziemlich klebrig, sodass ich mir danach die Hände waschen musste. *Wie anstrengend*, dachte ich. *Warum verkaufen sie die nicht einfach vorgeschält?*

Als es noch etwa zehn Minuten dauern sollte, bis der Reis fertig war, bemerkte ich, dass der Dampf, der aus dem Topf austrat, eher wie Rauch aussah. Ich nahm den Deckel ab, und eine riesige braune Rauchwolke ergoss sich in meine Küche. Schockiert stellte ich fest, dass jedes einzige Gramm Wasser in dem Topf verdunstet war. Als ich ihn von der Herdplatte nahm, ging auch noch der Rauchmelder los, und das kreischende »Piep, piep, piep, piep, piep« hämmerte gegen mein Trommelfell.

»Scheiße!«, schrie ich und griff nach Dr. Preetis Rezeptliste, um mit ihr den Rauch wegzufächern. Schnell rannte ich zur Balkontür und öffnete sie. Ich wohnte in einem großen Gebäude voller Eigentumswohnungen und wusste, dass der Rauchmelder nach einer weiteren Minute den Alarm für das gesamte Haus auslösen würde. Die gesamte Anwohnerschaft müsste dann evakuiert werden, und natürlich würde die Feuerwehr auftauchen. Pünktlich zum Abendessen.

Ich konnte mir die tadelnden Blicke meiner Nachbarn vorstellen, deren Augen allesamt auf mich gerichtet waren: auf den fetten Kerl aus Wohnung 313.

Großartig, nicht das auch noch!

Glücklicherweise führte mein hektisches Fächern zum Erfolg. Das Piepen hörte auf.

Ich wandte mich wieder dem Topf mit Reis zu und fand nichts als einen klobigen Haufen Brei vor, umrahmt von einer verbrannten Kruste. Der Reis hatte sich so gründlich in den Boden des Topfes gebrannt, dass ich es nicht mal schaffte, ihn mit einem Metalllöffel abzukratzen. Der Reis in der Mitte war dafür noch fast roh.

»Scheiße!«, schrie ich und bemerkte, dass ich den Brokkoli die ganze Zeit über hatte dünsten lassen. Ich nahm die Pfanne vom Herd und sah herab auf etwas, das aussah wie ein Haufen zerfallener, verwelkter kleiner Bäume. Immerhin war er noch grün und nicht verbrannt. Ich hoffte, der Brokkoli war so immer noch »gut für mich«.

Ich schaufelte so viel wie möglich von dem halb gekochten, unverbrannten Reis aus der Mitte des Topfes auf einen Teller und mischte die Bohnen aus der Mikrowelle darunter. Den Brokkoli gab ich auch auf den Teller und probierte dann einen Bissen von dem Ganzen. Sofort fühlte ich mich ins Ausbildungslager der Army zurückversetzt: Ich aß ein Tablett mit unidentifizierbarem Dreck. *Das ist schlimmer als Gefängnisessen*, dachte ich. Besonders die Textur.

Ich konnte nicht glauben, wie sehr ich das vermasselt hatte. Zur Strafe übergoss ich alles mit Salz und Pfeffer und zwang mich, es bis zum letzten Bissen aufzuessen. Wenn das hier funktionieren sollte, musste ich es beim nächsten Mal besser machen.

Ich stand auf und wusch das Geschirr von Hand ab. Ich rechnete aus, dass ich im Supermarkt wohl schon zwanzig Minuten Bewegung bekommen hatte, und den Abwasch von Hand zu machen, schien mir noch mal ungefähr der gleiche körperliche Aufwand zu sein. Der verbrannte Reis hatte schwarze Spuren auf dem Boden des Topfes hinterlassen. Wie sehr ich es auch probierte, ich bekam sie nicht weg. Ich schrubbte hart, aber schließlich warf ich den Topf einfach in den Müll. Er war ruiniert, aber es war eh nur ein billiger Aluminiumtopf gewesen. Ich machte mir eine mentale Notiz, dass ich bessere Kochutensilien kaufen musste – und unbedingt die Worte »wie funktioniert kochen« googeln sollte, bevor ich mich wieder in die Küche wagte.

Im Lauf der nächsten Stunde zwang ich mich vor dem Fernseher, jede einzelne Orange, jeden einzelnen Apfel und jede einzelne Banane zu essen, die ich an diesem Tag gekauft hatte, nur um meinen Magen zu füllen. Dr. Preeti hatte gesagt, ich soll keine Kalorien zählen, also tat ich es nicht. Ich dachte überhaupt nicht über die Menge an Essen nach, die ich mir ins Gesicht stopfte. Ich stopfte einfach nur.

Schon damals war es nicht besonders viel Essen. Jedenfalls nicht im Vergleich zu zwei extra großen Pizzen. Außerdem hatte ich, als ich fertig war, nicht das Gefühl, dass ich mich sofort hinlegen und schlafen musste. Als ich endlich den Fernseher ausschaltete und ins Bett ging, war ich überrascht, dass ich in meinem Magen nicht das übliche Engegefühl verspürte – dieses krampfige, saure Gefühl, das ich normalerweise bekam, wenn ich Hunger hatte. Es war Schlafenszeit, und vor dem Schlafengehen war ich *immer* hungrig. Wenn ich vor dem Zähneputzen keinen Snack verdrückte, träumte ich im Bett üblicherweise davon, was ich am nächsten Morgen zum Frühstück essen würde.

Nicht in dieser Nacht – da fühlte ich mich überraschend voll.

Hm, dachte ich. *Das ist seltsam.*

Erste Begegnung

Ich hatte Kopfschmerzen. Mein Magen tat auch weh. Meine Knie und Knöchel fühlten sich nach dem Besuch in der örtlichen Tierhandlung wund an. Mein Rücken schmerzte, weil ich einen großen Beutel mit Hundefutter zuerst in den Einkaufswagen und dann vom Einkaufswagen in meinen Kofferraum gehievt hatte. Dennoch war ich aufgeregt, als ich mich der Eingangstür der Humane Society näherte, weil ich wusste, dass ich mit einem Hund wieder herauskommen würde.

Casaundra hatte mich kurz vor Mittag zurückgerufen, absolut sicher, dass sie den perfekten Hund für mich hatte. Sie zählte mir die wichtigsten Dinge auf, die ich kaufen sollte: ein Hundebett, eine Leine, Wasser- und Futternapf und so weiter, und sagte mir, ich solle noch an diesem Nachmittag vorbeikommen, um einige Unterlagen auszufüllen. Der Plan war, sie persönlich zu treffen und ein paar letzte Fragen durchzugehen, woraufhin ich, wenn alles gut ginge, endlich meinen Hund treffen würde.

Ich wünschte nur, ich würde mich ein wenig besser fühlen. Als ich an diesem Morgen aufgewacht war, hatte ich mich gut gefühlt und eine ordentliche Portion Haferflocken und Obst zum Frühstück gegessen. Ich hatte nicht mal Sahne in meinen Kaffee getan. Aber irgendetwas hatte mir dennoch den Magen durcheinandergebracht, und mit den Kopfschmerzen dazu hoffte ich ernsthaft, dass ich mir keinen Virus eingefangen hatte.

Die Anlage der Humane Society Silicon Valley war viel beeindruckender, als ich sie mir vorgestellt hatte. Die Organisation bezeichnete sich als »Animal Community Center«, und es fühlte sich auch mehr nach einem Schulcampus an als nach einem Tierheim. Freiwillige spielten mit Hunden auf eingezäunten Spielplätzen neben dem Parkplatz, und ein schöner, mit Bäumen gesäumter Weg führte um einen Brunnen herum zu einem gigantischen, modern aussehenden Gebäude aus rotem Ziegelstein, Glas und Metall.

Im Inneren war alles sauber und glänzend, und ich wurde sofort mit einem breiten Lächeln begrüßt. Ich ließ die Angestellte an der Rezeption wissen, dass ich einen Termin bei Casaundra hatte, und sie bat mich, mich zu setzen. Eine der Mitarbeiterinnen, die hinter der Rezeption am Computer arbeitete, hatte zu ihren Füßen einen Hund liegen, und ich dachte: *Das muss ein ziemlich cooler Job für eine Hundefreundin sein.*

Die junge Frau, mit der ich gesprochen hatte, rief Casaundra an und drückte mir, nachdem sie aufgelegt hatte, ein Klemmbrett in die Hand. Es dauerte eine ganze Weile, bis ich den gesamten Papierkram inklusive Hintergrundinformationen, beruflichem Werdegang und Kontaktdaten ausgefüllt hatte. Das Formular war so detailliert, dass ich mich wieder wie beim Arzt fühlte.

Als ich es der Angestellten zurückreichte, fragte sie mich, ob sie eine Kopie meines Führerscheins machen könne.

»Wow. Ihr seid ja gründlich!«, sagte ich.

»Ja, tatsächlich, das sind wir«, sagte sie. »Bist du schon aufgeregt?«

»Ja. Und nervös. Ich hatte noch nie einen Hund.«

»Wirklich? Ich hatte noch nie *keinen* Hund. Schon als ich klein war. Ich kann mir nicht einmal ein Leben ohne Hund vorstellen«, erwiderte sie.

»Ich hoffe nur, dass er mich mag«, sagte ich.

»Ich bin sicher, dass er dich lieben wird«, antwortete sie.

Das schien mir ein lustiges Wort in diesem Zusammenhang: »Liebe.« Können Hunde wirklich »lieben«? Woher wollte sie das wissen?

»Casaundra kommt in einer Minute zu dir«, fügte sie hinzu.

Als sie schließlich kam, sah sie überhaupt nicht so aus, wie ich sie mir vorgestellt hatte. Nach dem Klang ihrer Stimme und ihrem

professionellen Auftreten am Telefon zu urteilen, hatte ich jemanden erwartet, der – wie soll ich sagen – eher konservativ aussah,
wie eine Bankangestellte oder eine Lehrerin. Stattdessen stand
ich einer Frau mit stacheligen schwarzen Haaren, einem Haufen
Tattoos und Piercings gegenüber. Sie sah tough aus, so als könnte
sie sich ohne Probleme in einem von Oaklands Problemvierteln
behaupten, was mich wieder einmal daran erinnerte, dass wir nie
jemanden nach seinem Aussehen beurteilen sollten. (Oder der
Stimme!)

Sie lächelte und schüttelte mir die Hand, dabei kam sie wirklich
warm rüber und wirkte aufgeregt, mich zu sehen. Und als sie mich in
ihr Büro führte, lag da nicht nur ein Hund zu ihren Füßen, sondern
sieben! Sieben kleine Hunde, alle mit winzigen Pullovern bekleidet
oder auf flauschigen Decken ausgestreckt. Ich erfuhr bald, dass sie
alle kurz vorm Ende ihres Lebens standen, irgendeine Art Krankheit
hatten oder eine Form von Missbrauch erlitten hatten und als nicht
mehr vermittelbar galten. Sie wuselten zuerst um Casaundra herum,
als wir das Büro betraten, und dann umringten sie mich. Ich fühlte
mich wie ein kleines Kind mitten in einem Meer von Welpen! Sie
waren alle so süß. Ich setzte mich auf einen Stuhl und streckte meine
Hand nach ihnen aus, um sie zu streicheln, und sie leckten mich ab
und liefen aufgeregt zwischen Casaundra und mir hin und her. Statt
wie ein Büro fühlte sich das hier an wie eine riesige Welpenparty,
und wir waren mittendrin.

Diese Frau mit dem toughen Äußeren hatte es sich zur Aufgabe
gemacht, sich um die verstoßenen Hunde des Silicon Valley zu kümmern, damit diese ihre letzten Tage glücklich und zufrieden verleben
konnten. Jede Nacht nahm Casaundra die Hunde mit nach Hause
und brachte sie jeden Morgen wieder mit ins Büro, sodass sie niemals allein waren.

Casaundra und ich unterhielten uns ein paar Minuten miteinander, und ich bin mir sicher, dass ich dabei ein wenig zu viel
Zeit damit verbrachte, auf den Boden zu starren oder mich auf

die Hunde zu konzentrieren, anstatt Augenkontakt zu ihr herzustellen. Ich hatte wirklich Angst, dass sie mich an diesem Punkt ablehnen könnte. Besonders, als sie mich noch einmal fragte, ob ich mir meiner Sache wirklich sicher sei. Allerdings war ich mir in diesem Moment, als ich die kleinen Hunde streichelte und sah, wie freudig sie waren und wie viel Freude sie Casaundra brachten, sicherer denn je. Also schaute ich ihr in die Augen und sagte ernst: »Absolut. Ja.«

Als Nächstes brachte Casaundra mich in ein Wartezimmer, das auf beiden Seiten je eine Tür hatte. Im Inneren befand sich nichts außer einem Stuhl und einer Bank. Es gab ein Fenster mit einer Milchglasscheibe, sodass Licht hereinfiel, man aber nicht nach draußen schauen konnte, und in der Mitte des grauen Betonbodens war ein Abfluss eingelassen.

»Jetzt weißt du ja, wie du einen Hund begrüßt, den du vorher noch nie getroffen hast, ja?«, sagte Casaundra.

»Ähm, nicht wirklich.«

»Streck einfach deine Hand aus, mit dem Handgelenk nach unten und die Finger zu einer losen Faust geballt. Du willst ja nicht in die Finger gebissen werden, richtig?«, erklärte sie.

Ähm, gebissen?

Ich ahmte die Bewegungen nach.

»Senk deinen Kopf dazu noch ein wenig und schau auf den Boden, damit der Hund nicht denkt, dass du ihn dominieren willst. Und schau ihm zuerst nicht in die Augen.«

Wenigstens das würde kein Problem für mich sein.

»Sei ein wenig unterwürfig, damit er weiß, dass er in Sicherheit ist. Vielleicht setzt du dich auch lieber. Lass ihn an deiner Hand schnüffeln und warte, bis der Hund von selbst zu dir kommt. Versuch nicht sofort, ihn zu streicheln. Gib ihm eine Sekunde. Sobald er dich kennt, ist er wirklich süß.«

Sobald er mich kennt? Das klingt nicht gerade nach dem glücklichen Golden Retriever, für den ich hergekommen bin, dachte ich.

»Okay. Bist du bereit, den perfekten Hund für dich kennenzu-lernen?«

»So bereit, wie man nur sein kann«, sagte ich.

Casaundra verließ den Raum, und ich atmete tief durch. Mein Herz klopfte.

Erfüllt mit Vorfreude saß ich in dieser kleinen Isolationskam-mer und lauschte den Schritten, die auf mich zukamen. Hunde-krallen auf Beton. Der Türgriff drehte sich, und die Tür öffnete sich einen Spaltbreit. Eine schwarze Nase versuchte, sich in den Raum zu drängen, dann öffnete Casaundra die Tür ganz. Da war er: Ein großer schwarz-weißer Hund mit rundem Körper schlurfte mit tief hängendem Kopf in den Raum. Er blickte zu mir auf und ließ dann seinen Kopf mit einem klaren Blick der Enttäuschung wieder nach unten sinken. *Wirklich? Dieser Verlierer?*, schien er zu denken. *Bist du sicher, dass du mich nicht in den falschen Raum gebracht hast?*

Ich nehme an, ich habe ihn mit einem ähnlichen Blick ange-sehen.

Alles, was ich denken konnte, war: *Das ist überhaupt nicht der Hund, den ich mir vorgestellt habe.*

»Eric, das ist Raider. Raider, das ist Eric«, sagte Casaundra.

»Raider?«, fragte ich.

»Wie die Oakland Raiders. Seine Besitzer waren Fans. Und er ist schwarz-weiß, also ...«

Die Raiders waren der Sportverein, den ich auf der ganzen Welt am wenigsten mochte. Ich kannte Leute, die sich selbst als »Raiders-Hasser« bezeichneten.

Ich streckte meine Hand aus, wie Casaundra es erklärt hatte, und blickte auf den Boden. Ich fühlte, wie eine Hundenase meine Knöchel berührte, und erst dann sah ich ihm in die Augen. Er sah mich im-mer noch mit dem gleichen enttäuschten Blick an. Dieser Hund sah einfach deprimiert aus. Ich war mir nicht sicher, ob ich jemals zuvor einen depressiven Hund gesehen hatte, aber dieser hier sah mir defi-nitiv danach aus. Und er war nicht gerade handlich. Er war nicht nur dick, er reichte mir auch bis an die Knie. Er musste gut 35 Kilogramm wiegen. Außerdem war sein Fell ganz schmutzig und verfilzt.

»Was für eine Rasse ist das denn?«

»Er ist ein Mix aus einem Border Collie und einem Australian Shepherd, soweit wir wissen«, sagte Casaundra.

»Oh, wow. Sind das nicht beides superenergetische Rassen? Benötigen die nicht jede Menge Bewegung?«

»Normalerweise ja. Das sind ziemlich lebendige Hunde. Aber wie du sehen kannst, ist Raider ein Hund mittleren Alters und dazu noch übergewichtig, genau wie du es dir gewünscht hast, und das bedeutet, dass er eine neue Routine braucht. Genau wie du. Ich wollte dir keinen Hund geben, der super in Form ist und jeden Tag viel Auslauf braucht, denn das wäre kein gutes Match, verstehst du? Raider ist eher langsam unterwegs. Er ist nicht sehr fit, und seine Gelenke sind geschwollen. Er muss sich erst wieder ans Laufen gewöhnen, und das passt doch super zu dem, was deine Ärztin für dich will, oder?«

»Ja, ich schätze schon«, gab ich zu. »Wie alt ist er?«

»Er ist sieben.«

Casaundra ließ Raider von der Leine, während wir uns unterhielten, und er begann, in dem Raum herumzuschnüffeln. Ich fragte mich, wie viele andere Hunde hier wohl schon durchgekommen waren und vor allem wie viele Menschen, die ihrem neuen Hunde-Match genauso wie ich skeptisch gegenüberstanden.

Ich wollte Casaundra nicht im Stich lassen. Ich wusste, dass sie sich wirklich Mühe gegeben hatte. *Das hier ist ihr Lebensinhalt, sie steckt ihr ganzes Herzblut da rein*, dachte ich. *Ganz sicher versucht sie nicht, diesen Hund bei mir abzuladen, weil ich ein leichtes Ziel bin.*

Ich versuchte, ihr mein vollstes Vertrauen zu schenken.

»Warum wurde dieser Hund hier abgegeben?«, fragte ich.

Casaundra blätterte durch die Notizen, die sie mitgebracht hatte. »Es gab eine Scheidung, und der Hund wurde danach nicht so versorgt, wie er es gebraucht hätte. Er verbrachte viel Zeit allein im Hinterhof, nachdem der Sohn ins College ging. Die Familie hatte das Gefühl, dass es woanders vielleicht ein besseres Zuhause für ihn gibt.«

Nachdem Raider sich ein wenig umgeschaut hatte, kam er zu mir zurück und schnüffelte an meinen Schuhen. Er blickte auf, und ich streichelte ihn hinter den Ohren. Er drehte seinen Kopf zur Seite, also kraulte ich ein bisschen fester. Das schien ihm zu gefallen. Als ich für einen Moment innehielt, legte er sich neben mich auf den Boden. Ich lehnte mich zu ihm rüber und streichelte ihn weiter.

»Oh, na siehst du! Er mag dich schon jetzt«, sagte Casaundra. »Ach so, noch ein paar Dinge, die du über Raider wissen solltest: Laut seinem Persönlichkeitsprofil versteht er sich nicht so gut mit Kindern, in der Vergangenheit reagierte er wohl nervös und verängstigt in der Nähe von Kids und Jugendlichen. Dass du allein lebst, passt also perfekt. Als er das erste Mal hierherkam, war er ziemlich gestresst. Er mochte keine Menschen und war nicht mal an Leckerlis interessiert. Es war ziemlich offensichtlich, dass er Probleme hatte, mit seiner neuen Umgebung umzugehen, weil da all diese anderen Hunde waren.«

»Wow«, sagte ich. Ich fand es ziemlich beeindruckend, wie viel Mühe sich die Menschen hier gaben, sich in die Situation des Hundes hineinzuversetzen und seine Gefühle zu verstehen.

»Hier steht, dass er als Welpe von einem Deutschen Schäferhund angegriffen wurde und deshalb früher besonders aggressiv auf diese Rasse reagiert hat, aber auch sonst war er an der Leine oft gestresst und hat andere Hunde und Menschen angebellt. Er brauchte ein neues Umfeld, deshalb beschloss ich, ihn zu einer Pflegefamilie zu bringen. Meine Kollegin Melissa ist ein echter Profi im Umgang mit Tieren. Sie pflegt nicht viele Hunde, aber diese Hirtenrassen liebt sie total, und sie hat keine Kinder, also passte es super.«

»Und wie lief es mit ihr?«

»Sobald ich ihn bei Melissa untergebracht hatte, senkte sich sein Stresslevel extrem. In meinen Notizen steht, wie gut es ihm geht. Er ist an die Hundebox gewöhnt und stubenrein. Wenn er in einem kontrollierten Umfeld von der Leine gelassen wird, liebt er es, draußen zu sein. Er springt keine fremden Leute an, beißt nicht und kennt die wesentlichen Befehle. Allerdings bellt er gern Menschen an und ist *sehr* auf streunende Katzen fixiert. Mit anderen Hunden versteht er sich mittlerweile auch besser, obwohl er immer noch ab und an Probleme hatte. Er geht gern spazieren und liebt Schnee. Du siehst also, dass er wirklich gute Fortschritte macht, und das, obwohl er nur zehn Tage bei der Pflegefamilie war.«

»Ja?«

»Ja. Wenn er ein ruhiges Zuhause bekommt und du es langsam angehen lässt, denke ich, dass er sich wirklich gut machen wird. Ich denke, das werdet ihr beide. Ich habe ein gutes Gefühl«, sagte sie. »Sei einfach geduldig und gib ihm etwas Zeit. Du musst verstehen, dass er komplett aus seinem Leben herausgerissen wurde. Er war Teil einer Familie, die ihn dann hier zurückließ, was ihm natürlich Stress bereitet hat. Und diese Familie hatte ihn damals auch aus einem Tierheim adoptiert, also hat er jetzt schon zwei Adoptionen hinter sich, dazu das Trauma, hierhergebracht zu werden und sich dann an eine Pflegefamilie gewöhnen zu müssen – er wird also etwas Zeit brauchen, um sich anzupassen.«

»Der arme Kerl«, sagte ich. Plötzlich wurde mir klar, wie hart das Leben dieses Hundes gewesen war. Stellen Sie sich vor, Sie sind Teil einer Familie, und diese Familie verlässt Sie, nur damit eine andere Familie Sie adoptiert und ebenfalls verlässt. Ich weiß nicht, warum mich das in diesem Moment so traf. Ich hatte mich nie wirklich für das Schicksal oder das Leiden von Tieren interessiert, war definitiv kein Greenpeace- oder PETA-Typ. Es war nicht so, dass ich Tiere nicht mochte, ich hatte nur nie viel Zeit damit verbracht, über sie nachzudenken.

Ich schaute zu Raider runter, und plötzlich sah die Traurigkeit in seinen Augen nicht mehr wie eine Reaktion der Enttäuschung auf mich persönlich aus. Es wirkte eher wie Müdigkeit. Herzschmerz.

Vielleicht Einsamkeit. Ein Gefühl, als wäre dieser Hund einfach fertig mit der Welt und bereit, aufzugeben und zu sterben.

Genau wie ich.

Mir stiegen Tränen in die Augen. Ich konnte es kaum glauben.

Raider legte sich auf seine Seite und begann zu hecheln, als ich ihn streichelte. Es war nicht heiß hier drin, deshalb fand ich das etwas beunruhigend.

»Geht es ihm gut?«, fragte ich.

»Ja, ich glaube, er ist nur ein wenig gestresst. Hunde riechen den Stress anderer Hunde in diesem Raum. Das ist auch der Raum, wo Hunde abgegeben werden, also liegen hier eine Menge Emotionen in der Luft.«

Ich sah ihn an und streichelte ihn eine Weile lang schweigend.

»Darf ich dich etwas fragen?«, sagte ich.

»Natürlich.«

»Kann ich seinen Namen ändern?«

»Warum?«, fragte Casaundra.

»Na ja, ich bin aus South Bay. Ich lebe im 49ers-Land und bin ein 49ers-Fan. Wir hassen die Raiders. Ich will einfach …«

Casaundra lachte. »Okay, ich verstehe!«, sagte sie. »Ja, du darfst seinen Namen ändern. Es könnte eine Weile dauern, bis er darauf reagiert, aber warum nicht? Ein Neuanfang.«

»Also«, sagte ich. »dann war es das wohl, ja?«

»Ja!«, sagte Casaundra. »Ich habe ein wirklich gutes Gefühl bei euch beiden. Hab einfach Geduld. Macht Spaziergänge zusammen. Aber geh für den Anfang nicht zu weit. Versuch nicht, ihn sofort an alle möglichen Orte mitzunehmen. Geh in den ersten Wochen nicht weiter, als er möchte, bevor er aufs Klo geht. Fangt langsam an, und dann wird es euch beiden besser gehen.«

»Es langsam angehen lassen klingt gut für mich. Danke, Casaundra.«

»Na klar, Eric. Ich danke *dir*. Raider dankt dir. Oh, und wegen seines Verhaltens wäre es wohl am besten, wenn du ein paar Kurse mit ihm besuchst. So könnt ihr euch beide aneinander gewöhnen, und der Übergang fällt euch leichter. Sie sind nicht zu teuer, und es lohnt sich.«

»Ich, ähm ... Okay. Was immer du sagst«, antwortete ich.

Ich legte Raider seine neue Leine an, führte ihn nach vorn zur Rezeption, um einige abschließende Papiere auszufüllen, schüttelte Casaundra die Hand, und plötzlich war ich wieder auf dem Asphaltweg, der am Brunnen vorbei zu meinem Auto führte. Mit einem *Hund*.

Sobald wir draußen waren, schien Raider sich ein wenig anders zu verhalten. Er überholte mich, zog an der Leine und ging auf dem Gehweg auf und ab, als sei er auf Patrouille. Er zog mich kräftig nach vorn und bellte einen Hund auf einem der Spielplätze an, und ich musste ganz schön viel Kraft aufbringen, um ihn zurückzuhalten und zum Weitergehen zu bewegen.

»Komm schon, Raider. Der Hund kann dir nichts tun. Komm schon!«, sagte ich. »Raider!«

Schließlich gehorchte er.

»Junge, wir müssen unbedingt diesen Namen ändern. Was wäre ein guter Name für dich?«

Mir wurde klar, dass ich mit einem Hund sprach. Seltsam. Warum tat ich das? Erwartete ich etwa, dass er antwortete?

Ich schloss das Auto auf, öffnete die Hintertür und dachte, dass Raider direkt hineinspringen würde. Aber natürlich tat er das nicht. Er blieb einfach stehen.

»Mach schon, Junge. Das ist dein neues Auto. Spring rein!«

Ich zog an seiner Leine und gab ihm sogar einen kleinen Schubs mit meinem Knie, aber er sah mich an, als wäre er noch nie in seinem Leben in ein Auto gesprungen. Als hätte er keine Ahnung, was er tun sollte.

»Komm schon, Junge, du schaffst es.«

Schließlich beugte ich mich runter, legte meine Arme um seine Brust und hob ihn hoch. Ich musste fast all meine Kraft aufbringen, bis ich seinen sich windenden Körper mit den nach unten baumelnden Beinen schließlich auf den Sitz gehievt hatte. Die ganze Zeit hatte ich Angst, dass er versuchen könnte, mich zu beißen oder so. Aber das tat er nicht. Sobald ich ihn ins Auto bugsiert hatte, legte er sich flach hin, als wolle er nicht mal aus dem Fenster schauen; ja, als wolle er nicht sehen, wo er als Nächstes landen würde.

Ich machte die Tür zu und lehnte mich gegen das Auto. Nach all dem Bücken und Heben musste ich erst mal Luft holen. Ich schloss meine Augen, fühlte die Sonne auf meinem Gesicht und dachte: *O Gott, ich hoffe, das ist kein Fehler.*

Selbst als ich vom Parkplatz auf die Straße fuhr, blieb Raider flach auf dem Rücksitz liegen. Ich hatte Leute mit Hunden gesehen, die während der Fahrt im Auto herumsprangen und versuchten, auf den Schoß ihres Herrchens oder Frauchens zu kriechen, und ich war heilfroh, dass ich nicht so einen Hund hatte. Allerdings machte ich mir Sorgen um ihn, also reckte ich meinen Kopf und stellte den Rückspiegel so ein, dass ich ihn sehen konnte. Er schien meinen Blick zu erwidern, während sein Kopf weiterhin auf seinen Vorderpfoten lag.

»Also Junge, wie sollen wir dich nennen?«, fragte ich ihn.

Irgendetwas an der niedlichen Position, in der er dalag, erinnerte mich an meine Kindheit. Als ich aufwuchs, war meine Lieblingsserie *Die kleinen Strolche* gewesen. Die Kinderbande in dieser Show hatte einen Hund namens Peety gehabt. Er war eine Art Bulldogge mit einem großen schwarzen Kreis um sein Auge herum gewesen und sah absolut nicht aus wie der Hund auf meinem Rücksitz. Aber sie waren beide schwarz-weiß, und damals hätte ich es ziemlich cool gefunden, so einen Hund zu haben. Es schien Schicksal zu sein.

»Was ist mit Peety?«, fragte ich. »Darf ich dich Peety nennen?«

Keine Ahnung, ob es ein Zufall war, ob er irgendetwas hörte oder roch, das seine Aufmerksamkeit erregte, oder ob er die positiven

Kindheitserinnerungen fühlen konnte, die für mich in diesem Namen mitschwangen, aber in dem Moment, als ich »Peety« sagte, hob der Hund seinen Kopf und sah mich direkt an.

Ich nahm es als ein weiteres Zeichen.

»Nun, dann haben wir das ja«, sagte ich. »Peety, lass uns nach Hause fahren.«

Als wir mein Gebäude erreichten, schaffte es Peety ganz allein, sich aus dem Auto plumpsen zu lassen. Aber als sich die Tür des Aufzugs öffnete, stand er wieder wie erstarrt da und schaute, als ob er nicht wüsste, was er tun sollte. Ich glaube nicht, dass er jemals zuvor einen Aufzug gesehen hat. An seinem Halsband zog ich ihn hinein und beobachtete ihn dabei, wie er sich nervös umsah, während der winzige Raum sich in Bewegung setzte. Als die Türen sich öffneten und wir uns plötzlich in einer ganz anderen Umgebung mit schöner Beleuchtung und Teppichböden befanden, sah Peety wirklich verwirrt aus.

Ich führte ihn zu meiner Wohnungstür und ließ ihn drinnen endlich von der Leine. Er stolperte den Flur entlang, vorbei an der Küche, bis zur Balkontür auf der anderen Seite des Raumes. Dort legte er sich hin und seufzte laut auf, während ich seine Leine an mein Schlüsselbrett hängte.

Ich hatte eine Tasche mit Spielzeug aus dem Auto mit nach oben gebracht, aber die große Tüte Hundefutter und das Hundebett waren noch unten. Und gerade war ich viel zu müde, um sie zu holen. Peety sah ebenfalls aus, als wolle er sich auf keinen Fall bewegen, also ließ ich ihn in Ruhe. Genauso wie er brach ich nach diesem langen Tag auf der Couch zusammen und stieß erst mal einen lauten Seufzer aus.

Dann atmete ich tief durch, und mit einem Mal wurden meine Sinne von dem köstlichsten Duft überwältigt, der aus der Küche zu mir herüberwehte: der Duft einer Mahlzeit, von der ich völlig vergessen hatte, dass ich sie am Morgen angefangen hatte zuzubereiten.

Gleich nach meinem Haferflocken- und Kaffeefrühstück hatte ich mich dazu gezwungen, noch mal einkaufen zu gehen. Ich ging in ein schönes Geschäft mit Küchenzubehör und kaufte mir einen Schongarer und ein neues Set Edelstahltöpfe und -pfannen. Außerdem folgte ich der Empfehlung der Verkäuferin und kaufte auch einen Satz asiatischer Dünsteinsätze. Ich erzählte ihr von meinem Brokkoli-Brei, und sie sagte: »Ich dämpfe Brokkoli nur ein paar Minuten. Ich mag mein Gemüse al dente.« Das klang ausgefallen und gefiel mir. Ich kaufte noch einige weitere Utensilien und einen Haufen kleiner Glasschüsseln, Schalen zum Mischen und so weiter. Danach ging ich zurück zum Supermarkt und kaufte neues Obst und Gemüse und noch ein paar Bohnen. Ich schaute mir Dr. Preetis Zutatenliste genauer an und plünderte das Gewürzregal. Dieses Mal würde ich dem Rezept für Reis und Bohnen genau folgen, schwor ich mir. Als ich nach Hause kam, maß ich alles in meinen neuen Schüsseln und schüttete den Reis, die Bohnen und die Gewürze perfekt dosiert in den Schongarer. Ich legte den Deckel darauf und schaltete ihn an. Es war mir nicht wirklich klar, wie sich diese rohen Zutaten und Gewürze bis zum Abendessen vermischen und in etwas Essbares verwandeln sollten, aber ich beschloss, mich einfach an die Anweisungen zu halten.

Nun fand ich mich sabbernd auf meiner Couch wieder. Obwohl das Abendessen erst in ein paar Stunden fertig sein sollte, roch es in meiner Wohnung bereits wie in einem exotischen Restaurant, das Essen aus Indien oder dem Nahen Osten serviert. Ich konnte nicht glauben, dass ich in meiner eigenen Küche etwas zubereitet hatte, das so köstlich duftete. Durch den Geruch fühlte sich meine ganze Wohnung völlig neu für mich an, so ähnlich wie das seltsame Sonnenlicht, in dem alles nach meiner Reise ins Licht erstrahlt war. Der Duft erfüllte alle meine Sinne.

In den nächsten Stunden bewegte ich mich kaum. Peety auch nicht, außer wenn er sich alle paar Minuten kratzte. Das tat er mit solcher Heftigkeit, dass ich davon sogar aus meinem Nickerchen aufwachte. Es machte mich verrückt. Als die Nachmittagssonne durch die Fenster schien, fiel mir auf, dass er jedes Mal, wenn er sich kratzte, eine riesige Wolke aus Staub und Hundehaaren in die Luft schickte. Die HSSV würde mich wohl nicht mit einem schmutzigen Hund nach Hause gehen lassen, da war ich mir sicher, also musste diese Staubwolke vollständig aus alten, trockenen Hautschuppen bestehen.

»Iiih«, sagte ich zu Peety. »Dagegen müssen wir was unternehmen.«

Wieder sah er mich mit diesem müden Blick an, also beschloss ich, mich endlich aufzurichten und mit ihm zu spielen. Ich öffnete die Petco-Tasche und zog einen Ball heraus.

»Willst du spielen? Willst du einen Ball?«

Ich rollte den Ball über den Boden und folgte ihm mit meinem Blick. Er prallte von der Wand ab und rollte unter den Kaffeetisch. Peety bewegte sich nicht einen Zentimeter.

»Bälle sind nicht so deins, was?«

Als Nächstes zog ich einen quietschenden Gummi-Hotdog aus der Tasche. Ich drückte ihn mehrmals und füllte den Raum mit quäkenden Geräuschen, dann warf ich ihn in Peetys Richtung. Er prallte von seinem Hinterbein ab und fiel auf den Boden.

»Okay. Was ist mit einem Seil? Willst du vielleicht Tauziehen spielen?«

Ich ließ ein Spielzeug aus Seil zwischen meinen Fingern baumeln und schüttelte es vor Peetys Nase herum, während er mich anstarrte, als wäre ich der langweiligste Clown der Welt. Ich warf es ihm zu, und wieder bewegte er sich keinen Zentimeter.

»Na, wie wär's dann mit einem Leckerli?«, sagte ich. Peety spitzte die Ohren. Ich zog ein paar Hundeleckerlis aus der Tasche, stand unter Stöhnen auf und ging rüber zu Peety. Dort kniete ich mich hin – was keine leichte Aufgabe war – und präsentierte ihm die Leckerbissen in meiner Handfläche.

Er beschnüffelte sie vorsichtig. Dann drückte er seine Nase in meine Handfläche und fraß sie auf.

»Guter Junge«, sagte ich und kraulte ihn hinter den Ohren. Er starrte mich an und wedelte mit dem Schwanz. »Heißt das, dass du hungrig bist? Denn ich bin es definitiv.«

Ich stützte mich mit meiner linken Hand an der Wand ab und zog mich hoch, wonach ich erst mal Luft holen musste.

»Hör zu. Warum machen wir nicht unseren ersten Spaziergang? Wir gehen runter, du kannst dein Geschäft erledigen, wir holen dein Fressen und dein neues Bett aus dem Auto, und dann kommen wir wieder hoch und essen. Klingt das nicht gut?«

Ich schnappte mir die Packung mit Hundekotbeuteln aus meiner Petco-Schatzkiste und nahm Peetys Leine in die Hand, was Peety dazu veranlasste, sofort auf mich zuzugehen. Ich befestigte die Leine an seinem Halsband, machte die Tür auf, und er trat vor mir in den Flur hinaus.

»Okay, ich schätze dann mal, du gibst die Richtung an«, sagte ich.

Das große Reinemachen

Sobald wir aus dem Aufzug auf die Betonstufen in der Nähe vom Parkhaus traten, hob Peety sein Bein und pinkelte an die Wand.

»Nein, Peety! Nein!«, sagte ich, aber da war es schon zu spät. Er hatte die Wand in Sekundenschnelle mit seinem Urin durchtränkt. Zum Glück hatte keiner meiner Nachbarn das gesehen. Die Leute im Haus waren ziemlich tierlieb, aber niemand ist *so* tierlieb.

Als Nächstes drehte Peety sich um und entdeckte einen anderen Hund, der gerade von einem Mann am Ende des Blocks Gassi geführt wurde.

»Wuff!«, bellte Peety laut, während er aggressiv an seiner Leine zerrte.

»Nein, Peety, nein!«, schrie ich, zog ihn zurück und versuchte, ihn in die andere Richtung zu zerren. Wir schafften es bis zum nächsten Baum, wo er stehen blieb und wieder sein Bein hob, dann wiederholten wir dasselbe Spiel am darauffolgenden Baum. Ich betrachtete das als gutes Zeichen. Peety markierte offensichtlich sein Territorium. Vielleicht musste er das machen, damit er sich hier zu Hause fühlen konnte.

Dieser Hund übernahm definitiv gern die Führung. Wieder führte er seine Patrouillen-Nummer durch und zog mich den Bürgersteig entlang. Zu meinem Glück war er nicht sehr schnell unterwegs.

Auf halbem Weg den Block entlang kamen wir an ein paar anderen Leuten vorbei. Ich sah keinem von ihnen in die Augen und sagte auch nichts zur Begrüßung. Ich war es gewohnt, unsichtbar zu sein. Mein Gewicht schreckte die Menschen normalerweise sowieso ab. Nicht so Peety – er schaute sich jede Person auf der Straße ganz genau an. Schnell traf er sein Urteil und ignorierte sie entweder oder knurrte sie an. Irgendwie beängstigend. Ich fragte mich, ob Peety etwas in den

Menschen sehen konnte, was mir verborgen blieb. Casaundra hatte gesagt, dass er an der Leine manchmal nervös reagierte, aber bis zu diesem Moment war ich mir nicht ganz sicher gewesen, was das bedeuten sollte. Zur Sicherheit wickelte ich die Leine dreimal um mein rechtes Handgelenk und hielt sie mit beiden Händen fest, wenn jemand in unsere Nähe kam. Das Letzte, was ich brauchte, war, verklagt zu werden, weil mein Hund jemanden gebissen hatte.

Auf einer Wiese neben unserem Haus verrichtete Peety schließlich sein Geschäft. Ich sammelte es mithilfe einer der kleinen Plastiktaschen ein, und es war ungefähr so ekelhaft, wie ich es mir vorgestellt hatte. Durch die dünne Plastikschicht konnte ich die Wärme spüren, und obwohl ich mir Mühe gab, gründlich zu sein, blieben einige Teile seines Geschäfts an den Grashalmen kleben. Ich fühle mich ein wenig schlecht deswegen, aber immerhin lebten wir in Kalifornien, wo die Sprinkleranlage in der Nacht den Rest erledigen würde.

Als wir wieder hineingingen, marschierte Peety schnurstracks in den Aufzug, stieg oben aus und trottete zu meiner Wohnungstür. Er lernte schnell, das war sicher.

Ich hingegen war manchmal etwas langsam.

»Oh, Mist. Ich hab dein Fressen vergessen«, sagte ich.

»Ich bin gleich wieder da.« Ich ließ ihn in die Wohnung, wo er sich wieder an seinen bereits erprobten Platz legte, und ging allein noch mal runter zu meinem Auto, um die riesige Tüte mit Hundefutter und das große, flauschige Bett nach oben zu tragen.

Als ich zurückkam, wurde ich Zeuge, wie zwei der Nachbarskinder den Flur entlanggingen und Peety auf der anderen Seite der Tür wie verrückt bellte. Es klang, als würde er die Tür attackieren und versuchen, irgendwie in den Flur zu kommen. Ich konnte nicht glauben, wie laut er war – das klang wie ein ganzes Rudel Wölfe! *Wenigstens kann so niemand meine Wohnung ausrauben*, dachte ich mir.

Ich öffnete die Tür, und der köstliche Duft meines Reisgerichts schlug mir ins Gesicht. Jetzt müsste es ja auch endlich fertig sein, und ich konnte es kaum erwarten, so richtig reinzuhauen. Ich wusch mir die Hände, füllte etwas Hundefutter in Peetys Napf und beobachtete, wie er in die Küche schlenderte. In Sekundenschnelle hatte er alles aufgefressen und starrte mich dann fordernd an. »Alter. Komm schon, noch 'ne Ladung!«, schien sein Blick zu sagen.

Mir schien das allerdings bereits mehr als genug gewesen zu sein, und tatsächlich las ich auf der Tüte nach, dass ich Peety mehr als die empfohlene Menge für einen Hund seiner Größe gegeben hatte.

»Sorry, Junge. Du musst bis zum Frühstück warten. Trink einfach etwas Wasser«, sagte ich.

Dann nahm ich endlich den Deckel von meinem Schongarer und konnte nicht glauben, wie fantastisch diese Reis-Bohnen-Mischung aussah. Okay, vielleicht lag es daran, dass ich am Verhungern war. Ich hatte seit dem Frühstück nichts mehr gegessen. Mir kam das Ganze immer noch eher wie eine Beilage und nicht wie ein Hauptgericht vor, aber die Aromen, die durch meine Wohnung strömten, und die wunderbare rotbraune Farbe ließen mir das Wasser im Mund zusammenlaufen. Die Gewürze, die ich über den Reis und die Bohnen gestreut hatte, hatten sich wie magisch unter die Zutaten gemischt, und alles zusammen hatte sich in eine deftige, klebrige Masse verwandelt, die an meinem Holzlöffel kleben blieb, während ich das köstlich duftende Mahl auf meinen Teller schaufelte.

Ich hielt mir einen Löffel direkt unter die Nase, um den Duft aus nächster Nähe zu genießen, und versenkte ihn erst dann in meinem Mund. Der Geschmack war so überwältigend, dass ich tatsächlich meine Augen schloss und in Zeitlupe kaute.

»Wow, ist das gut!«, rief ich.

Peety saß zu meinen Füßen und starrte mich an.

»Okay, das musst du probieren«, sagte ich und platzierte einen Happen in seiner Schüssel. Er atmete es geradezu weg.

»Ist das nicht unglaublich?«

Ich konnte nicht glauben, dass mich ein Gericht, das nur aus Reis und Bohnen bestand, so aus den Socken haute. Noch dazu eins, das ich in meiner eigenen Küche zubereitet hatte. Aber so war's!

Mein Schongarer war das größte verfügbare Modell, und ich hatte genug für wohl drei oder vier große Mahlzeiten gemacht, aber sofort, nachdem mein Teller leer war, gönnte ich mir eine zweite Portion und leerte mehr als die Hälfte des Topfes in einem einzigen Durchgang. Dabei schluckte ich jeden einzelnen Bissen mit genauso viel Freude, wie ich beim ersten Löffel erlebt hatte.

»Mann, war das gut«, sagte ich. »Was meinst du, Peety? Glaubst du, wir können das schaffen?«

Natürlich antwortete er nicht. Als mein Teller leer war und er realisierte, dass er kein Fressen mehr bekommen würde, schlurfte er auf seinen Platz zu.

»Warte mal, Junge«, sagte ich. Ich ging ihm hinterher, schnappte mir sein neues Bett und platzierte es an seinem Lieblingsort. Er hüpfte direkt hinein, drehte sich ein paarmal im Kreis und ließ sich dann mit einem großen Seufzer hineinplumpsen.

Ich ging in die Küche und wusch das Geschirr wieder von Hand ab, weil ich vermutete, dass ich meine Trainingsquote für den Tag nicht erreicht hatte. Als ich während des Abwaschs auf die Uhr schaute und im Kopf nachrechnete, war ich jedoch überrascht. Ich war am Morgen in zwei verschiedenen Geschäften gewesen, solide vierzig Minuten im Laden mit den Küchenutensilien und danach zehn oder fünfzehn Minuten im Supermarkt. Oh! Und dann noch der Ausflug zum Petco. Das war noch mal eine halbe Stunde auf den Beinen. Außerdem war ich vom HSSV-Parkplatz zum Gebäude und wieder zurück gelaufen. Dann kamen noch mal 15 Minuten Gassi mit Peety dazu und der Weg zum Auto, um seine Sachen zu holen. Ich hatte heute also weit mehr als zwei zwanzigminütige Trainingseinheiten absolviert, und jetzt stand ich hier und schrubbte das Geschirr?!

»Vergiss es!«, sagte ich und warf die Sachen in den Geschirrspüler.

Ich hatte Peety noch nicht mal einen ganzen Tag, und schon hatte er mir zu viel mehr Bewegung verholfen, als ich normalerweise abbekommen würde.

In dieser Nacht aß ich einen Apfel, während ich fernsah. Einen einzigen Apfel. Ich trank ein paar Gläser Wasser, weil ich viel durstiger war als sonst. Das lag vielleicht an einem der Gewürze in meinem Abendessen. Und als ich ins Bett ging, bemerkte ich erneut, dass ich keinen Hunger hatte.

Hm, dachte ich.

Am nächsten Morgen wachte ich mit einem heftigen Verlangen auf – nach Reis und Bohnen. Ich hatte noch nie vor Mittag so was in der Art gegessen, und doch wollte ich an diesem Morgen genau das.

Ich zog mich an und ging erst mal mit Peety nach draußen, weil ich vermutete, dass er nun wahrscheinlich wirklich dringend musste, nachdem er die ganze Nacht drinnen gewesen war. Als wir aus dem Aufzug kamen, versuchte ich, ihn in Richtung Gras zu bugsieren – aber in dem Moment, als wir auf die Betonstufen traten, ließ er es wieder laufen wie ein Feuerwehrschlauch.

»Peety!«, schrie ich, ein wenig lauter als nötig, weil einer meiner Nachbarn gerade auf dem Weg ins Gebäude war. »Es tut mir leid«, sagte ich, ohne ihm in die Augen zu schauen. »Neuer Hund.«

»Oh ja?«, sagte der Mann. »Er sieht nicht neu aus.«

Der Typ konnte nicht viel über dreißig sein. Ich hatte ihn davor schon mal gesehen, aber nie mit ihm geredet.

»Na ja, ich hab ihn erst gestern aus dem Tierheim geholt, meine ich. Ich hatte noch keine Gelegenheit, ihn zu trainieren«, erklärte ich.

»Oh, wow. Das ist eine schöne Sache, einen älteren Hund zu adoptieren. Ziemlich cool, Mann. Viel Glück mit ihm.«

Ich sah auf, und der Typ lächelte.

»Danke«, sagte ich.

Wir hatten mehr Worte gewechselt, als ich mit irgendeinem Nachbarn ausgetauscht hatte, seit ich hier eingezogen war. Es war ein schönes Haus in einem ehemals eher schlechten Viertel im Osten von San José. Die Gegend wurde überwiegend von Hispanics bewohnt, und ich war hier definitiv in der Minderheit. Ich war noch nie zuvor einfach so nach draußen gegangen. Normalerweise ging ich direkt vom Aufzug zu meinem Auto und wieder zurück. Ich hatte es absichtlich vermieden, mit jemandem zu sprechen, weniger, weil ich Angst hatte, sondern weil ich Menschen im Allgemeinen mied. Der ganze Austausch fühlte sich daher recht seltsam für mich an. Die Tatsache, dass der Mann mich anlächelte, anstatt sich über meinen Hund zu ärgern, weil der unser schönes Gebäude anpinkelte, fand ich außerdem einfach erstaunlich.

An diesem Morgen ging ich mit Peety den ganzen Weg bis zum Ende des Blocks und wieder zurück. Wir gingen langsam, weil er unterwegs an jedem Baum und Stein schnüffelte. Insgesamt waren wir volle zwanzig Minuten draußen, bevor wir wieder nach oben gingen. Das Erstaunliche war, dass ich solchen Hunger auf den Reis und die Bohnen hatte, dass ich nicht mal eine Pause einlegte, um auf der Couch zusammenzubrechen. Ich gab Peety sein Futter, das er sogleich verschlang, und machte mir eine große Portion meines Essens in die Mikrowelle warm.

Sogar aufgewärmt waren der Reis und die Bohnen *so gut*. Ich aß alles auf und fühlte mich satt.

Danach erinnerte ich mich daran, dass die Hälfte jeder Mahlzeit ja aus Obst und Gemüse bestehen sollte, also aß ich noch eine Orange und eine Banane und nahm mir vor, etwas Brokkoli in meinen neuen asiatischen Dünsteinsätzen aus Bambus zu dämpfen – al dente.

Während der Arbeit las ich an diesem Tag einige Artikel in Food-Blogs und schnappte einen Ernährungstipp auf, der simpel genug klang, damit ich ihm folgen konnte: »Iss den Regenbogen.« Die Idee dahinter war, im Laufe des Tages Lebensmittel in jeder Farbe zu essen. Über die Farben der Mahlzeiten, die ich aß, hatte ich nie nachgedacht, aber wenn ich jetzt auf meine normale Ernährung zurückblickte, fiel mir auf, dass das meiste davon beige und braun war. Hamburger, Huhn, Nudeln. Eier hatten zumindest etwas Gelbes, und Spaghettisoße war rot, aber im Allgemeinen war da nicht besonders viel Farbe. Im Gegensatz dazu hatte ich an diesem

Morgen bereits Orange, Rot und Violett abgedeckt, und Grün war fürs Abendessen in Planung. Die einzige fehlende Farbe war Blau. *Ich sollte ein paar Heidelbeeren kaufen*, dachte ich und machte eine mentale Notiz, dass ich noch mal im Supermarkt vorbeischauen sollte.

Mehrmals versuchte ich, Peety dazu zu bringen, mit einem Ball oder einem anderen Spielzeug zu spielen. Aber er hatte einfach keine Lust. Nach zwei Tagen und Nächten zusammen schien er sich für nichts anderes zu interessieren, als draußen auf den Asphalt zu pinkeln, zu fressen und in seinem Bett zu schlafen. Aber dann, in der dritten Nacht, änderte sich etwas. Kaum hatte ich das Licht ausgemacht, hörte ich Peetys Schritte über den Wohnzimmerboden schlurfen. Er kam ins Schlafzimmer, sprang auf mein Bett, drehte sich ein paarmal herum und rollte sich dann neben mir zusammen.

»Hey, Junge«, sagte ich. Er seufzte, als ich das ganze Bett zum Beben brachte, indem ich mich umdrehte und meinen Arm um ihn legte. In langen Zügen streichelte ich ihn von seinem Kopf bis hinunter zum Ende seines Rückens. Durch die Decke konnte ich die Wärme seines Körpers spüren, und wer hätte das gedacht? Es fühlte sich gut an.

»Gewöhnst du dich jetzt so langsam an mich?«, fragte ich.

Peety stieß einen Seufzer aus, den ich als »Ja« interpretierte, und ich lachte ein wenig.

»Gut«, sagte ich.

Ich spürte, wie er wegdämmerte, während ich ihn streichelte, und kurz darauf schlief auch ich ein, mein großer Arm immer noch um ihn gewickelt.

Von diesem Tag an schlief er jede Nacht in meinem Bett.

Es gab da nur ein Problem: Peety hörte nicht auf, Haare und Schuppen zu verlieren. Jede Nacht weckte er mich mehrmals auf, weil er sich kratzte. Die Sorgen, die ich mir im Vorhinein wegen Hundehaaren in der Wohnung und auf meiner Geschäftskleidung gemacht hatte, wurden Wirklichkeit – nur zehnmal so schlimm. Ich hatte in meinem ganzen Leben noch nie einen Hund getroffen, der so viel haarte. Mein ganzes Bett war voller Peety-Pelz.

Ich musste etwas dagegen tun. Nicht nur machte es mich verrückt, sondern ich konnte deutlich sehen, dass auch Peety sich in seiner eigenen Haut nicht wohlfühlte. Ich wusste genau, wie sich das anfühlte. Nicht nur wegen meines Gewichts, sondern auch, weil ich schon lange an Schuppenflechte litt – ein roter, schuppiger Ausschlag, der manchmal aufflammte und einfach dablieb, an den verschiedensten Stellen meines Körpers. Er verursachte Juckreiz und manchmal Schmerzen, die einfach nicht verschwinden wollten. Jahrelang hatte ich mich dagegen behandeln lassen, aber nichts funktionierte. Jetzt dabei zuschauen zu müssen, wie Peety sich kratzte und seine Hautschuppen und Haare durch die Luft flogen, tat mir weh.

Ich beschloss, etwas dagegen zu unternehmen.

Als Erstes engagierte ich eine Reinigungskraft.

Sobald mir bewusst wurde, dass bald jemand anders meine Wohnung betreten würde, fing ich an, klar Schiff zu machen. Stundenlang räumte ich auf, damit mir mein Zuhause nicht peinlich sein müsste. Es war ein bisschen lächerlich, dass ich putzte, um meine neue Putzfrau zu beeindrucken, aber es war nötig. Ich kaufte eine Box mit Industriemüllsäcken, die großen, schwarzen, durch die niemand durchschauen konnte, und füllte sie mit gebrauchten Socken und Unterhosen. Mehrmals musste ich zwischen der Wohnung und dem Müllcontainer hin- und hergehen, um sie alle zu entsorgen. Danach brach ich schwitzend auf der Couch zusammen. Aber es war erledigt. Die Wäscheberge waren endlich weg.

Celia, die lieber Sally genannt werden wollte, kam später in der Woche zum ersten Mal vorbei und verbrachte acht Stunden damit, meine Wohnung auf Hochglanz zu polieren. Ich hatte noch nie an einem so sauberen Ort gelebt. Nachdem sie alle Haare Stück für

Stück aufgesaugt hatte, entfernte sie Flecken, von denen ich nicht einmal gewusst hatte, dass sie da waren: die Verfärbung auf dem Boden der Badewanne, fettige Fingerabdrücke auf Lichtschaltern. Sie reinigte sogar die Sockelleisten und brachte den Edelstahl in der Küche zum Glänzen. Und Peety mochte sie auch, so sehr sogar, dass er ihr von Raum zu Raum folgte, während sie arbeitete. Einmal hörte ich sie laut quietschen und rief aus der Küche, ob alles in Ordnung sei.

»Ja, ja«, sagte sie und lachte. »Ich lag nur gerade auf dem Boden, und Peety kam vorbei und hat meinen Fuß abgeleckt!«

Das Zweite, was ich tat, gleich nachdem ich Sally eingestellt hatte, war, Peety zu einem Besuch bei der HSSV mitzunehmen. Sie hatten dort nämlich auch einen Tierbedarfsladen, und ich dachte mir, wenn ich schon Geld für irgendwelche Heilmittelchen und ein paar neue Spielzeuge ausgeben würde, dann am liebsten dort.

Casaundra war zufällig an der Rezeption, als Peety und ich vorbeischauten, und konnte kaum den Ausdruck der Angst auf ihrem Gesicht verbergen.

»Hi, Eric! Hi, Raider!«, sagte sie. »Was bringt euch beide zurück?«

Ich verstand, warum sie besorgt war: Sie hatte Angst, dass ich aufgegeben hatte. Sie befürchtete, dass ich Peety zurückbringen würde.

»Hi! Nein, nein, nein, sein Name ist jetzt Peety. Wir sind nur hier, um ein bisschen einzukaufen«, beruhigte ich sie.

Das Lächeln, das über Casaundras Gesicht huschte, war herrlich. »Oh, gut! Wie läuft es so?«

»Ziemlich gut. Außer dass seine Haut einfach nicht besser wird. Er kratzt sich die ganze Zeit und verliert unglaublich viele Haare. Ich weiß nicht, was ich tun soll«, sagte ich.

»Ich werde einen unserer Tierärzte fragen, was er empfiehlt. Schön, dich zu sehen, Peety«, sagte sie. Und schon machte sie sich auf. Peety und ich gingen in den Laden, und ich sah sofort einen

anderen Hund mit seinem Besitzer. Ich wickelte Peetys Leine drei-
fach um mein Handgelenk und bereitete mich darauf vor, dass er
ausflippen würde. Aber nichts passierte. Er reagierte überhaupt
nicht. Als der andere Hund näher kam, beschnüffelten sie sich gegenseitig und gingen einfach weiter. Es war bizarr.

Ich zeigte Peety ein paar Spielzeuge, in der Hoffnung, dass
ihm eins davon gefallen würde. Er ignorierte fast alles, bis ich ihm
ein Spielzeug namens Kong unter die Nase hielt. Es war ein rotes
Gummiteil in der Form einer Kugel, das in der Mitte hohl war und
von einem dicken, roten Seil durchzogen wurde. Peety stieß es noch
auf dem Regalbrett mit seiner Nase an.

»Gefällt dir das?«

Das Teil kostete fast zwanzig Dollar. Aber es war das erste Mal,
dass Peety Interesse an einem Spielzeug gezeigt hatte, also fand ich,
er sollte es haben.

»Du hast einen teuren Geschmack, was? Verstehe schon«, sagte
ich.

»So, Eric«, sagte Casaundra, als sie hinter mir in das Geschäft
kam. »Sie empfehlen dir, etwas Öl in sein Fressen zu geben. Wir haben hier ein spezielles Produkt«, sagte sie und schnappte sich eine
kleine Flasche mit einem Nahrungsergänzungsmittel. »Das einzige
Problem, das der Arzt dabei sieht, ist, dass Peety bereits übergewichtig ist. Durch das Öl kommen noch mal eine Menge Kalorien und
Fett dazu. Aber du könntest es versuchen, und hoffentlich verbessert
sich sein Zustand dann bald, wenn er durch die Bewegung abnimmt.
Du gehst doch mit ihm raus, oder?«

»Na klar. Jeden Tag. Im Moment noch den Block runter und
wieder zurück, wie du es empfohlen hast. Aber nächste Woche wollte ich mich etwas weiter mit ihm vorwagen.«

»Gut! Ich freue mich so, dass es gut läuft.«

»Das tut es wirklich. Er hielt die ersten Tage noch ziemlichen
Abstand, aber in der dritten Nacht sprang er dann in mein Bett und
schläft seitdem dort.«

»Siehst du, ich hab's dir gesagt! Gib ihm einfach Zeit. Er ist ein guter Junge, nicht wahr, Peety?«

Peety schaute hoch zu ihr und hechelte ein wenig. Sie streichelte ihm den Kopf.

»Ich muss los. Wir haben gleich eine Übergabe. Du kannst mich gern anrufen, wenn du Fragen hast oder sonst irgendwas ist«, sagte sie.

»Das mache ich. Nochmals vielen Dank«, sagte ich.

Wir bezahlten unsere Sachen, und kaum waren wir draußen, kam uns ein Paar mit einem Pitbull entgegen. Peety drehte durch! Ich hatte meine Deckung im Laden fallen lassen und die Leine von meinem Handgelenk losgewickelt, und nun riss er sich fast los.

»Wow, Junge. Nein!«, rief ich. »Sitz!« Ich zog ihn zurück, während er so stark an der Leine zerrte, dass er mit den Vorderbeinen vom Boden abhob. Das Paar mit dem Pitbull eilte an uns vorbei, und Peety beruhigte sich.

»Peety, sitz!«, sagte ich. Er setzte sich hin. »Peety, so was kannst du nicht machen. Warum warst du im Laden so artig mit dem anderen Hund und hier so wütend? Das geht nicht, Junge. Einfach nein.«

In dieser Nacht fügte ich etwas von dem Öl zu seinem Fressen hinzu, aber die Vorstellung, dass er davon weiter zunehmen könnte, beunruhigte mich. Er brachte immerhin schon 35 Kilo auf die Waage. Es hätten um die zwanzig sein sollen.

Wie es mit meinem Gewicht aussah? Schon bald würde ich erfahren, dass die Umstellung auf eine pflanzliche Ernährung mir überraschend gutgetan hatte.

Alles pflanzlich

Bei meinem zweiten Termin bei Dr. Preeti wog ich knapp zweieinhalb Kilo weniger als die Woche davor.

»Ich bin eigentlich überrascht, dass es nicht mehr ist«, sagte ich, »weil ich mich anders *fühle*. Ich fühle mich leichter.«

»Nun, es geht nicht nur um die Zahlen«, erklärte Dr. Preeti. »Haben Sie Fleisch und tierische Produkte komplett von Ihrem Speiseplan gestrichen?«

»Fast«, sagte ich. »Ein paar Nächte hab ich es nicht ausgehalten und den Thunfisch gegessen, den Sie mir erlaubt haben. Das waren zwei Dosen pro Nacht, also habe ich jetzt noch zwei übrig. Ich habe sie aber nicht mit Mayonnaise oder so gegessen. Nur etwas Salz und Pfeffer kam dazu, und dann kamen sie auf einen Salat. Wussten Sie, dass es bereits vorgewaschene und verzehrfertige Salatmischungen gibt? Mit allem möglichen Grünzeug?«

»Ja. Die sind teuer. Ich kaufe lieber ganze Salatköpfe und mache dann selbst einen Salat daraus, aber das ist wirklich toll. Was haben Sie noch gegessen?«

»Na ja, keine Pizza. Ich war ein paarmal beim Drive-through, als ich Kundentermine hatte, und habe Pommes bestellt. Ich dachte mir, das ist ja auch irgendwie Gemüse, und Sie sagten ja, ich soll mir keine Sorgen um das Zählen von Kalorien machen, also nahm ich an, das sei okay«, sagte ich.

»Keine Burger oder Hühnchen?«

»Nein! Nichts davon. Ich glaube, ich hab mich gut geschlagen!«

»Das ist fantastisch.«

»Und ich habe Ihr Rezept für Reis und Bohnen im Schongarer gemacht, und es war total lecker. Ich habe es so ziemlich jede Nacht gegessen. Und sogar ein paarmal zum Frühstück.«

»Wow! Eric, das ist so toll. Viele meiner Patienten folgen meinem Rat nicht und fragen sich dann, warum es nicht funktioniert. Ich bin so froh, dass Sie Ihr Bestes geben. Was noch? Was haben Sie sonst noch so zum Frühstück gehabt?«

»Ich habe etwas Toast gegessen, mit Marmelade, aber ohne Butter. Und Haferflocken und Kaffee.«

»Ah«, sagte sie. »Wie haben Sie sich an den Tagen gefühlt, an denen Sie Brot gegessen haben?«

»Was meinen Sie?«

»Wie haben Sie sich nach dem Essen von Brot gefühlt, im Vergleich zu den Tagen ohne Brot?«

»Hmm. Na ja ... Ich habe nie wirklich darüber nachgedacht, wie ich mich nach einer bestimmten Mahlzeit fühle. Im Allgemeinen fühle ich mich müde, wenn ich gegessen habe. Wieso?«

»Hatten Sie irgendwelche Probleme, als Sie auf diese Diät umgestiegen sind? Kopfschmerzen, Magen, Darm ...?«

»Ja«, sagte ich. »Höllische Kopfschmerzen. Und definitiv einige Magen-Darm-Probleme. Ich denke, das liegt daran, dass so viele Ballaststoffe in Obst und Gemüsen sind.«

»Also, die Ballaststoffe werden Ihnen dabei helfen, aufs Klo zu gehen, aber Magen-Darm-Beschwerden verursachen sie normalerweise nicht. Sie haben sich da ein bisschen eingelesen, höre ich heraus?«

»Ja, ich habe tonnenweise recherchiert. Alles zum Thema Kochen. Ich will da mehr durchblicken.«

»Genau deshalb frage ich. Ich habe Ihr Blutbild bekommen, und neben einer Reihe von anderen Problemen zeigt es auch Marker für eine Glutenempfindlichkeit.«

»Glutenempfindlichkeit?«

»Ja, deshalb ist es so wichtig, wie Sie sich nach dem Toast und den Pommes gefühlt haben.«

»Gluten ist in Weizen, oder? Das Zeug, das Brot und Nudeln bindet.«

»Genau.«

Ich dachte an das Frühstück, das ich nach meinem ersten katastrophalen Versuch mit dem Reis und den Bohnen hatte: sechs Scheiben Toast. An diesem Tag hatte ich hämmernde Kopfschmerzen.

»Ja, Sie könnten recht haben«, sagte ich.

»Das heißt, ich würde Sie gern bitten, zusätzlich zu Fleisch und tierischen Produkten nächste Woche auch auf Gluten zu verzichten. Ich denke, ich hatte Ihnen sowieso empfohlen, Brot zu meiden. Es stand auf der Liste der Lebensmittel, die Sie nicht essen sollten, richtig?«

»Das stimmt. Aber da es kein tierisches Produkt war, war ich mir nicht sicher, warum. Also hab ich es einfach weiter gegessen.«

»Brot ist ein verarbeitetes Lebensmittel mit vielen Kalorien. Es ist keine pflanzliche Vollwertkost, und die meisten handelsüblichen Brote enthalten viele verschiedene Zutaten wie Eier, Zucker und Butter, Margarine oder Öl.«

»Oh. Daran habe ich nicht gedacht«, sagte ich.

»Es ist nicht einfach. Gluten, ob es nun ein Problem für Sie ist oder nicht, wird in vielen verschiedenen Lebensmitteln verwendet, oft da, wo Sie es am wenigsten vermuten würden. Besonders vorverpackte und verarbeitete Lebensmittel. Es kann sogar in Maistortillas und Pommes vorkommen«, sagte sie.

»Pommes sind doch aber Kartoffeln«, konterte ich.

»Nicht immer. Die Pommes, die von vielen Restaurants, vor allem Fast-Food-Restaurants, serviert werden, werden oft aus einer Paste hergestellt, die aus gemahlenen Kartoffeln und Gluten und anderen Bindemitteln und Aromen besteht. Tatsächlich sind einige Fast-Food-Fritten nicht einmal vegetarisch«, sagte sie.

»Ernsthaft?«

»Einige sind mit Rinderbrühe gewürzt.«

»Sie machen Witze. Was ist, wenn jemand gegen dieses Zeug allergisch ist? Woher soll man das wissen?«

»Sie müssen tatsächlich fragen, wenn Sie sich nicht sicher sind. Zum Beispiel bereiten auch viele Restaurants Reis mit Hühnerbrühe zu.«

»Wow«, sagte ich. »Okay. Also kein Brot mehr, und ich werde auch versuchen, auf Gluten zu achten. Ich bin gespannt, ob es einen Unterschied macht.«

»Machen Sie sich nicht zu viel Stress. Schauen Sie einfach, wie es läuft. Wenn es Ihnen besser geht, bleiben Sie dabei. Und essen Sie die letzten zwei Thunfischdosen und schauen Sie, ob Sie es danach allein mit der pflanzlichen Ernährung schaffen. Ich glaube, das wird einen echten Unterschied machen.«

»Das hat es ja schon. Ich meine, ich fühle mich wirklich so viel leichter. Es ist schwer zu erklären. Vor allem, da ich nicht wirklich viel an Gewicht verloren habe«, sagte ich.

»Wir schauten weiter, wenn Sie sich erst mal daran gewöhnt haben, dann können wir auch über einige andere Dinge reden. Zucker, Öle ... All die Dinge, die Ihren Körper belasten können.«

»Ich esse nicht viel Zucker.«

»Sie werden überrascht sein, wo überall Zucker drinsteckt, von dem wir nichts wissen.«

»Wow, okay. Um ehrlich zu sein, bin ich ein wenig besorgt, dass ich bald gar nichts mehr essen kann. Ich meine, Reis und Bohnen sind super, aber ich habe sie schon ein wenig satt. Ich brauche mehr Abwechslung.«

»Haben Sie eines der anderen Rezepte ausprobiert, die ich Ihnen gegeben habe?«

»Nein, nicht wirklich. Ich weiß nicht, was das für ein Zeug ist: Quin-oh? Quin...«

»Quinoa«, sagte sie. Bis zu diesem Moment hatte ich keine Ahnung, dass es »Kien-wa« ausgesprochen wurde.

»Genau. Und Tofu. Ich habe einmal vor Jahren Tofu probiert und fand es einfach nur schleimig und schrecklich. Das kann ich unmöglich essen.«

»Na ja, wenn Sie können, probieren Sie es einfach. Es gibt so viele vegane Kochbücher da draußen. Und denken Sie wenn möglich nicht darüber nach, was Sie aufgeben, sondern darüber, was Sie gewinnen, einschließlich Ihrer Gesundheit. Auf dieser Erde gibt es mehr als zwanzigtausend essbare Pflanzen. Die Liste der Dinge, die Sie essen *können*, ist viel länger als die kurze Liste der Dinge, die Sie nicht essen sollten.«

»Zwanzigtausend? Das ist verrückt. Ich kann alle Sorten Gemüse, die ich in meinem ganzen Leben je gegessen habe, an zwei Händen abzählen. Ich meine, ich hatte ganz vergessen, dass ich Mais mag. Ich esse jetzt Unmengen davon. Und, ach ja, Karotten. Ich hatte ein paar Karotten. Die schmecken eigentlich ganz gut, wenn sie im Ofen gebacken werden.«

»Gut! Und auch Tofu kann wirklich lecker sein. Es hängt ganz davon ab, wie er zubereitet wird. Es gibt so viel. Probieren Sie einfach weiter neue Dinge aus. Gehen Sie auch auf asiatische Märkte. Und mexikanische. Da draußen wartet eine ganze Welt voller Essen darauf, von Ihnen entdeckt zu werden.«

»Hm. So habe ich das noch nie gesehen. Irgendwie wie ein neues Abenteuer, schätze ich.«

»Richtig. Jetzt lassen Sie uns noch über Ihre tägliche Bewegung sprechen«, sagte sie. »Haben Sie versucht, spazieren zu gehen oder sich irgendwie anderweitig zu bewegen?«

»Oh, Mann! Das habe ich Ihnen ja noch gar nicht gesagt! Ich habe jetzt einen Hund!«

»Wirklich?« Sie sah zufrieden aus.

»Ich war bei der Humane Society Silicon Valley, genau wie Sie gesagt haben, und die haben mich mit einem übergewichtigen Hund mittleren Alters zusammengebracht, damit wir beide versuchen können, zusammen gesund zu werden.«

»Wow, das ist fantastisch! Wie heißt er?«

»Peety.«

»Peety. Also gehen Sie mit ihm mindestens zweimal am Tag raus?«

»Ja, das machen wir.«

»Wow, ich muss sagen, Sie sind ein ausgezeichneter Patient. Sie hatten einen sehr guten Start. Es gibt jedoch ein paar Dinge, über die ich mit Ihnen reden möchte. Ihre Blutwerte zeigen ungefähr das, was wir erwartet haben. Diabetes. Ihr Cholesterinspiegel ist extrem hoch. Die Leberfunktion ist beeinträchtigt. Es gibt Hinweise darauf, dass Ihre Verdauung nicht effizient ist, was bedeutet, dass Sie nicht alle benötigten Nährstoffe aufnehmen, selbst wenn Sie richtig essen. Und Ihr Testosteronspiegel ist extrem niedrig.«

»Wirklich?«, fragte ich. »Wie niedrig? Und was heißt das?«

»Ihr Wert liegt bei ungefähr dreihundert – in Ihrem Alter sollte er fast doppelt so hoch sein. Der Tabelle nach haben Sie den Testosteronwert eines achtzigjährigen Mannes«, sagte sie.

Ich war am Boden zerstört.

»Das ... wow. Das erklärt einiges«, sagte ich. »Was könnte der Grund dafür sein?«

»Ihre Ernährung. Bewegungsmangel. Wie alles andere auch. Ihre Organe, Drüsen und Ihr Herz sind so gestresst, dass sie einfach nicht richtig funktionieren. Sie arbeiten viel härter, als sie normalerweise sollten, nur um Sie am Leben zu erhalten. Ich werde Ihnen deshalb einige Nahrungsergänzungsmittel verschreiben, um Ihr System anzukurbeln – damit Ihr Körper besser funktioniert. Sobald Ihre Hormone besser im Gleichgewicht sind und Ihr Körper anfängt zu heilen, können wir diese hoffentlich wieder absetzen. Das kann allerdings einige Monate dauern. Sobald Sie gesund sind, müssen Sie dann aber keine Pillen mehr schlucken.«

An diesem Punkt war ich bereit, jeden Ratschlag von Dr. Preeti anzunehmen. Bei meiner Recherche hatte ich jede Menge über Vitamine und Nahrungsergänzungsmittel gelesen, darunter auch viel aufgeblasener Marketing-Schrott. Es war eine Branche, die bestenfalls lose reguliert war. Aber ich vertraute Dr. Preeti, dass sie die besten Nahrungsergänzungsmittel für mich auswählen würde. Mir gefiel außerdem, dass sie bereits davon sprach, mich so schnell wie möglich wieder von ihnen zu entwöhnen. Sie hatte nicht vor, mir irgendwelche Produkte zu verkaufen oder mich von noch mehr Pillen abhängig zu machen. Sie wollte meinem Körper dabei helfen, wieder besser zu funktionieren – und zwar ohne Medikamente.

Wie ich die Dinge mittlerweile, nach meinen Gesprächen mit Dr. Preeti, sah, hatte jeder Arzt, mit dem ich je gesprochen hatte, die Tatsache ignoriert, dass in meinem Körper ein Krieg stattfand. Ich wusste nicht, wie dieser Krieg begonnen hatte oder warum mein Körper so gestresst war, aber es war ein Fakt, dass alles in mir gegen die Lebensmittel, die ich aß, und die Medikamente, die ich nahm, ankämpfte. Die bisherigen Ärzte hatten alle versucht, meine Symptome mit noch mehr Medikamenten zu überdecken, um es so aussehen zu lassen, als ob dieser Krieg nicht stattfand.

Dr. Preeti hingegen wollte mit dabei helfen, diesen Krieg tatsächlich zu beenden.

In dieser Nacht ging ich nach Hause und steckte zwei Laibe Brote in eine Papiertüte, die ich am nächsten Morgen bei einer nahe gelegenen Tafel abgab. Danach ging ich durch meine Schränke und warf einige Packungen alter Kekse weg, von denen ich nicht einmal mehr wusste, dass ich sie hatte. Ein offener Beutel mit Chips landete ebenfalls im Müll, obwohl sie sogar vegan waren. Allerdings auch voll mit ungesundem Öl. Ich fand eine Website, die vegane Restaurants im ganzen Land auflistete, und versah sie mit einem Lesezeichen.

In dieser Nacht machte ich auch die letzten beiden Thunfischdosen auf. Ich wollte es hinter mich bringen und beschloss, den Thunfisch wieder zusammen mit Salat zu essen. Salate fand ich langweilig. Rohes Grünzeug zu essen, war weder lustig noch lecker. Aber ich wollte das durchziehen, also musste es sein. An diesem Abend mischte ich nicht nur den Thunfisch nicht mit Mayonnaise, wie ich das früher gemacht hätte, sondern ertränkte auch den Salat nicht in meinem Lieblingsdressing aus der Flasche. Dr. Preetis Meinung zu Ölen brachte mich dazu, deren Konsum ganz einzustellen. Vielleicht war das übertrieben, aber ich *wollte* wirklich bis an mein Limit gehen. Also schüttete ich etwas Balsamicoessig mit Salz und Pfeffer über meinen Salat, und das war's. Stattdessen sollten ein paar Tomaten, Paprika und einige Zweige knuspriger Brokkoli für den Geschmack sorgen. Dann gab ich eine Dose Thunfisch dazu. Die zweite wollte ich nicht. Das war einfach zu viel. Ich gab sie Peety – und kam ins Grübeln.

Wenn ich mich mit einer veganen Ernährung besser und leichter fühlte und schon innerhalb einer Woche ein wenig abgenommen hatte, hieß das dann nicht auch, dass Peetys Gesundheit sich verbessern könnte, wenn er sich ebenfalls vegan ernähren würde?

Ich suchte online nach veganem Hundefutter und fand heraus, dass es viele Menschen gab, die auf eine solche Ernährung für ihre Hunde schworen. Sie meinten, diese Ernährung wirke Wunder für ihre Hunde bei Problemen wie Gelenk- und Hauterkrankungen. Ich fand auch eine ganze Reihe von Tierärzten, die angaben, dass es absolut sicher sei, Hunde vegan zu ernähren, obwohl einige Menschen es für »unnatürlich« und »schlecht« für die Tiere hielten, da diese von Natur aus Fleischesser seien. (Die gleichen Argumente fand ich übrigens zur veganen Ernährung beim Menschen.) Ich fand allerdings die Beweise *dafür*, dass veganes Hundefutter gesund war, viel stärker als die Beweise dagegen. Also suchte ich weiter und stieß auf Rezepte für hausgemachtes Hundefutter und umfangreiche Listen mit »Menschennahrung« aller Art, die für Hunde gesund war – dazu Listen mit Lebensmitteln, die Hunde niemals fressen sollten, darunter Zwiebeln, Trauben und natürlich dunkle Schokolade.

Am nächsten Tag kaufte ich Peety ein kommerziell hergestelltes veganes Hundefutter. Er liebte es und verschlang es, als wäre es ein Steak.

Drei Tage später wachte ich morgens auf und realisierte, dass ich die ganze Nacht durchgeschlafen hatte. Ich war nicht davon wach geworden, dass Peety sich kratzte. Nicht ein einziges Mal. Ich arbeitete an diesem Tag von zu Hause aus und beobachtete ihn – und war mir ziemlich sicher, dass er sich den ganzen Tag lang überhaupt nicht kratzte.

Hat das vegane Hundefutter seine Symptome so schnell gelindert?, fragte ich mich.

Nur ein paar Tage später – also vielleicht fünf oder sechs Tage, nachdem ich tierische Produkte komplett von meinem Speiseplan gestrichen hatte – wachte ich morgens auf und fühlte mich wie ein neuer Mensch. Ich streckte mich und rollte mich mit Leichtigkeit aus dem Bett. Nach dem Duschen trat ich mit nackten Füßen auf den Badezimmerfußboden und bemerkte, dass nur etwa halb so viele Hundehaare an meinen Zehen kleben blieben wie sonst (abgesehen von den wenigen herrlichen haarfreien Stunden an den Tagen, an denen Sally kam). Das realisierte ich nur, weil ich meine Füße spüren konnte. Meine Knöchel taten nicht weh. Ich hob meine Beine an und erkannte, dass auch meine Knie nicht wund waren. Als ich mit Peety zu seinem Morgenspaziergang aufbrach, tat mir alles viel weniger weh als sonst. Ich wog immer noch weit über 130 Kilo. Ich schwang immer noch meine Beine zur Seite, anstatt meine Knie zu beugen, wie das ein normalgewichtiger Mensch beim Gehen machen würde. Ich konnte immer noch das Pochen in meinen Gelenken hören, während ich ging. Aber es *tat nicht weh.*

Nach nur einer Woche auf seiner neuen Diät schien auch Peety sichtbar dünner zu sein. Plötzlich hatte er einen federnden Gang, und anstatt bei unserem Spaziergang am Ende des Blocks umzudrehen, beschlossen wir weiterzugehen. Wir bogen um die Ecke, und er zog mich den ganzen Weg um den Block herum. Ein ganzer Häuserblock! Peety patrouillierte immer noch auf dem Gehsteig entlang und bellte wie verrückt andere Hunde an, aber auf Menschen schien er mittlerweile etwas weniger wütend zu sein.

Es schien wie ein Wunder. *Konnte es wirklich nur am Fressen liegen?*

Als wir an einer älteren Frau vorbeikamen, die auf der anderen Seite des Blocks auf den Stufen vor ihrer Haustür saß, sagte sie zu uns: »«Oh, was für ein süßes Hundchen.«

»Danke«, antwortete ich.

»Wie alt ist er?«

»Er ist ungefähr sieben Jahre alt«, sagte ich. Peety drehte sich um und wollte in ihre Richtung gehen.

»Nein, Junge, komm schon«, sagte ich.

»Schon okay. Darf ich ihn streicheln?«, fragte sie.

Peety wirkte freundlich und ruhig, also sagte ich: »Na sicher.«

Er schlenderte hinüber und ließ sich von der Frau hinter den Ohren kraulen. Seine Augen waren geschlossen, und er schien es sichtlich zu genießen.

»Mein Vater hat so einen Hund auf unserer Farm gehalten, um die Schafe zu treiben. Manchmal hat er auch Menschen getrieben«, sagte sie. »Er lief einfach herum und schubste die Leute, bis sie alle im selben Bereich neben der Scheune standen. Es war wirklich witzig.«

»Wirklich? Das ist verrückt«, sagte ich.

»Wohnst du hier in der Nähe?«, fragte sie mich.

»Ja. Auf der anderen Seite des Blocks.«

»Oh. Ich hab euch beide noch nie gesehen«, sagte sie.

»Wir haben gerade erst mit dem Spazierengehen angefangen. Ich versuche, in Form zu kommen«, sagte ich.

Ich fand es erstaunlich, dass eine fremde Person einfach so ohne Grund mit mir sprach. Menschen reden sonst nicht mit einsamen, fettleibigen Männern. So funktioniert die Welt nicht.

»Das klingt gut«, sagte sie. »Also sehe ich dich bestimmt bald wieder«, an Peety gerichtet. »Wie ist sein Name?«

»Peety.«

»Peety. Schön, dich kennenzulernen, Peety.«

»Danke«, sagte ich. Ich wusste nicht mal, wofür ich mich bedanken wollte. Das Wort kam einfach so aus meinem Mund. »Komm schon, Junge.«

Als wir nach Hause kamen, war ich erschöpft. Abgesehen von dem kurzen Gespräch hatten wir keine einzige Pause eingelegt. Mein Herz pochte in meiner Brust. Ich war verschwitzt. Doch selbst nach dieser Anstrengung hatte ich keine Schmerzen.

Peety lief direkt zu seiner Wasserschale, und auch ich ging in die Küche und trank zwei große Gläser Wasser. Ich wärmte etwas Reis und Bohnen zum Frühstück auf und aß einige Früchte, darunter auch ein paar Kiwischeiben. Kiwi probierte ich diese Woche zum ersten Mal in meinem Leben, und es war richtig gut!

Als ich dort saß und meine regenbogenfarbene Mahlzeit aß, wurde mir klar, dass Peety und ich uns beide radikal anders fühlten als noch eine Woche zuvor.

Nicht nur radikal anders. Radikal *besser*.

»Fühlst du dich auch so gut wie ich?«, fragte ich ihn. Peety sah zu mir auf und legte seinen Kopf zur Seite. Seine Augen schienen fast zu funkeln. Nach nur einer Woche sah er so viel besser aus, dass ich fast schockiert war. Das ermutigte mich, dass auch ich bald noch mehr abnehmen und hoffentlich gesund werden würde.

Noch am selben Morgen schwor ich mir, mich voll und ganz dieser neuen Diät zu verschreiben. Kein Fleisch mehr für Peety und kein Fleisch mehr für mich. Kein Flunkern mehr. Unser altes Essverhalten war Vergangenheit – genau wie Peetys juckende und schuppige Haut.

Peety gibt den Ton an

Ein paar Tage später ging ich morgens mit Peety nach draußen, und er rutschte einfach so aus seinem Halsband. Er hatte so viel Gewicht verloren, dass ich es um zwei Ösen enger stellen musste.

Später nach meiner Morgendusche wurde mir klar, dass auch meine Hose mir fast vom Körper rutschte. Ich zog meinen Gürtel so eng wie möglich zu, aber sollte er irgendwann später am Tag über meinen dicken Bauch gleiten, würde meine Hose einfach so auf den Boden plumpsen. Keine schöne Vorstellung mitten in einem Verkaufsgespräch.

Ich musste einkaufen gehen. Klamotten kaufen – eine Aktivität, die ich noch mehr hasste, als in den Supermarkt zu gehen.

Es gab einmal eine Zeit, in der ich gern neue Kleidung kaufte. Das war in den 1980er-Jahren, als ich in San Francisco lebte. Damals entdeckte ich Nordstrom, einen Laden, der ein hochwertiges Einkaufserlebnis bot, wie ich es noch nie zuvor erlebt hatte. In den meisten Geschäften, in denen ich eingekauft hatte, hatte ich es mit unterbezahlten Verkäufern zu tun gehabt, die permanent schlechte Laune hatten. Sie hatten nicht wirklich Lust, den Kunden tatsächlich zu helfen. Bei Nordstrom hingegen traf man immer auf einen sportlich aussehenden Verkäufer, der einem gern dabei half, die Kleidungsstücke zu finden, die zu einem passten und in denen man tatsächlich gut aussah. Das Verkaufspersonal war gut ausgebildet und kannte das Inventar. Sie sprachen mit einem und stellten Fragen, um herauszufinden, was man suchte. Ich verließ dieses Geschäft jedes Mal mit dem Gefühl, dass ich ein König war oder vielleicht ein Filmstar. Wirklich. Ich liebte es.

Eines Tages, kurz nach meinem vierzigsten Geburtstag, als ich mich gerade der 120-Kilo-Marke näherte, ging ich zu Nordstrom, weil ich neue Hosen brauchte. In diesem Jahr hatte ich schnell zugenommen, und die Hose, die ich trug, war so eng geworden, dass ich mich wie hundert Kilo Kartoffeln in einem Achtzig-Kilo-Sack fühlte.

Ich ging in die Herrenabteilung und ging auf einen Verkäufer zu, der aussah wie ein Model. Ich fragte ihn, ob er mir helfen könne. Der Mann sah mich seltsam an. Er wickelte ein Maßband um meinen Bauch und sagte dann: »Tut mir leid, Sie müssen in ein Geschäft für Übergrößen gehen. Hosen hören bei uns bei 42 Zoll auf.«

Ich konnte es nicht glauben. Er schickte mich einfach so weg und drehte sich dann um, um mit jemand anderem zu sprechen.

Ich fühlte mich gedemütigt.

Jemand anders hätte das vielleicht als Tiefpunkt angesehen. Ich wünschte, ich hätte das getan. Stattdessen war es erst der Anfang meiner Verwandlung in einen Mann mit einem runden Apfel-Körper mit Zahnstocherbeinen. Es würde weitere zehn Jahre, zusätzliche fünfzig Kilo und noch mal zehn Zentimeter Taillenumfang brauchen, bevor ich meinen Tiefpunkt erreichte und ein voll besetztes Flugzeug am Start hinderte.

Mein Lieblingsgeschäft wollte mich nicht mehr, also ging ich in ein großes Warenlager für Herrenbekleidung – eine völlig andere Erfahrung als Nordstrom. Ich entdeckte schnell, dass es für fettleibige Männer keine hochwertige Kleidung gab. Seitdem hat sich die Situation ein wenig gebessert, aber in den meisten Fällen ist der Großteil dessen, was Männern über 130 Kilogramm angeboten wird, immer noch das typische schrill gemusterte Hawaiishirt in unterirdischer Qualität.

Tatsache ist, dass die meisten Modedesigner Kleidung entwerfen wollen, die gut an den Trägern aussieht. Sie haben kein Interesse daran, dass Menschen ihr Label in der Öffentlichkeit tragen und darin *nicht* gut aussehen.

Ich vermied es also einzukaufen. Jahrelang.

Aber jetzt? Hatte ich keine Wahl. Ich konnte ja nicht einfach meine Hose verlieren. Also ging ich zu Ross and Marshalls, in der Hoffnung, so wenig Geld wie möglich auszugeben und so schnell wie möglich wieder draußen zu sein. Ich hätte online neue Kleidung bestellt, aber ich wusste nicht mehr, welche Größe ich hatte. Normalerweise variierte sie je nach Marke zwischen 2XL und 4XL, aber jetzt, nachdem ich ein paar Zentimeter weniger um die Taille maß, musste ich definitiv alles anprobieren.

Das Bücken und Beugen meiner Knie beim Umziehen in der winzigen Kabine führte dazu, dass mir heiß und elend zumute war. Das war kein lustiger Einkaufsbummel für mein neues, etwas dünneres Selbst. Es war kein Triumph. Nein, es war furchtbar. Ich hasste es, mich im Spiegel sehen zu müssen, insbesondere in dem brutalen, gleißenden Licht der Neonröhren über mir. Es ekelte mich an, dass ich mir selbst erlaubt hatte, so dick zu werden.

Ich kaufte drei neue Hosen und ein paar neue Hemden für insgesamt fast zweihundert Dollar. Es fühlte sich nach Abzockerei an. Die Klamotten wirkten billig, die Stoffe waren nicht atmungsaktiv. Ich wusste, dass ich jedes Mal schwitzen würde, wenn ich sie trug. Aber ich hatte keine Wahl.

An diesem Abend saß ich zu Hause auf der Couch und dachte darüber nach, alles hinzuschmeißen. Vielleicht war es die Mühe nicht wert. Vielleicht war ich schon nicht mehr zu retten.

Da sprang mir Peety auf den Schoß. Aus dem Nichts und ohne jeglichen Grund wuchtete er sich auf die Couch und landete direkt auf mir. Er fing an, mein Gesicht zu abzulecken, was mich zum Lachen brachte, und ich streichelte ihn.

»Was machst du da, Junge?«

Er drückte sich gegen meinen Bauch und legte sich auf meine dicken Oberschenkel, als wäre er ein kleiner Welpe, der sich in eine Decke kuschelt.

Und dann sah er zu mir auf, als wäre ich der coolste Typ der Welt.

»Oh, Peety«, sagte ich. »Bist du sicher, dass du nicht enttäuscht bist, dass du bei mir gelandet bist?«

Immer noch sah er mich mit seinen schönen dunklen Augen an. Ich hatte schon mal gehört, wie Leute über lächelnde Hunde geredet hatten, und dachte mir, dass die wohl einen locker hatten. Aber tatsächlich – plötzlich lächelte Peety. Er zeigte seine Zähne und zog die Mundwinkel nach oben. Mein Junge lächelte! Es war unglaublich. Plötzlich tat ich mir nicht mehr selbst leid, sondern dachte an Peetys Glück.

Eine Sekunde lang hörte ich auf, ihn zu streicheln, um sein schönes Gesicht zu begutachten, und sofort stieß er meine Hand an und drängte mich weiterzumachen.

»Okay!«, sagte ich. »Ist das besser?«

Er blinzelte und lächelte mich weiter an, während ich mit meiner Hand über seinen Nacken streichelte.

»Tut mir leid, Junge«, sagte ich. »Ich will mich nicht so schäbig fühlen. Ich werde mich mehr anstrengen, okay? Ich verspreche, dass ich dich nicht im Stich lassen werde.«

Sechs Wochen später sah Peety aus wie ein brandneuer Hund. Nachdem er sich anderthalb Monate vegan ernährt hatte und wir sonst keine weiteren Änderungen vorgenommen hatten, näherte er sich dem Idealgewicht für einen Hund seiner Größe und Statur an. Er war nicht mehr lethargisch, sondern geradezu energisch. Auch hatte er keine Hautprobleme mehr. Er verlor immer noch Haare, aber längst nicht mehr so viele wie zuvor. Aber das Beste von allem war das Funkeln in seinen Augen, das ich davor nicht gesehen hatte.

Wenn ich sagte: »Willst du spazieren gehen?«, zockelte Peety nicht mehr zur Tür. Er sprang auf, lief zu mir rüber und umrundete mich aufgeregt, bis ich es schaffte, ihm seine Leine anzulegen. Ungeduldig zog er mich durch den Flur zum Aufzug und unten wieder heraus. Jedes Mal.

Ich hatte es endlich geschafft, ihm beizubringen, dass er ins Gras pinkeln sollte. Das hatte ich mithilfe einiger Trainingstechniken erreicht, die nach dem Belohnungsprinzip auf der Basis von Leckerlis funktionierten. Aber der Hauptgrund für diesen Meilenstein war, dass ich mich jetzt selbst besser bewegen konnte. Nach sechs

Wochen auf einer rein pflanzlichen Diät konnte ich langsam joggen. Also fing ich jedes Mal an zu laufen, sobald sich die Türen des Aufzugs öffneten, den ganzen Weg über den Asphalt bis zum Gras, bevor Peety überhaupt die Chance hatte, sein Bein zu heben.

Als er sich daran gewöhnt hatte, musste ich ihn nicht mehr austricksen – er fing an, das Gras mit seinem Geschäft zu assoziieren, und hörte auf, auf den Betonboden zu pinkeln.

Ich versuchte auch, mit Peety die Kurse bei der HSSV zu besuchen, aber es klappte einfach nicht. All die anderen Hunde an der Leine reizten ihn zu sehr. Er hörte nicht auf, zu bellen und an seiner Leine zu ziehen. Das Ganze stresste ihn zu sehr, also gab ich nach zwei Stunden auf. Ich fand, Peety hatte in seinem Leben schon genug Stress gehabt, da musste ich keinen neuen hinzufügen. Ich beschloss, Peety einfach Peety sein zu lassen. Außerdem wurde er von selbst immer gehorsamer. Mit jedem Kilo, das er verlor, wurde er freundlicher und freundlicher. Er bellte immer noch viel, wenn ich ihn an der Leine spazieren führte, aber insgesamt wurde er viel zugänglicher. Er freute sich darauf, die alte Dame auf der Treppe zu sehen, wenn sie dort war, und auch sonst hielten immer mehr Leute an, um ihn zu streicheln.

Ich werde nie vergessen, wie uns zum ersten Mal eine attraktive Frau in ihren Dreißigern anhielt. »Was für ein süßer Hund«, sagte sie.

»Danke«, gab ich zurück. Und sie *lächelte.*

Was ich erstaunlich fand, war, wie viele Leute ein Gespräch mit mir anfingen, nur weil sie meinen Hund streichelten.

»Wie alt ist er?«, fragen sie. Oder: »Was für ein Hund ist das?« Und das führte dazu, dass sie eine Geschichte über ihren eigenen Hund oder den Hund, den sie vielleicht als Kind gehabt hatten, erzählten, und manchmal wurde daraus dann eine Diskussion über das Wetter oder die Nachrichten.

Peetys Gewichtsverlust und die Besserung seines Verhaltens machten *mich* wie durch Magie *besser sichtbar.*

Bei unserem allerersten gemeinsamen Spaziergang hatte ich Peety gesagt, dass er die Führung übernehmen sollte, und das tat er. Als es ihm besser ging, führte er mich nicht nur um den Block herum, sondern manchmal auch wieder zurück. Eines Tages bog er nach links statt nach rechts ab, und wir gingen um den nächsten Block und erst danach um unseren eigenen, wie in einer riesigen Acht. An diesem Abend und dem nächsten Morgen wiederholte er diese Route. Dann, am nächsten Tag, erreichte er das Ende des zweiten Blocks und wollte weitergehen, also ging ich mit. Wir liefen an diesem Tag fast vier Blocks weit, und Peety markierte auf dem Weg mehrere Bäume und Zaunpfähle. Es war, als würde er seine Nachbarschaft erkunden und alle paar Tage ein etwas größeres Territorium für sich beanspruchen.

Im Laufe dieser Wochen zog Peety immer fester an seiner Leine und wurde zunehmend ungeduldiger, und manchmal konnte ich einfach nicht mehr mithalten, obwohl ich weiterhin konsequent mehr als zwei Kilo pro Woche abgenommen hatte. Ich wog jetzt nur noch knapp über 130 Kilo – eine Grenze, die ich seit Jahren nicht mehr unterschritten hatte. Ich hatte meine Kochkünste vertieft und meine Geschmacksknospen weiter trainier und verwendete jetzt sogar Tofu, den ich zu Unrecht als geschmacklos verteufelt hatte. Nach einigen Versuchen war mir klar geworden, dass es sich dabei um ein unglaublich nahrhaftes und vielseitiges Nahrungsmittel handelte. Mir gelang es, Tofuwürfel zu sautieren und in einem Pfannengericht zu verwenden, das ich wirklich gern aß. Ich hatte mich mit mehr Gewürzen eingedeckt, als ich je besessen hatte, und lernte schnell, wie man sie benutzte. Durch die Eliminierung von Brot und verarbeiteten Lebensmitteln aus meiner Diät verschwanden meine Kopfschmerzen, die Bauchschmerzen und alle anderen allgemeinen Beschwerden.

Ich fühlte mich gut. Nicht nur besser, sondern wirklich *gut*.

Zu diesem Zeitpunkt hatte ich auch etwas mehr Recherche über Hütehunde angestellt, und es schien mir offensichtlich, dass ich Peety nicht genug Auslauf gab. Nun, da er sich gut fühlte, hatte er offensichtlich den Drang, sich mehr zu bewegen. Es lag einfach in seiner Natur. Diese Hunde wurden dazu gezüchtet, Kilometer um Kilometer auf offenen Feldern zurückzulegen und jeden Tag stundenlang hinter Schafen, Ziegen oder Kühen her zu sein.

Peety und ich teilten uns ein Zuhause. Wir schliefen im selben Bett und verbrachten jeden Morgen und Abend und, wenn ich von zu Hause aus arbeitete, oft sogar ganze Tage miteinander. Es war nicht übertrieben zu sagen, dass wir zu einem Herz und einer Seele geworden waren.

Deshalb wollte ich, als ich Zeuge seiner unglaublichen Verwandlung in diesen sechs Wochen wurde, unbedingt mehr für ihn tun. Ich wollte, dass Peety das beste Leben hatte, das er haben konnte. Ich wollte, dass er Spaß hatte. Ich wollte seine ganzen Schmerzen und Leiden aus der Vergangenheit, die Einsamkeit und das beschissene Leben, das er viel zu lange ertragen musste, wiedergutmachen.

Also begann ich, ihm neue Orte zu zeigen. Er verstand schließlich, wie man auf den Rücksitz sprang, und legte sich meist hin, während ich fuhr. In dieser Position schien er aus irgendeinem Grund recht zufrieden zu sein. Es war noch Winter, also war es in San José nicht so brütend heiß, was bedeutete, dass ich ihn ab und an für ein paar Minuten im Auto lassen konnte, wenn ich im Schatten geparkt hatte und die Fenster offen ließ. So konnte ich schnell in einen Laden springen oder sogar mal ein kurzes Kundengespräch führen.

Eines Tages nahm ich ihn mit zu Petco, und dort beobachtete ich etwas Seltsames. Genau wie im HSSV-Laden bellte Peety nicht und regte sich auch nicht über die anderen Hunde auf, denen er drinnen begegnete. Sobald wir jedoch wieder auf dem Parkplatz waren, kläffte er völlig außer sich jeden anderen Hund an, den er sah. Es schien, als ob draußen der Ort sei, an dem Peety im Dienst war. In den Geschäften arbeitete er nicht.

Immer noch wollte ich Peety mehr bieten. Also schaute ich online, was für Parks sich in unserer Nähe befanden.

Und siehe da, als ich Google Maps öffnete, entdeckte ich einen großen Park direkt an der Straße, in der wir wohnten. Es war nur etwa eine Meile entfernt und sah riesig aus! Von der Straße aus konnte man nur eine kleine Ecke davon sehen, und obwohl ich Dutzende, vielleicht Hunderte Male daran vorbeigefahren war, hatte ich nie angehalten. Ich wusste nicht mal, wie dieser Park hieß. Zwar hatte ich von der Straße aus die mit Bäumen gesäumten Pfade gesehen, auf denen sich Läufer und Spaziergänger tummelten, einige sogar mit angeleinten Hunden, aber dieses Stück Grün war für mich immer nur ein flüchtiger Orientierungspunkt auf dem Weg zu anderen Orten gewesen. Ich hatte keine Ahnung, welche Schätze dieser Park für uns bereithielt.

Und Peety zuliebe, fand ich, war es jetzt an der Zeit, das herauszufinden.

Wasser!

»Was meinst du, Junge? Willst du mal was Neues ausprobieren?«

Peety blieb stehen und riss die Augen ganz weit auf. Alles an ihm schrie: »Ja, ja, ja, ja!« Er wedelte nicht nur mit dem Schwanz, er wedelte mit seinem ganzen Hintern.

»Okay«, sagte ich. »Setz dich, Junge. Lass mich dir die Leine anlegen.«

Der nördlichste Punkt, den wir auf unseren Spaziergängen erreicht hatten, war die McKee Road gewesen. Dort drehten wir normalerweise um und gingen wieder zurück. Aber jetzt hatte ich das Gefühl, dass Peety ein Ziel brauchte. Irgendein Ort, der ihn belohnen würde. Ein Ort, wo er loslassen und einfach nur ein Hund sein konnte.

»Ich denke, das wird dir gefallen«, sagte ich, als wir die McKee Road überquerten und weiter in Richtung Nordwesten an der Independence Highschool vorbei gingen.

Von meiner Internetrecherche wusste ich, dass Hunde in vielen Stadtparks überhaupt nicht erlaubt waren, was mich überrascht hatte, aber es gab auch viele Parks, in denen sie gern gesehen waren – auch wenn dort strenge Regeln bezüglich der Leinenpflicht für Hunde galten. Diese Regeln machten für mich Sinn. Wer wollte schon, dass seine Kinder von Hunden angesprungen wurden, während sie einfach nur versuchten, einen schönen Tag im Park zu verbringen? Ich hatte sowieso nicht geplant, Peety von der Leine zu lassen. Die Idee, dass er weglaufen oder von einem Auto angefahren werden könnte, machte mir viel zu große Angst.

Soweit ich wusste, war Peety nie von der Leine losgemacht worden, außer in unserer Wohnung oder innerhalb des Hinterhofes, wo er früher gewohnt hatte. Ich hatte also keine Ahnung, was er tun würde, wenn er sich plötzlich mit dieser Art von Freiheit konfrontiert sähe.

Das Besondere am Penitencia Creek County Park, zu dem wir gerade unterwegs waren – abgesehen davon, dass er nur eine Meile von unserer Wohnung entfernt lag –, war, dass es dort laut Website anscheinend einen großen Teich voller Enten und anderer Wildtiere gab. Die Fotos, die ich online fand, waren wunderschön gewesen, fast so wie aus dem *National Geographic*. Sie zeigten schwimmende Vögel vor einem Hintergrund aus goldenen Bergen.

Wie kann es etwas so Schönes in meiner direkten Nähe geben, und ich weiß nichts davon?

Als ich das Bild sah, fragte ich mich noch etwas anderes: *Ob Peety wohl schwimmen gehen möchte?*

Genau das wollte ich an diesem heißen Nachmittag herausfinden.

»Peety, bei Fuß!«, sagte ich.

Er ging nie bei Fuß. Keine Ahnung, warum ich es trotzdem jeden Tag versuchte, aber es konnte ja nicht schaden.

»Bei Fuß. Bei Fuß!« Ab dem Moment, wo wir die Highschool passierten und einen Blick auf den Parkeingang erhaschten, strangulierte sich Peety fast mit seiner Leine, weil er so fest daran zog. Es war, als wüsste er genau, wohin wir unterwegs waren. »Kannst du nicht einfach abwarten, Junge?«, sagte ich. Ich hatte ihn noch nie so ungeduldig gesehen.

Ich versuchte, so gut wie möglich Schritt zu halten und ihm ein wenig Spielraum an der Leine zu geben, während wir vom Bürgersteig auf einen Pfad abbogen, von dem ich hoffte, dass er uns zum Teich führen würde. Peety entdeckte ein paar Eichhörnchen, die über den Rasen sprangen, und lauschte den zwitschernden Vögeln in den Bäumen, aber er hatte eindeutig ein anderes Ziel. Er zog mich weiter vorwärts und hechelte dabei wie verrückt.

Dann blieb er plötzlich stehen und legte seinen Kopf zur Seite.

Er hatte etwas gehört.

»Was ist los, Junge?«, flüsterte ich.

Ich hockte mich so gut wie möglich hin, um ebenfalls dem Geräusch zu lauschen. Für ein paar Sekunden hörte ich sogar auf zu atmen, nur um besser hören zu können – und ich hörte es. Es war nicht viel mehr als ein leises Rauschen. Wäre ich weitergegangen, hätte ich es aufgrund des Knirschens, das meine Turnschuhe auf dem Kiesweg verursachten, wohl gar nicht wahrgenommen. Aber sobald ich anhielt und zuhörte, vernahm ich es ganz deutlich: das entfernte Quaken von Enten. Viele, viele Enten.

»Willst du da hin?«, fragte ich, und Peety stürmte vorwärts. Rennen konnte ich bei Gott noch nicht, aber ich tat alles in meiner Macht Stehende, um mitzuhalten, und humpelte unbeholfen hinter Peety her, während der an der Leine zerrte. »Mann, du willst wirklich diese Enten sehen!« Ich schnaufte und lachte gleichzeitig.

Und plötzlich war er da, von üppigem Grün umgeben, und glitzerte nur zwanzig Meter vor uns in der Nachmittagssonne: ein wunderschöner Teich voller Wasservögel. Es müssen an die hundert gewesen sein, die da im feuchten Nass planschten.

»Auuuh, uuuh«, jaulte Peety und zog so fest an der Leine, dass er kaum noch Luft bekam.

»Hör auf, Junge«, sagte ich. »Sitz! Komm schon, sitz!«

Er setzte sich, und ich kraulte ihn hinter den Ohren. »Warst du schon mal schwimmen?«, fragte ich ihn. Früher hatte ich nie verstanden, warum Menschen mit ihren Hunden sprachen. Aber offensichtlich hörten Hunde zu. Und oft antworteten sie sogar. Mit einem Blick, einem Bellen, einem Wimmern oder einem Nasenstupser.

In diesem Moment verstand ich nicht, ob Peety jemals zuvor ein so großes Gewässer gesehen hatte oder gar in einem schwimmen gegangen war. Was er jedoch deutlich machte, war, dass er *jetzt sofort* ins Wasser wollte.

Als ich dort hockte und Peety an seinem Halsband zurückhielt, durchfuhr mich plötzlich der Gedanke, dass das irgendwie falsch war. *Sind Hunde nicht dazu bestimmt herumzurennen?*, dachte ich. *Ist das nicht ihre Bestimmung?* Mir wurde klar, dass Peety sein ganzes

Leben lang entweder eingesperrt oder an einer Leine angebunden gewesen war, und mit einem Mal tat sich mir eine neue Perspektive auf. Ich sah nicht mehr nur meine egoistische Angst als Hundehalter, dass Peety eventuell davonlaufen oder sich verletzen könnte, wenn ich ihn losmachte – ich sah seine Sicht der Dinge. Was für ein Leben war das denn? Das ganze Übergewicht und die Schmerzen, die er bis vor ein paar Wochen noch gehabt hatte, bedeuteten, dass er auch in anderer Hinsicht bislang in einem Käfig gelebt hatte.

Wie konnte man einem Hund erlauben, so außer Form zu geraten, dass er nicht einmal mehr laufen wollte?

Peetys Ernährung umzustellen und mit ihm nach draußen zu gehen, hatten ihn befreit. Vielleicht war es jetzt an der Zeit, ihm die echte Freiheit zu zeigen.

Ich schaute mich um, aber konnte kaum einen Menschen in der Nähe des Teiches entdecken. Ich dachte nicht länger darüber nach, ob Peety weglaufen oder jemand anderen im Park stören könnte. Ich wusste, dass er voll und ganz auf das Wasser vor ihm fokussiert war.

»Du willst in den Teich, nicht wahr, Junge?«, sagte ich.

Ich hielt sein Halsband fest in meiner linken Hand, während ich mit der rechten vorsichtig die Leine löste. Das leise Klicken ließ Peety aufhorchen. Er hörte auf zu hecheln und sah mich an, als wolle er sichergehen, dass das gerade wirklich passierte.

»Sei vorsichtig, okay?«, ermahnte ich ihn.

Er überhäufte mein Gesicht mit feuchten Hundeküssen, und ich wusste, dass ich das Richtige tat.

»Okay, Junge«, flüsterte ich. »Los jetzt!«

Ich ließ sein Halsband los, und Peety spurtete wie ein Sprinter bei den Olympischen Spielen davon. Ich konnte nicht glauben, wie schnell er rennen konnte. Er flog geradezu den Weg hinunter und wurde auch nicht langsamer, als er sich dem Ufer näherte. Und dann, als er das Wasser erreichte, *sprang* er. Mir klappte die Kinnlade herunter, als ich ihn über den Teich segeln sah. Er muss mehr als zwei Meter durch die Luft geflogen sein, bevor er mit einem riesigen Bauchklatscher im

Wasser landete. Das gewaltige Geräusch führte dazu, dass die Köpfe aller Menschen um uns herum sich zu uns umdrehten und alle Enten und jegliche anderen Vögel wie auf Kommando gleichzeitig in die Luft schossen. Innerhalb einer einzigen Sekunde füllte sich der gesamte Himmel mit quakenden und kreischenden Vögeln, die einen starken Kontrast zur blassen Nachmittagssonne bildeten.

Später wurde mir klar, dass es naiv und potenziell gefährlich war, einen Hund in einem öffentlichen Park von der Leine zu lassen. Viele andere Hunde wären abgehauen. Ich war nur froh, dass Peety das nicht tat. Sein natürlicher Instinkt als Hirtenhund führte wohl dazu, dass er in meiner Nähe blieb.

Trotzdem eilte ich zum Rand des Teiches, um sicherzugehen, dass es ihm gut ging. Ich hoffte, er würde sich über Wasser halten können, denn ich konnte eventuell nicht weit genug schwimmen, um ihn zu retten. Doch als ich das Wasser erreichte, drehte er bereits seine Runden wie ein Champion.

Er war frei.

»Gute Arbeit!«, schrie ich. »Juhu!«

Als er mich hörte, schwamm er an Land, sprang aus dem Wasser, kam schnurstracks zu mir und fing an, sich ausgiebig zu schütteln. Ich war völlig mit Schlamm und Teichwasser durchtränkt, und nicht eine Sekunde lang war ich wütend deswegen. Ich lachte einfach nur. Ich liebte es. Und in diesem Moment wurde mir klar, dass ich *ihn* liebte.

Ich liebe diesen Hund!

Ich liebte es, diesen Hund um mich zu haben. Ich liebte es, mich um ihn zu kümmern. Ich liebte diesen ganzen Moment.

Ich lachte immer noch, als Peety sich umdrehte und zurück ins Wasser lief, um noch einmal schwimmen zu gehen.

Die meisten Vögel hatten sich mittlerweile auf der anderen Seite des Teiches niedergelassen. Ich glaube, sie verstanden, dass Peety nicht daran interessiert war, einen von ihnen zu verletzen. Er wollte nur im Wasser spielen und ein bisschen gucken. Ich hoffte, dass niemand sonst im Park sich daran störte, dass Peety frei herumlief und im Teich schwimmen war, aber offen gesagt wäre es mir auch egal gewesen, wenn sie sich darüber aufgeregt hätten. Wenn ein Polizist oder ein Parkwächter vorbeigekommen wäre und mir eine Geldstrafe aufgebrummt hätte, hätte ich sie gern bezahlt. Zu sehen, wie mein Junge sich in diesem Moment des reinen Hundeglücks amüsierte, war jeden Preis wert.

Peety zog seine »Rein ins Wasser, raus aus dem Wasser, schütteln und wieder zurück«-Nummer noch etwa achtmal ab, bevor ich ihn dazu bringen konnte, sich für eine Minute hinzusetzen und auszuruhen. Er hechelte wie verrückt, aber an dem Funkeln in seinen Augen konnte ich erkennen, dass es ihm großartig ging.

Wieder einmal sah er mich an, als wäre ich der coolste Mensch auf der Welt – und genau das wollte ich für ihn sein. Ich wollte ihm jeden Traum erfüllen. Und in diesem Moment schien es mir, als wäre für uns beide alles möglich.

»Willst du weitergehen?«, fragte ich ihn.

Peety stand auf und drehte weiter seine Runden im Gras, so als ob wir gerade erst von zu Hause losgegangen wären und all das Schwimmen ihn keinerlei Energie gekostet hätte.

Der Weg, auf dem wir uns befanden, schien sich in einer großen Schleife durch den ganzen Park zu ziehen. Ich schätzte, dass fast ein Kilometer vor uns lag, und doch fühlte ich mich aus irgendeinem Grund nicht entmutigt. Mich juckte es scheinbar auch in den Füßen.

Ich nahm Peety wieder an die Leine und sagte: »Okay, Junge, das machen wir.«

Peety hinterließ beim Gehen eine feuchte Spur, und ich konnte nicht anders, als über seinen beschwingten Schritt zu lächeln. Es fiel uns mittlerweile beiden leichter, uns zu bewegen. Wir waren nicht übermäßig schnell unterwegs, aber wenn uns ab und an andere Fußgänger auf dem Bürgersteig überholten, flogen diese nicht mehr an uns vorbei, als wären wir auf der Pannenspur stecken geblieben.

Wir schafften es in wenigen Minuten bis auf die andere Seite des Teiches. Beim Gehen geriet ich nicht einmal ins Schwitzen. Das war einfach unglaublich für mich. Ich war 15 Kilo leichter und fühlte mich wie ein anderer Mensch.

Als wir wieder an unserem Ausgangspunkt am Ufer des Teiches angekommen waren, hielten wir eine Minute lang an, um Luft zu holen, und Peety legte seinen Kopf auf meinem rechten Knie ab. Zusammen blickten wir auf die Enten, und er schenkte mir ein breites Lächeln, während er laut hechelte und mich mit seinen Augen um ein weiteres Bad anflehte.

»Nicht heute, Junge«, sagte ich. »Du bist doch gerade erst getrocknet.«

»Wuff!«, bellte er.

»Ich weiß, ich weiß. Aber du hast doch bestimmt Hunger. Ich zumindest brauche definitiv was zu essen. Wir kommen bald wieder, versprochen. Okay?«

»Wuff!« Er stand auf und warf einen letzten Blick auf die Enten und den Teich, bevor er sich umdrehte und in Richtung Haus ging. Instinktiv kannte er den richtigen Weg, also ließ ich ihn noch einmal die Führung übernehmen – bei diesem langen, wunderbaren Spaziergang nach Hause.

Wir hatten es uns zur Gewohnheit gemacht, unsere morgendlichen und abendlichen Spaziergänge jeweils vor dem Frühstück und Abendessen zu unternehmen, was einen unerwarteten Vorteil brachte: Irgendetwas an all dieser Bewegung führte dazu, dass ich schneller satt wurde. Das war das genaue Gegenteil von dem, was ich erwartet hätte, aber der Effekt war durchgehend spürbar. Bewegung dämmte mein Hungergefühl.

Meistens ging ich auch noch mal abends vor dem Schlafengehen mit Peety Gassi. Wir spazierten bis zum Ende des Blocks, einfach so. Es war verrückt, wie viel kürzer der Weg mir auf einmal vorkam.

In dieser Nacht, nach unserem extra langen Spaziergang durch den Park, machte ich eine doppelte Portion Tofu-Gemüsepfanne, damit Peety und ich sie uns teilen konnten. Ich servierte sie auf zwei schönen Tellern, und wir setzten uns zusammen auf den Wohnzimmerboden und verspeisten das köstliche Mahl.

»Das sollten wir öfter machen«, sagte ich.

Die Tatsache, dass ich mit dem Rücken gegen das Sofa gelehnt auf dem Boden sitzen konnte, war ziemlich erstaunlich. Da nach der langen Strecke, die wir zurückgelegt hatten, meine Knie ein bisschen schmerzten, befürchtete ich, dass ich Schwierigkeiten beim Aufstehen haben könnte, aber ein paar Monate früher hätte ich nicht mal *versucht*, mich auf den Boden zu setzen. Jahrelang hatte ich meinen Körper nicht gebeugt, mich hingehockt oder mich in irgendeine andere Position begeben, als zu stehen, sitzen oder zu liegen, es sei denn, es war absolut notwendig gewesen.

Als ich jetzt auf dem Boden saß, fühlte ich eine Art Erregung in meinem Körper, fast so, als ob ich ein paar Schüsse Espresso getrunken hätte. Meine Knie taten weh, und ich war müde von dem langen Spaziergang, aber gleichzeitig fühlte ich mich energiegeladen.

Von meinem neuen Blickwinkel aus schaute ich meine Wohnung an. Ich hatte sie manchmal als »mein Zuhause« bezeichnet, aber es war kein Zuhause. In all der Zeit, seit ich die Wohnung gekauft hatte, hatte ich nichts mit ihr angestellt. Die Zimmer waren nur spärlich mit ein paar Dingen ausgestattet, die man in der Wohnung eines Junggesellen erwarten würde: ein Couchtisch mit Glasplatte, ein kleiner Tisch mit zwei Stühlen in der Küche, ein einfaches Sofa und ein wirklich großer Flachbildfernseher. Die Wände waren weiß. Mein Esstisch war mit Arbeitsunterlagen und Kartons bedeckt. Im Gästeschlafzimmer waren ein Bett und ein Nachttisch, sonst nichts. Mein eigenes Schlafzimmer war mit einem Kingsize-Bett mit einem Rahmen ohne Kopfteil ausgestattet.

Ich sah mich um und erkannte, dass ich in einem langweiligen weißen Kasten lebte.

»Weißt du«, sagte ich zu Peety, »vielleicht sollten wir diesen Ort renovieren.«

Veränderungen

Ich verfolgte den Gedanken erst mal nicht weiter. Die Arbeit füllte meine Zeit komplett aus. Der durch den Spaziergang ausgelöste Energieschub hielt nicht an.

Als fettleibiger Mensch gewöhnt man sich daran, Dinge nicht zu erledigen. Besonders nicht für sich selbst. Die Entscheidung, Nein zu sagen, ist einfacher als die Entscheidung, sich zu etwas zu motivieren, denn diese Motivation ist in der Regel mit Schmerzen verbunden. Und sobald man diese Einstellung erreicht hat, ist es schwieriger, sich von seiner mentalen Trägheit zu verabschieden als von seinem Gewicht.

Peety und ich schafften es jedoch, gemeinsam neue Ausflugsziele auszukundschaften. Am Samstag gingen wir zurück zum Teich, wie ich es versprochen hatte, und Peety rannte und sprang herum und sonnte sich geradezu in den Momenten seines Ruhmes. Am folgenden Wochenende beschlossen wir, eine längere Strecke in die andere Richtung zu gehen. Wir überquerten die Überführung über die I-680, der Punkt, wo wir früher normalerweise umgedreht hätten, und gingen weiter. Wenn wir mit dem Auto unterwegs gewesen und ein paar Meilen weitergefahren wären, hätten wir uns bergauf dem Mount Hamilton genähert, wo im Observatorium der University of California Einsteins Relativitätstheorie bewiesen wurde. Ich war schon einige Male durch dieses Gebiet gefahren, aber aus dem Auto heraus hatte ich der Gegend, die mit den vielen kleinen Geschäften auf beiden Seiten der Straße fast wie eine kleine Stadt aus der Vergangenheit wirkte, nie viel Beachtung geschenkt.

Der erste Ort, der mir heute ins Auge fiel, war Marios Friseursalon. Ich brauchte einen Haarschnitt, und obwohl ich normalerweise versuchte, diese Erfahrung bei einer billigen Friseurkette so schnell wie möglich hinter mich zu bringen, dachte ich mir jetzt: *Warum nicht?*

Ich öffnete die Tür neben dem altmodischen Friseurschild, und eine kleine Glocke ertönte. Ich fühlte mich, als wäre ich auf einer Zeitreise in die Vergangenheit. Ich hatte fast erwartet, einen Mann mit Schnurrbart aus einem Norman-Rockwell-Gemälde vor mir zu sehen, der die Haare seiner Kunden in einem weißen Kittel schnitt. Stattdessen fiel mein Blick auf Mario: ein mexikanischer Friseur, dessen Bauch größer war als meiner auf seinem Höhepunkt. Das Einzige, was noch größer war, war seine Persönlichkeit. Auf den mit rotem Vinyl gepolsterten Stühlen an der Wand saßen fünf oder sechs Männer, die alle zu mir aufblickten, um zu sehen, wer in ihre Welt hineingeplatzt war. Ich fühlte mich sofort, als hätte ich einen exklusiven Klub betreten, von dem ich nicht ganz sicher war, ob ich dort auch willkommen wäre. Als Weißer war ich in dieser Nachbarschaft definitiv die Minderheit in diesem Friseursalon.

»Hey! Will dein Welpe einen Haarschnitt?«, fragte Mario lautstark. Alle lachten.

»Nein, aber ich. Kannst du mich dazwischenschieben?«

Er machte gerade den Haarschnitt eines Mannes fertig, und der Typ auf dem Stuhl daneben stand auf.

»Klar. Setz dich«, sagte Mario.

»Komm schon, Junge«, sagte ich zu Peety und ging mit ihm auf den gerade frei gewordenen Stuhl zu, nur um mir die tadelnden Blicke der gesamten Kundschaft einzuhandeln. Der Mann auf dem nächsten Sitzplatz sagte ein paar Worte auf Spanisch, die ich nicht verstehen konnte, aber ich erkannte schnell, dass ich die Regeln gebrochen hatte. Ich sollte mich auf den Stuhl setzen, der der Tür am nächsten war. Jedes Mal, wenn ein Haarschnitt fertig war, rückte jeder um einen Platz auf, bis sie schließlich dran waren.

»Oh, sorry. Tut mir leid«, sagte ich, als ich Peety zurück zu dem Stuhl an der Tür schob.

Peety legte sich sofort auf den kühlen, schwarz-weißen Kachel-
boden und schien völlig zufrieden zu sein, während wir warteten.
Ich nahm das als Zeichen, dass ich genau da war, wo ich sein sollte.

»Du bist neu hier«, sagte Mario zu mir.

»Ja, ich war gerade mit Peety hier spazieren, davor war ich noch
nie in diesem Block.«

»Du bist am richtigen Ort«, sagte Mario. »Der beste Haarschnitt
der Stadt. Das garantiere ich dir. Frag einfach jede Dame, die du
siehst. Die Frauen lieben einen Mann mit einem Haarschnitt von
Mario!«

Es war seltsam, einfach so an einen Ort zu gehen und mit jemandem Witze zu machen. Es schien, als ob Peetys Anwesenheit
eine magische Tür für mich öffnete, die es den Leuten erlaubte, mich
als Menschen zu sehen und nicht nur als einen fetten Kerl. Zugege-
ben, Mario war deutlich dicker als ich, also sah er mich vielleicht
einfach so an wie alle anderen. Aber mir fiel deutlich auf, dass, egal
wohin ich ging, die Leute in den meisten Fällen zuerst über meinen
Hund sprachen, wenn nicht sogar *mit* ihm.

Nach Jahren der Einsamkeit, in denen ich von Fremden kein
Wort geerntet hatte, begrüßte ich diesen tierischen Eisbrecher sehr.

Während ich dort saß und beobachtete, wie andere Kunden kamen und gingen und dabei lebhafte, für mich nur halb verständliche
Gespräche führten, wusste ich, dass Mario von da an mein Friseur
sein würde. Er verpasste mir außerdem einen wirklich tollen Haarschnitt. Die ganze Erfahrung, ein Samstagmorgen voller Spaß mit
einem Riesen von einem Mann, der sich ernsthaft damit rühmte,
Gottes Geschenk an die Frauen zu sein, fühlte sich nach weit mehr
als nur einem Friseurbesuch an.

Sobald wir Stammgäste geworden waren, hatte Mario immer
eine Belohnung für Peety parat. Es war fast so, als wüsste er instinktiv, was eine Person oder ein Hund brauchte, um zu ihm zurückzukommen. In den kommenden Monaten öffneten eine Reihe von
Friseurläden auf der anderen Seite der Straße, die versuchten, von

Marios Popularität zu profitieren, indem sie Haarschnitte für zehn und sogar sechs Dollar im Vergleich zu Marios Premiumhaarschnitten für zwanzig Dollar anboten. Aber diese Geschäfte machten bald alle wieder zu. Marios Kunden waren zu loyal, seine Persönlichkeit und seine Fähigkeiten zu groß. Sein Geschäft florierte einfach weiter.

Als ich an diesem Morgen mit meinem ersten Haarschnitt von Mario auf die Straße trat, bemerkten Peety und ich einen kleinen Laden, der halb hinter Marios Friseursalon versteckt war. Um ihn zu erreichen, musste man eine kleine Einfahrt hinuntergehen, und von der Straße aus war er kaum zu sehen. Die chinesischen Schriftzeichen auf der Markise wirkten ein wenig fehl am Platz in dieser eindeutig mexikanischen Nachbarschaft. Aber dann entdeckte ich ein grünes Neonschild im Fenster, auf dem »Fellpflege« stand.

»Hey, vielleicht kannst du dir auch die Haare schneiden lassen, Peety?«, sagte ich.

Tatsächlich handelte es sich um einen Schönheitssalon für Haustiere, der mir ebenfalls wie ein Relikt aus alten Tagen vorkam. Der Laden war nicht so ordentlich und steril wie die Pflegestationen in den großen, unpersönlichen Tierbedarfsgeschäften, und bis heute weiß ich nicht mal, ob er einen Namen hat. Aber die Leute, die dort arbeiteten, waren unglaublich freundlich und versprachen, Peety so gründlich zu säubern und zu bürsten, dass er sich wie ein neuer Hund fühlen würde, also ließ ich sie machen. Tatsächlich verließ Peety das Geschäft so frisch, als wäre er gerade eine Woche lang auf Kur gewesen. So gut hatte er noch nie ausgesehen.

Danach machten wir jedes Wochenende einen Spaziergang in diese kleine Nachbarschaft. Schon bald erkannten die Ladenbesitzer Peety und winkten uns aus ihren Geschäften zu. Ich wurde Kunde bei einer chemischen Reinigung in dieser Ecke und holte bei unseren Spaziergängen die sauberen Hemden ab, die ich unter der Woche abgegeben hatte. Als die Schwellungen an meinen Knöcheln und die Schmerzen in meinen Füßen mit den purzelnden Pfunden verschwanden, kaufte ich mir ein Paar Cowboystiefel in einem Geschäft an der Ecke. Ich hatte nicht viel Gelegenheit, sie zu tragen, aber es fühlte sich super an, in ein Paar Schuhe zu schlüpfen, das so ausgefallen war und nicht extra für fettleibige Füße entwickelt wurde. Außerdem fühlte ich mich gut dabei, die kleinen, unabhängigen Geschäfte zu unterstützen.

Mario war das, was ich einen erfahrenen Esser nennen würde, und er empfahl mir alle möglichen fantastischen mexikanischen Imbisse. Fast alle dieser Restaurants waren bereit, mir eine fleisch- und käsefreie Mahlzeit zuzubereiten, normalerweise mit frisch gegrilltem Gemüse, das sie am selben Morgen auf dem Markt gekauft hatten und jetzt in eine Maistortilla mit etwas Pico de Gallo und scharfer Soße einwickelten. Es war das perfekte Mittagessen und so unglaublich lecker, dass ich die verlockenden Fleisch- und Käsemassen, die ich sonst mit mexikanischem Essen assoziiert hatte, für einen Moment vergaß.

Was mich bei der Umstellung auf eine vegane Ernährung wirklich beeindruckte, war, dass sich auch mein Geschmack nach nur ein paar Monaten veränderte. Je öfter ich exotische Gewürze benutzte, um Reis und Bohnen Geschmack zu verleihen, desto mehr begannen sich meine Geschmacksknospen nach dieser etwas kräftigeren Geschmackskombination zu sehnen. Ich war noch nie ein Fan von pikantem Essen gewesen, aber nach zwei Monaten begann ich, alle möglichen scharfen Soßen für meine Mahlzeiten zu verwenden. Vor allem in Restaurants. Es stellte sich heraus, dass es in internationalen Restaurants oft mehr vegane Möglichkeiten gab als bei den typisch amerikanischen Fressbuden. Tofu sowie verschiedene Bohnen und vegetarisches Essen im Allgemeinen waren in den meisten asiatischen Ländern ein fester Teil der Küche. Aber um meine vegane Diät hundertprozentig einzuhalten, musste ich lernen, bestimmte Fragen zu stellen, zum Beispiel ob der Reis in Hühnerbrühe gekocht oder Fischsoße für die Gerichte verwendet wurde. Nach dem Trial-and-Error-Prinzip lernte ich, wie man diese Fragen ohne großes Zögern stellte und die Ergebnisse erzielte, um die es mir ging. Es war auch in diesen Restaurants, wo ich den Schärfegrad meiner Gerichte im Laufe der Zeit von mild über wenig scharf, mittelscharf und scharf bis hin zu extrascharf steigerte. Gaben mir die Kellner in einem mexikanischen, thailändischen oder indischen Restaurant eine Schärfeskala von eins bis fünf, wählte ich immer die Fünf. Oftmals versuchte man, mich davon abzubringen. Die Augen der Kellner wurden ganz groß. »Sind Sie sicher? Das ist wirklich scharf!«, sagten sie. Mehr als ein Kellner wies mich darauf hin, dass ich ein »weißer Kerl« war und die meisten »weißen Kerle« nicht mit diesem Schärfelevel umgehen konnten. Das war keine rassistische Sache oder so, sie waren einfach nur wirklich besorgt, dass mir in ihrem Restaurant schlecht werden oder ich schreiend zum Wasserspender rennen würde. Aber ich genoss das pikante Essen einfach nur.

Ein weiterer Vorteil dabei war, dass Peperoni und anderes scharfes Essen den Stoffwechsel ankurbelten, was bedeutete, dass ich jedes Mal, wenn scharf aß, auch mehr Kalorien verbrannte.

Dr. Preeti sprach viel mit mir über diese Veränderungen in meinem Gaumen.

»In der ersten Phase auf dem Weg zum Gesundwerden geht es wirklich darum, die Geschmacksnerven neu zu trainieren und nährstoffreiche Lebensmittel in die Ernährung zu integrieren. Deshalb zählen wir keine Kalorien, sondern erhöhen einfach den Anteil an Obst und Gemüse, während wir Fleisch, Milchprodukte, tierische Produkte und alles, worauf Sie möglicherweise reagieren, eliminieren. Kalorien zu reduzieren, ist nicht unser oberstes Anliegen. Stattdessen wollen wir sicherstellen, dass Ihre Verdauung, die Absorption von Nährstoffen und Ihr Stoffwechsel optimal funktionieren, weil das für eine gesunde und nachhaltige Gewichtsabnahme unerlässlich ist. In der zweiten Phase geht es dann darum, dass Sie lernen, diese gesünderen Optionen zur Gewohnheit zu machen, um so Ihrem Körper dabei zu helfen, gesund zu bleiben«, erklärte sie mir. »In dieser Phase beginnen wir auch, Öle, einige Fette und Zucker aus ihrer Diät zu eliminieren und den Verzehr verarbeiteter

Lebensmittel immer weiter zu reduzieren. Das senkt automatisch Ihre Kalorienzufuhr, sodass Sie auch jetzt nicht wirklich an Kalorien denken müssen.«

Es überraschte mich zu erfahren, dass einige Leute an Gewicht zunahmen, sobald sie vegan wurden. Ihre Ernährung bestand aus Dingen, die ich als »veganes Junkfood« bezeichnen würde, also jede Menge Fertiggerichte, Proteinriegel und Snacks, die zwar keine tierischen Produkte enthalten, aber reich an Kalorien sowie Fetten und Ölen und daher nicht wirklich gesund sind.

Aber selbst wenn man nicht das vorverpackte Zeug aß, konnten die verschiedenen Öle, die man zum Frittieren und Braten verwendete, den Kaloriengehalt einer Mahlzeit um ein Drittel oder mehr erhöhen.

Dieser Falle wollte ich auf jeden Fall ausweichen, denn wenn ich eines nicht wollte, war das, wieder an Gewicht zuzulegen. Der Gewichtsverlust, den ich bisher erlebt hatte, hatte sich wunderbar einfach angefühlt, und die Lebensmittel, die ich aß, waren köstlicher als das meiste, was ich zuvor in meinem Leben gegessen hatte. Außerdem konnte ich so viel essen, wie ich wollte, ohne mich hinterher müde zu fühlen. Ich wachte morgens gut ausgeruht auf und fühlte mich bereit, in den Tag zu starten. Und das tat ich jede Woche mit immer weniger Schmerzen.

Je mehr der Schmerz nachließ, desto einfacher fiel es mir, mich zu bewegen. Je mehr ich mich bewegte, desto besser fühlte ich mich. Je besser ich mich fühlte, desto einfacher wurde es, mich zu Dingen zu motivieren. Ich wollte immer mehr Zeit draußen verbringen, Peety zuliebe.

Es ist lustig, was einem alles auffällt, wenn man mit einem Hund unterwegs ist. Neben Marios Friseursalon und dieser gesamten kleinen Nachbarschaft offenbarte sich mir auch eine Lebendigkeit und Einzigartigkeit in der mexikanischen Gemeinschaft, in der ich mich bewegte, die ich zuvor niemals bemerkt hatte. Von den Farben und Einrichtungsgegenständen in den Restaurants und Geschäften bis hin zum hohen Stellenwert der *familia*. Zum Beispiel wurden jedes Wochenende auf einem leeren Parkplatz in der Nachbarschaft Autos gewaschen. Was ich allerdings nicht wusste, bevor ich mit Peety dort vorbeilief, war, dass diese Autowaschaktionen dazu dienten, Geld für Beerdigungen zu sammeln. Familienmitglieder, die einen geliebten Menschen verloren hatten, versammelten sich spontan an einer Ecke und verlangten pro Fahrzeug zehn Dollar, um die Bestattungskosten des Verstorbenen zu decken. So was hatte ich davor noch nie gesehen oder gehört, und ich bewunderte diesen Gemeinschaftssinn.

In der Woche meines ersten Besuchs bei Mario entdeckten Peety und ich auch noch einen anderen Park. Dieser war so weit entfernt, dass wir mit dem Auto dorthin fahren mussten, aber sobald wir da waren, wurden wir mit einem fantastischen Wanderweg und noch mehr unerwarteter Schönheit mitten in der Stadt belohnt. Beim Emma Prusch Farm Park handelte es sich um einen alten Bauernhof, der der Stadt San José geschenkt worden war. Die alte Scheune war in ein Bildungszentrum verwandelt worden, und eine altmodische Windmühle drehte sich unter Quietschen im Wind. Während das leise Surren der Autos auf der nahe gelegenen Autobahn sich wie fernes Meeresrauschen durch die Luft zog, kam aus dem Gras und den Büschen ein anderes Geräusch, das Peety sofort aufhorchen ließ: das Gackern von Hühnern. Das »Gack, gack, gack« dieser Vögel und der gelegentliche Ruf eines Hahnes gaben uns das Gefühl, uns weit draußen auf dem Land aufzuhalten. Und obwohl ich Peety in diesem Park nicht von der Leine lassen konnte – es waren so viele Leute unterwegs, dass ich daran nicht mal denken konnte –, wurde er sofort einer seiner Lieblingsplätze.

Und für mich auch.

Aus irgendeinem Grund war dieser spezielle Park ein Hotspot für Frauen, die mit ihren Hunden spazieren gingen, und zum ersten Mal seit Jahren bemerkte ich diese Frauen. 15 Jahre ohne ein einziges Date sind eine lange Zeit, und offensichtlich begannen die Nahrungsergänzungsmittel, die Dr. Preeti mir verschrieben hatte, zu wirken, denn mit einem Mal konnte ich gar nicht anders, als jedes Mal eine andere Frau zu beäugen, wenn ich durch diesen Park ging. Dieses Gefühl traf mich wie aus dem Nichts. Ein Hauch Parfüm. Ein langer blonder Pferdeschwanz, der im Laufschritt einer Joggerin wippte. Nackte Schultern unter einem Tanktop.

In den 15 Jahren, in denen ich nicht gedatet hatte, hatte sich in Sachen Sportmode so Einiges verändert. Frauen trugen jetzt Yogahosen, die eigentlich nichts anderes als Strumpfhosen waren. In der Öffentlichkeit. Mit nichts darüber! Manchmal war es mir fast peinlich hinzuschauen. Aber schockierender fand ich immer noch, dass ich überhaupt schaute.

Peety zog in diesem Park jede Menge weibliche Aufmerksamkeit auf sich. »Was für ein süßer Kerl!« – »Hey, du! Du bist aber niedlich!« Er liebte es. Sobald ihm jemand den Hals kraulte, platzte er fast vor Stolz. Noch sahen diese Frauen mich nicht mit der gleichen Zuneigung an. Ich war immer noch fett. Selbst als ich mich der Hundert-Kilo-Marke näherte und weiterhin jedes Wochenende längere Spaziergänge mit Peety unternahm, war an mir immer noch nichts anderes attraktiv als mein Hund. Ich war mir sicher, dass keine dieser Frauen mich auch nur eines Blickes gewürdigt hätte, wenn ich allein durch den Park gegangen wäre. Nicht mal mit meinem hübschen neuen Mario-Haarschnitt.

Dennoch gab mir die Tatsache, dass ich mich von einigen dieser Frauen angezogen fühlte, Hoffnung. Vielleicht würde eines Tages, wenn ich endlich gesund war, eine von ihnen in meine Richtung schauen und sich tatsächlich zu *mir* hingezogen fühlen.

Neben der Schar an hübschen Blondinen und Brünetten entdeckte ich in diesem Park noch etwas anderes, worauf ich in meinem Leben noch nie geachtet hatte: einen Bauernmarkt. Einmal pro Woche bauten einige Bauern aus der Umgebung Zelte und Tische auf und boten im Park ihr frisch geerntetes Obst und Gemüse feil. Ich hatte noch nie so lecker aussehendes Essen gesehen. Zwar lebte ich in Kalifornien, dem Land der Fülle, wo das ganze Jahr über frisches

Obst und Gemüse angebaut wurden, allerdings hatte ich viele Jahre lang überhaupt keine frischen Produkte gekauft. Ich fragte mich, was die Bauern wohl dachten, als ich völlig fasziniert ihre Produkte bestaunte.

Peety patrouilliert mit mir an den Marktständen vorbei und schnüffelte mal hier, mal da, um sich einen Eindruck zu verschaffen. »Was meinst du, Peety?«, fragte ich ihn, während ich ihm eine Tomate oder eine Zucchini vor die Nase hielt. Wenn er mit der Auswahl zufrieden war, schaute er mir bestärkend in die Augen, wenn sie ihm nicht zusagte, wandte er den Kopf ab. Die Verkäufer, die meisten davon Mexikaner, schienen sich überhaupt nicht darum zu scheren, dass ein Hund ihre Produkte beschnupperte. Sie akzeptierten Peetys Anwesenheit, und einige von ihnen boten ihm sogar ein paar Leckereien an. Mit einem Hund den Bauernmarkt zu besuchen, schien genauso natürlich zu sein wie das Obst und Gemüse, das ich dort entdeckte.

Der Markt hatte auch ein Angebot, bei dem man sich für ein paar Hundert Dollar Obst und Gemüse für ein halbes Jahr sichern konnte, das dann von den Bauern regelmäßig für einen ganz persönlich in eine Kiste gepackt wurde. Jede Woche bekam man eine Auswahl der Obst- und Gemüsesorten, die gerade reif und frisch geerntet worden waren, man wusste allerdings vorher nie genau, was das sein würde. Man kam einfach vorbei und holte sich seine Box ab – für mich, der gerade dabei war, die bunte Welt der Lebensmittel zu entdecken, hörte sich das perfekt an.

Ich meldete mich auf der Stelle an. Als ich in meinem Kopf die Zahlen überschlug, stellte ich fest, dass ich durch dieses System auch jede Menge Geld sparen würde. Ich konnte es kaum glauben: Von Hand angebautes und geerntetes Obst und Gemüse würde auf diesem Weg direkt vom Feld in meine Küche gelangen, und das für einen Spottpreis.

Tatsächlich erwies sich diese ganze Diät als finanzieller Glücksfall. Ich fand heraus, dass ich Bio-Tofu für nur einen Dollar zwanzig pro Pfund bei Costco kaufen konnte. Für zwölf Dollar konnte ich riesige Beutel mit Bohnen und Reis kaufen, die mich monatelang versorgen würden und sich pro Portion nur auf ein paar Cent beliefen. Ich investierte in ein paar gute Behälter für Lebensmittel, damit in der Speisekammer alles frisch und gut organisiert blieb, und fand heraus, dass diese Art der Ernährung mich nur die Hälfte von dem kostete, was ich für eine durchschnittliche Mahlzeit mit Fleisch ausgeben würde – selbst wenn ich anfing, so viel frisches, lokal und biologisch angebautes Gemüse und Obst wie möglich zu kaufen.

Außerdem machte es so viel Spaß. Ich folgte Dr. Preetis Rat und fing an, auf mexikanischen und asiatischen Märkten einzukaufen statt in amerikanischen Supermärkten, und jedes Mal, wenn ich eines dieser Geschäfte betrat, entdeckte ich Lebensmittel, die ich vorher noch nie gesehen hatte. Oder gerochen. Da waren ganze Gänge, die lediglich getrockneten Gewürzen gewidmet waren. Bei jedem meiner Besuche schienen neue Gemüsesorten in der Auslage zu liegen. In einer Woche entdeckte ich Pak Choi, ein nährstoffreiches grünes Blattgemüse, das angebraten mit ein wenig Knoblauch und ein paar roten Chili-Flocken einfach erstaunlich schmeckte und eine tolle Konsistenz hatte. In der Woche darauf ging ich am Eingang an ein paar Schachteln mit Jackfrüchten vorbei, diesen seltsam geformten, gigantischen grünen Kugeln, die größer als ein menschlicher Kopf waren. Ich traute mich nicht, eine mit nach Hause zu nehmen. Sie sahen aus wie etwas, das im Dinosaurierzeitalter auf monströsen Bäumen wuchs. Aber ich stellte einige Recherchen über sie an und fand heraus, dass immer mehr vegane Spitzenköche die fleischige Textur der Jackfrucht beim Kochen verwendeten, um den Look und die Konsistenz von Schweinefleisch in ihren Gerichten nachzuahmen.

Der Reichtum an Farben und Gerüchen in den Geschäften verzauberte mich und ließ mich immer wieder zurückkehren. Ich konnte einfach nicht genug bekommen. Immer wieder dachte ich an Dr. Preetis Aussage, dass es mehr als zwanzigtausend essbare Pflanzen auf der Welt gab. Ich wollte sie alle ausprobieren!

Natürlich mussten Peety und ich uns neben all diesen herrlichen neuen Entdeckungen auch mit dem echten Leben herumschlagen. Und das hat die Eigenschaft, dass bestimmte Dinge immer dann passieren, wenn man sie am wenigsten erwartet. Besonders lästige Dinge, wie zum Beispiel, wenn man sonntagmorgens aufsteht und der Spülgriff plötzlich von der Toilette fällt.

So wollte ich definitiv nicht in den Tag starten. Ich hob die Abdeckung des Spülkastens hoch und schaffte es, durch das Ziehen an dem Rohr von Hand zu spülen, aber ich erkannte schnell, dass der Griff sich nicht einfach nur gelöst hatte, sondern tatsächlich kaputtgegangen war. Es war eine Toilette in billiger Qualität, und da ich nicht in einer Mietwohnung wohnte, konnte ich nicht einfach den Hausmeister anrufen, damit der sich darum kümmerte. Das bedeutete, dass ich entweder einen Klempner rufen oder das Ding selbst reparieren musste.

Da ich wusste, dass Handwerker an einem Sonntag eine hohe »Notfallrate« berechneten, sagte ich Peety, dass ich gleich zurückkommen würde, und ich machte mich mit dem kaputten Griff in der Hand auf den Weg zum Baumarkt.

Der alte Eric wäre so schnell wie möglich in diesen Laden rein- und wieder rausgegangen. Zuerst hätte ich online eine Karte des Geschäfts studiert und wäre dann auf dem kürzesten Weg in die Sanitärabteilung gegangen. Obwohl – vielleicht hätte der alte Eric auch einfach den Deckel des Spülkastens in eine Ecke gestellt und von da an gespült, indem er an dem grauen Rohr zog. Für immer. Aber mit Sicherheit wäre er nicht in der Lampenabteilung bei Home Depot stehen geblieben, als er den hinteren Teil des Ladens erreichte, und hätte seinen Blick lange genug wandern lassen, um sich vorzustellen, wie einer dieser modernen Kronleuchter aus leuchtend rotem Glas in seinem Essbereich aussehen würde. Ich wäre sicherlich nicht rüber zu den Regalen und Schränken gegangen, um darüber nachzudenken, wie ich meine Arbeitsunterlagen am besten verstauen konnte, damit endlich Platz auf dem Esstisch war. Genauso wenig hätte ich einen Stopp bei den Wandfarben, den Elektrowerkzeugen oder den Jalousien und Vorhänge eingelegt, nur um mich mal umzuschauen und zu sehen, wie viel diese Sachen kosteten. Auf dem Rückweg zur Kasse wäre ich schließlich nicht stehen geblieben, um mir die Bücher über Dekoration oder Holzverarbeitung anzuschauen. Aber jetzt – tat ich das *alles*. Ich verbrachte den Großteil meines Sonntags damit, bei Home Depot herumzustöbern.

Als Kind war ich ziemlich geschickt gewesen. Beim Werken in der Schule und im Holzverarbeitungsunterricht war ich ein herausragender Schüler gewesen. Trotzdem hatte ich in den letzten Jahren den Hammer lediglich dazu benutzt, um mal ein Bild an die Wand zu hängen, und selbst das war lange bevor ich in meine neue Wohnung zog. Der Baumarktangestellten dabei zuzusehen, wie sie das Reparaturset für die Toilettenspülung, das Holzbearbeitungsbuch und zwei Dekorationsbücher mit je einem lauten Piepen über die Kasse zog, fühlte sich daher fast unwirklich an.

Ich werde das wirklich machen, dachte ich.

Und dann *machte ich es*.

Ich las die Bücher von vorn bis hinten, sammelte Ideen und begann, Pläne zu machen. Ich informierte mich über Farbkreise und Schattierungen und lernte, dass das Wichtigste beim Dekorieren war, sich an ein bestimmtes Farbschema zu halten. Das mexikanische Erbe der neu entdeckten Nachbarschaft hatte es mir so angetan, dass ich entschied, mich daran zu orientieren. Die Wärme, die die spanische Architektur ausstrahlte, und die kräftigen Farben, die typisch für den mexikanischen Stil waren, wirkten üppig und einladend auf mich – während die weißen Wände meiner Wohnung sich kahler und leerer anfühlten denn je.

Also ging ich in ein Farbgeschäft und kaufte zwei riesige Eimer Farbe in einem Ton, der sich »Cream Cake« nannte. Damit würde ich beginnen: die weißen Wände streichen. Peety folgte mir von Raum zu Raum und beobachtete erstaunt, wie ich jede einzelne Wand in der Wohnung bemalte. Dann machten wir das Ganze noch mal, als ich erneut in den Farbladen ging und mit einer ganzen Reihe an Farben aus der hauseigenen »Spanish Revival«-Palette zurückkam, mit denen ich anschließend in der ganzen Wohnung unterschiedliche Farbakzente in Schokoladenbraun, Terrakotta und anderen Tönen setzte. Ich kaufte Arbeitsleuchten, damit ich auch nachts weitermalen konnte, und wenn ich am Wochenende nicht gerade mit Peety unterwegs war, verbrachte ich den Großteil meiner freien Zeit damit, meine Wohnung in etwas zu verwandeln, worauf ich wirklich stolz sein konnte.

Anstatt die Kronleuchter zu kaufen, die ich bei Home Depot gesehen hatte, ging ich in ein spezielles Lampengeschäft, wo ich tolle High-End-Leuchten mit leichten Mängeln zu einem Spottpreis ergattern konnte. Ich entschied mich, meine billigen Lichtschalter und Steckdosen durch schöne, handgefertigte Applikationen aus Stahl und Glas in allen möglichen Farben zu ersetzen, die zu meinem Farbschema passten. Dieses winzige Detail machte einen riesigen Unterschied – es war wie der Gegensatz zwischen einer Nacht in einem billigen Hotel und einem Luxusurlaub in einem Fünf-Sterne-Resort.

Ich brachte eine maßgefertigte, rostfreie Topfleiste über der Kücheninsel an und bestückte sie mit meinen neuen Töpfen und Pfannen, sodass es aussah wie in einem Gourmet-Restaurant. In Eigenregie brachte ich mir bei, wie man mit Fliesen und Mörtel umging, und stattete die Küche mit einem exotisch aussehenden Fliesenspiegel aus.

Dann ging ich zurück zu Home Depot und besorgte einige Elektrowerkzeuge, sodass ich damit anfangen konnte, selbst Fenstersimse, Beistelltische, Regale und kleine Pflanzenständer herzustellen. Ich versah diese Einrichtungsgegenstände mit Details, die zu dem passten, was ich in den Büchern über spanische Architektur gesehen hatte, und färbte sie anschließend in einem dunklen, satten Braun. Meine Nachbarn hassten mich wahrscheinlich wegen des ganzen Lärms, den ich bei der Bearbeitung des Holzes machte, aber ich konnte mich nicht bremsen. Sobald ich angefangen hatte und sah, dass ich einem Raum ganz einfach meine persönliche Note geben konnte und das auch noch richtig gut aussah, wollte ich immer mehr machen. Ich liebte den Geruch des Sägemehls. Peety kam rüber und rollte sich darin herum, und ich rubbelte es mit einem Handtuch von ihm ab, bevor ich alles aufsaugte. Der Lärm störte ihn kein bisschen. Wenn wir hungrig wurden, aßen wir beide unsere Mahlzeiten zusammen auf dem Wohnzimmerboden.

Während ich Nacht für Nacht auf diesem Boden saß, hatte ich viel Zeit, über alles Mögliche nachzudenken, genauso wie damals, als Peety und ich unsere erste gemeinsame Tofu-Gemüsepfanne gegessen hatten. Zuallererst entschied ich, dass der Laminatboden, auf dem wir saßen, zu nullachtfünfzehn war. Peety hatte etwas ganz Besonderes verdient. Also kaufte, beschnitt und verlegte ich Dielen aus brasilianischem Kirschhartholz. Das hieß, dass ich mit Knieschützern auf dem Boden herumrobben musste, um die Holzdielen in Position zu bringen und festzukleben. Das war eine Schweinearbeit. Ich musste sie verteilt über mehrere Tage erledigen, damit ich meine Knie nicht verletzte. Es war erschöpfend, und ich schwitzte wie verrückt. Jedoch leckte Peety mir immer wieder die salzigen Wangen, und sein bewundernder Blick spornte mich an.

Neben meiner Arbeit und meinen langen Wochenendausflügen mit Peety dauerte es mehrere Monate, bis ich die ersten Schritte erledigt hatte. Aber schon bald waren die Wände, der Boden und die Beleuchtung fertig. Peety und ich lebten nicht mehr in einem tristen weißen Kasten. Jedes Mal, wenn wir von draußen hereinkamen und das Licht anmachten, waren wir für einen Moment überrascht, und ein Gefühl des Stolzes durchzuckte uns. Die warmen Farben und schönen Texturen gaben uns beiden das Gefühl, als würden wir etwas viel Besondereres als eine einfache Eigentumswohnung betreten. Gemeinsam schritten wir in unseren Palast.

Das Beste war, dass ich wusste, dass die Arbeit nicht beendet war. Es gab immer mehr zu tun. Die billigen Kunstdrucke, die ich bestellt hatte, konnten nicht mit der Qualität meiner Handarbeit mithalten, als ich sie schließlich aus ihren Kartons nahm. Im Vergleich zum Rest der Wohnung sahen sie aus wie Überbleibsel aus einem Studentenwohnheim. Ich hatte mein Herz in die Renovierung dieser Wohnung gesteckt, und ich wollte genau so weitermachen. Ich brauchte einen richtigen Bettrahmen. Mit einem Kopfteil. Vielleicht sogar einem Fußteil. Ich hatte noch nie so ein Bett besessen. Auch die Ikea-Kommode schien mittlerweile völlig unpassend, und der Esstisch war viel zu simpel. Jetzt, wo die Arbeitsunterlagen in den Regalen verstaut waren und ein schöner Kronleuchter an der Decke baumelte, hatten wir doch wohl einen ordentlichen Esstisch verdient, an dem wir unser fantastisches Essen verspeisen konnten, oder nicht?

Ich weiß nicht genau, warum mich plötzlich das Bedürfnis überkam, unser Haus mit nichts als schönen Dingen zu füllen. Es passierte einfach. Gleichzeitig verlor die Option, mir Sachen online zu bestellen und aus einem anonymen Lager liefern zu lassen, völlig an Attraktivität. Ich hatte unsere Wohnung mit meinen eigenen Händen umgestaltet. Und von da an fühlte es sich für mich so an, als sollte alles, was hier drin war, genauso liebevoll ausgesucht und gepflegt werden.

Das ließ mich nachdenken: Vielleicht sollten Peety und ich es zu unserer Mission machen, solche Gegenstände zu finden, wo auch immer sie versteckt sein mochten. Und als Allererstes brauchten wir ein bisschen Kunst.

»Peety«, sagte ich. »Möchtest du unseren nächsten großen Spaziergang in San Francisco machen?«

Sechs Monate später

In den ersten drei Monaten achtete ich bei jedem meiner Besuche bei Dr. Preeti darauf, meine Schuhe und meinen Gürtel auszuziehen und möglichst leichte Kleidung zu tragen, wenn ich auf die Waage stieg. Ich tat das, weil ich sie beeindrucken und ihr zeigen wollte, wie gut es mir ging. Es dauerte eine Weile, bis ich erkannte, dass die Zahl der Kilos, die ich Woche um Woche verlor, für sie gar keine Bedeutung hatte. Wahrscheinlich hätte sie es schon bedenklich gefunden, wenn ich angefangen hätte, wieder an Gewicht zuzulegen, aber auch dann hätte sie nur ihre Sorge zum Ausdruck gebracht. Sie beschämte mich nicht. Sie rügte mich nicht. Sie sorgte sich nur. Sie war mein Champion. Sie wollte, dass ich Erfolg hatte. Es war kein Wettbewerb. Kein Unterricht. Ich wurde nicht nach meiner Leistung bewertet. Alles, was sie wollte, war, dass es mir besser ging. Dass ich gesund wurde. Und das *war* ich nun auch.

Ich hatte außerdem einen Punkt erreicht, an dem ich mich nicht mehr so fühlte, als müsste ich weiterhin an meinem Ernährungsplan schrauben. Diese Arbeit trat einfach irgendwann in den Hintergrund. Ich aß tagaus, tagein pflanzliche Lebensmittel. Das war alles. Nichts anderes mehr. Zweimal täglich machte ich einen Spaziergang mit Peety. An den Wochenenden gingen wir länger raus. Ich erledigte meine Arbeit und versuchte mich ab und zu an neuen Rezepten. Meine Reinigungskraft behielt ich, obwohl Peety nicht annähernd so viele Haare verlor wie am Anfang, und ich heuerte sie auch an, um vorbeizukommen und sich um Peety zu kümmern, wenn ich geschäftlich die Stadt verlassen musste. Ich wünschte mir nichts mehr, als einen Weg zu finden, wie ich ihn zu meinen Reisen und meinen Geschäftstreffen mitnehmen konnte, aber ich war mir ziemlich sicher, dass mein berufliches Umfeld seine Anwesenheit nicht akzeptieren würde. Also versuchte ich, meine Reisen zu reduzieren und so kurz wie möglich zu halten.

Im Laufe der Zeit wurden diese Dinge zu meiner Routine. Mein Leben sah nun einfach so aus. Die Gewichtsabnahme schien nur ein Nebenprodukt von alldem zu sein.

Tatsächlich hatte ich mich so an diesen Rhythmus gewöhnt, dass ich nicht einmal bemerkte, dass ich bereits seit sechs Monaten zu Dr. Preeti ging – die Zeitspanne, für die ich im Voraus bezahlt hatte. Ich war geradezu schockiert, als ich in ihr Büro trat und sie mir sagte, dass dies mein letzter wöchentlicher Termin sei. Sie schlug vor, dass wir uns ab jetzt nur noch einmal im Monat zu Folgeterminen trafen.

Das machte mich traurig. Ich kam gern hierher und erzählte Dr. Preeti davon, was ich gegessen hatte, wo ich hingegangen war, wie großartig Peety war und wie viel besser ich mich fühlte. Aber natürlich war das auch ein wichtiger Meilenstein: Dr. Preeti befand, dass ich nun bereit war, allein weiterzumachen. Die monatlichen Check-ups waren wichtig, bis ich ein völlig gesundes Gewicht erreicht hätte und sie mich vom Rest der Nahrungsergänzungsmittel befreien könnte, sagte sie. Auch meine Blutwerte mussten sich noch normalisieren. Aber sie waren jetzt schon bemerkenswert normal.

In weniger als sechs Monaten hatte ich es geschafft, alle Medikamente abzusetzen, die ich zuvor genommen hatte. Ich brauchte kein Insulin mehr, weil meine Glukose- und HbA1c-Werte im normalen Bereich lagen. Mein Gesamtcholesterinspiegel war von fast 400 auf 120 gesunken, und mein Blutdruck lag statt bei 170 zu 100 nun bei 100 zu 60. Mit jedem Medikament, das ich dank Dr. Preeti nicht mehr nehmen musste, fühlte ich mich noch besser. Ich war mir sicher, dass die Hälfte meiner Probleme, einschließlich meiner Gelenkschmerzen, einiger Magen-Darm-Beschwerden, meiner Schlafprobleme, der Müdigkeit und der Kopfschmerzen, nichts weiter als Nebenwirkungen der Medikamente waren, die ich nahm, um mich in meinem krankhaft fettleibigen Zustand am Leben zu erhalten. Ich hatte mich in eine lebendige Werbetafel verwandelt, die alle möglichen schrecklichen Nebenwirkungen propagierte, vor denen uns die Pharmaunternehmen in ihren Fernsehwerbungen für neue Medikamente warnten.

Zwar war ich immer noch übergewichtig und hatte noch einen langen Weg vor mir, aber bei diesem letzten wöchentlichen Checkup bei Dr. Preeti sah ich, dass mein Gewicht mittlerweile auf 95 Kilo gesunken war. In nur sechs Monaten hatte ich, indem ich den einfachen Anweisungen dieser Ärztin folgte, das Gewicht einer gesunden erwachsenen Frau verloren – 55 Kilo. Das waren zehn Farb- oder 150 Suppendosen, die ich um meine Taille getragen hatte. Einige der Geräte, die ich verkaufte, wogen weniger als die Menge an Gewicht, die ich im Laufe dieser 24 Wochen verloren hatte.

Ich spürte, wie mir Tränen in die Augen stiegen, als ich dort stand.

»Danke«, sagte ich.

»Danke Ihnen, dass Sie so ein guter Patient sind«, sagte Dr. Preeti. »Sie sollten sich bei sich selbst bedanken, denn Sie sind derjenige, der die Entscheidung getroffen und die ganze Mühe investiert hat, um so weit zu kommen.«

»Aber ohne Sie hätte ich das niemals geschafft«, sagte ich.

»Ich bin nur froh, dass es Ihnen besser geht. Und ich hoffe, Sie bleiben am Ball.«

»Oh, das werde ich. Auf jeden Fall. Ich will nicht, dass die Dinge jemals wieder so werden wie früher«, sagte ich.

»Denken Sie nur immer daran, dass es wichtig ist, was Sie täglich tun. Dass Sie an den Wochenenden lange Spaziergänge mit Peety machen, ist super, aber gehen Sie auch weiterhin jeden Tag zweimal nach draußen. Das ist der Schlüssel zum Erfolg. Seien Sie konsequent.«

»Okay«, sagte ich.

»Und wenn Ihre Mahlzeiten Sie zu langweilen beginnen, probieren Sie unbedingt etwas Neues aus. Es gibt so viele Möglichkeiten, ohne auf tierisch...«

»Oh, keine Sorge!«, unterbrach ich sie. »Das wird nicht passieren. Ich verspreche es. Wenn ich mittlerweile einen Hamburger rieche, habe ich nicht mal Lust, ihn zu essen. Der Gedanke, wieder Tierfleisch zu essen, kommt mir eklig vor. Tatsächlich denke ich darüber nach, ein paar vegane Kochkurse zu besuchen. Ich möchte weiter lernen, wissen Sie?«

»Großartig! Ein Gruppenkochkurs könnte auch eine gute soziale Aktivität für Sie sein. Rezepte auszutauschen, gemeinsam zu kochen, die Mahlzeiten mit anderen Menschen zu teilen – das könnte Ihnen helfen, auf Kurs zu bleiben.«

»Ja«, sagte ich. »Ich hoffe, Sie finden es nicht zu seltsam, dass ich meistens mit meinem Hund zu Abend esse.«

»Nein! Das ist doch völlig in Ordnung. Aber haben Sie mal darüber nachgedacht, irgendeiner sozialen Gruppe beizutreten oder auf ein Date zu gehen oder so was?«

»Nein. Nicht wirklich. Ich meine … Es fällt mit immer noch schwer, Leuten in die Augen zu sehen. Es ist bestimmt noch ein langer Weg …«

»Glauben Sie an sich selbst, Eric. Manchmal entspricht das Bild, das wir von uns selbst haben, nicht der Art und Weise, wie der Rest der Welt uns sieht. Vielleicht brauchen Sie eine Weile, um sich selbst so zu sehen, wie Sie sind, aber Sie haben sich in vielerlei Hinsicht verändert. Nicht nur körperlich, sondern auch die ganzen Renovierungen, die Sie vorgenommen haben, die neuen Interessen …«

Ich war skeptisch. Ich fühlte mich noch nicht bereit für ein Date. Bestimmt wäre eh keine Frau an mir interessiert. Und ich hatte neben meinem Gewicht auch noch einen anderen Grund, der mich vom Dating abhielt. Mit meinem Körper passierte etwas, das ich nicht verstand und das mir peinlich war. Ich dachte, ich würde mich mit zusätzlichen Hautfalten herumschlagen müssen, wenn ich so schnell abnahm, aber das war glücklicherweise nicht der Fall. Ich hatte wohl gute Gene, und meine Haut schien im gleichen Tempo zu schrumpfen, wie ich Gewicht verlor. Das war es also nicht. Es war etwas anderes.

Ich traute mich nicht, darüber zu sprechen – nicht einmal mit Dr. Preeti. Es würde noch einige Monate dauern, bis ich so weit war, mich um das Problem zu kümmern. Aber ich wusste, dass ich davor niemals eine Chance hätte, einer Frau nahezukommen.

Dennoch schätzte ich, was Dr. Preeti sagte. Wieder einmal gab sie mir Hoffnung, dass ich eines Tages ein normales Leben führen könnte.

Trotzdem – als ich an diesem Nachmittag ihr Büro verließ und mich in mein Auto setzte, brach ich weinend zusammen. Hier war ich, 55 Kilo leichter, und fühlte mich immer noch gefangen in meinem Körper.

Denn die Sache war die: Unter meiner Kleidung hatte sich meine Schuppenflechte großflächig ausgebreitet. Es tat richtig weh, und der Anblick der schuppigen Haut gab mir das Gefühl, ein Reptil zu sein. Noch dazu kam mir die Stelle an meinem Körper, wo es am schlimmsten war, geradezu grausam vor – so als ob Gott selbst mich bestrafen wollte.

Dass meine eigene Haut mich so im Stich ließ, verursachte jede Menge Selbstzweifel bei mir. Wie sollte ich so weitermachen? Ich war mir nicht mehr sicher, ob all die Mühe es wert gewesen war.

Aber dann dachte ich an Peety, schüttelte den Kopf und atmete tief durch. Ich wusste, dass ich ihn nicht im Stich lassen konnte. Ich musste Geduld haben. Ich musste weitermachen. Immerhin freute ich mich so darauf, Peety an diesem Wochenende mit nach San Francisco zu nehmen. Ich wollte ihn überallhin mitnehmen. Wenn das nur möglich wäre!

Wenn ich nicht mit ihm zusammen war, vermisste ich ihn. Dann fühlte ich mich wieder allein. Isoliert. Einsam. Von der Welt abgeschnitten.

Auf den wenigen kurzen Geschäftsreisen, die ich unternommen hatte, seit Peety Teil meines Lebens war, hatte ich jede Stunde, in der ich nicht mit meiner Arbeit beschäftigt war, damit verbracht, allein in meinem Hotelzimmer zu sitzen. Ich bestellte mein Essen beim Zimmerservice, obwohl ich wusste, dass für mich keine anderen Optionen außer Salat und Kartoffeln auf der Speisekarte standen. Und es war so anstrengend, dem Küchenpersonal zu erklären, was »vegan« bedeutete. Dabei war es ganz einfach: »Kochen Sie meine Kartoffeln nicht in Butter und fügen Sie keinen Sauerrahm oder Käse hinzu.« Trotzdem musste ich manchmal mein Essen zurückschicken. Sie streuten Käse über meinen Salat oder servierten ihn mit Croûtons oder einem Dressing, das wahrscheinlich Milchprodukte und Eier enthielt.

Hätte ich Peety auf diese Reisen mitnehmen können, hätte das einen riesigen Unterschied für mich gemacht. Nichts schien mich so zu beruhigen wie seine Anwesenheit.

Ich hatte so viel, wofür ich dankbar sein konnte. An vielen Tagen war ich jetzt wirklich glücklich. Und doch fehlte da noch etwas, um dieses Glück perfekt zu machen. Zum ersten Mal in den letzten zwei Jahrzehnten wünschte ich mir nichts mehr, als die Dinge in meinem Leben mit einer anderen Person teilen zu können. Niemand außer Peety und meiner Haushälterin Sally hatte die Arbeit gesehen, die ich in meine Wohnung gesteckt hatte. Klar, ich hatte Dr. Preeti einige Bilder von meinen Regalen und den coolen neuen Farben auf meinem Handy gezeigt, aber das war's auch schon. Abgesehen von dem einen oder anderen Lächeln und einer Begrüßung hier und da in Marios Nachbarschaft hatte nicht viel Interaktion mit anderen Menschen stattgefunden. Besonders wenn ich ohne Peety unterwegs war.

»Lieber Gott«, betete ich, »bitte erlaube mir, ein normales Leben zu führen.«

An diesem Nachmittag fuhr ich nach Hause und ließ in meinem Kopf die Jahre Revue passieren. Ich versuchte, mich daran zu erinnern, wann ich mich das letzte Mal »normal« gefühlt hatte.

Mannomann, dachte ich. *Es ist wirklich verdammt lange her, dass ich in den herrlichen Genuss der Normalität gekommen bin.*

Moppel

»Moppel! Moppel!!! Hol dir den Ball! Hol ihn dir!«

Tim war das sportlichste Kind von allen. Ich stand draußen im Mittelfeld. Wir waren in der dritten Klasse und spielten eine Partie Kickball. Gerade hatte Tim den roten Gummiball weit über meinen Kopf und auf die andere Seite des Maschendrahtzauns katapultiert.

Plötzlich fielen alle anderen Kinder in seinen Ruf mit ein. »Hol ihn dir, Moppel! Komm schon, Moppel!«

Ich drehte mich um und ging so schnell wie möglich zum Zaun, während Tim eine Base nach der anderen umrundete. Es war kein hoher Zaun. Er war ungefähr so groß wie ich und diente lediglich dazu, das Feld abzugrenzen. Aber für mich hätte es genauso gut die Chinesische Mauer sein können. Ich hielt mich am oberen Balken fest und versuchte, meinen Fuß in eines der rautenförmigen Löcher zu bugsieren, aber das Gras war mit Tau bedeckt und mein Schuh rutschte heraus, sobald ich etwas Gewicht auf mein Bein verlagerte. Als Nächstes versuchte ich, mein Bein aus dem Stand über den Balken zu schwingen, während ich mich daran festhielt, sodass ich mich über den Zaun stemmen könnte, aber mein Bein reichte nicht so weit.

»Komm schon, Moppel!«, schrien sie.

Ich fühlte, wie mir die Wärme ins Gesicht schoss, während ich beide Hände auf den Balken legte und einfach sprang. Wie ein Olympionike am Reck versuchte ich, mich irgendwie mit beiden Armen hochzustemmen. Gut drei Sekunden lang hielt ich mich so, während meine Füße wild um sich schlugen und irgendwie versuchten, einen Halt im Zaun zu finden, damit ich mich abstoßen und über den Zaun hieven konnte. Es war mir egal, ob ich auf der anderen Seite herunterfiel. Ich musste nur irgendwie über den Zaun kommen!

Aber ich schaffte es nicht.

In der Zeit, in der ich es versuchte, umrundete Tim jede einzelne Base, berührte das Schlagmal, um sich den Sieg zu sichern, und lief den ganzen Weg hinaus aufs Mittelfeld. Ohne auch nur einmal anzuhalten, ohne jegliches Zögern, rannte er auf den Zaun zu, streckte einen Arm aus und flog direkt darüber. Er landete auf der anderen Seite, hob den Ball auf und warf ihn so fest, dass er den ganzen weiten Weg in die Arme unseres Sportlehrers auf dem Wurfmal flog.

Keine Ahnung, warum ich damals an diesen Moment dachte. Es war nicht wirklich entscheidend für mich gewesen oder so was. Ich war an diesem Tag nicht in Tränen ausgebrochen, obwohl die Kinder mich unerbittlich verspotteten. Für mich war es nur ein weiterer ganz gewöhnlicher Tag in der dritten Klasse gewesen, an dem ich nicht in der Lage war, das zu tun, was die anderen taten, nur weil ich übergewichtig war.

Mein Sportlehrer tadelte niemanden dafür, dass er mich »Moppel« nannte, weil es einfach alle machten. Es war mein Spitzname.

Moppel – das war ich.

Meine Eltern hatten sich scheiden lassen, als ich zwölf war, und meine Mutter zog aus. Mein Vater arbeitete in drei Jobs gleichzeitig und war nie da. Er kam mindestens einmal pro Woche vorbei, um den Kühlschrank und die Schränke mit Lebensmitteln zu füllen, dann ging er wieder. Wahrscheinlich war er öfter da, aber keiner von uns bekam etwas davon mit. Nach der Scheidung wurde er zu so was wie einem Frauenhelden. Er war ständig mit jemand Neuem zusammen. Und weil keiner da war, um auf uns aufzupassen, verwandelten wir sieben Kinder – meine zwei Brüder und die vier Geschwister, die meine Eltern adoptiert hatten, nachdem die Schwester meiner Mutter verstorben war – uns in Rowdys. Details darüber, was wir alles anstellten, sind nicht wichtig, aber wir schienen den Ärger magisch anzuziehen. Immerhin waren das die 1960er- und frühen 1970er-Jahre in der Bay Area, als es eine Selbstverständlichkeit für fast alle Kids war, Gras zu rauchen. Tatsächlich hatte ich mit

13 damit angefangen, genauso wie mit Zigaretten. Aber bei uns war es nicht einfach nur die normale Rebellion von Teenagern. Ich bekam Geld und Waffen zu Gesicht, und sagen wir einfach mal, dass unsere Crew eventuell mehr als ein Auto geknackt haben könnte.

Frieden fand ich nur in den Armen meiner Freundin. Jaye war ein Jahr jünger als ich und mit Abstand die liebevollste Person, die ich je getroffen hatte. Wir schwänzten oft die Schule, nur damit wir den Tag zusammen verbringen konnten. Ich war bis zur elften Klasse ein paar Zentimeter gewachsen und nicht mehr ganz so pummelig wie in meiner »Moppel«-Vergangenheit, aber im Vergleich zu den meisten meiner Klassenkameraden war ich sicherlich kein Hingucker.

Jaye war das egal. Sie sah mich an, als wäre ich der attraktivste Typ, den sie je gesehen hatte. Sie liebte mich einfach, weil ich ich war. Und ich liebte sie genauso.

Wir gingen zwei Jahre miteinander. Scheiße, wir hätten heiraten können, wenn uns das Schicksal nicht auseinandergetrieben hätte.

Als ich 17 war, hatten meine Freunde ihre Finger bei einigen wirklich schlimmen Dinge mit im Spiel. Ich sah, wohin sie das schließlich führen würde, und wusste, dass ich einen anderen Weg wählen musste. Wenn ich da nicht rauskam, so fürchtete ich, würde ich entweder draufgehen oder im Gefängnis landen. Also trat ich der Army bei. Ich flüchtete so weit von zu Hause, wie ich nur konnte. Ich war in Deutschland stationiert und hasste jede Minute davon. Jaye und ich verloren uns aus den Augen, während die Army meinen Körper durch Gewalt in Form brachte. Ich wurde »fit«, weil das Essen schrecklich schmeckte und die Army mich zwang, jeden Tag ein schweißtreibendes Training über mich ergehen zu lassen.

Als ich endlich aus der Army raus war, trampte ich per Anhalter durch Amerika und landete in Kansas. Ich fand einen Job als Wasserturmlackierer für 13 Dollar die Stunde. Das war viel für die frühen Achtzigerjahre. Die Arbeit war hart und gefährlich. Ich arbeitete auf diesen Türmen in einer Höhe von über dreißig Metern in einem Stahltank, in dem es fast fünfzig Grad heiß war, mit einem

Sandstrahler und Epoxidharzlacken. Die Dämpfe waren oft so dicht und die Sauerstoffversorgung so schlecht, dass ich halluzinierte.

Ich behielt den Job nicht lange, aber er lehrte mich eine Lektion fürs Leben: Ich wusste, dass ich nie wieder körperliche Arbeit leisten wollte, wenn ich es vermeiden konnte.

Ich kehrte in die Bay Area zurück und erkannte, dass ich keine Ahnung hatte, was ich mit meinem Leben anfangen wollte. Ich entschied, Erfahrung in unterschiedlichen Gebieten zu sammeln, also ging ich zu einer Zeitarbeitsfirma. »Ich will arbeiten, aber ich möchte, dass Sie mich ein ganzes Jahr lang jede Woche in einen anderen Job stecken. Niemals den gleichen Job zweimal. Niemals dasselbe *Feld* zweimal, wenn Sie es vermeiden können.«

Und tatsächlich klappte es. Ich arbeitete in 52 verschiedenen Jobs in 52 Wochen, und was ich im Grunde genommen entdeckte, war, dass es zweierlei Arten von Jobs gab: die, bei denen man dafür bezahlt wird, seinen Körper zu benutzen, oftmals in der prallen Sonne, und die, bei denen man dafür bezahlt wird, mit seinem Kopf zu arbeiten. Letztere finden in der Regel in einem komfortablen, klimatisierten Bürogebäude statt.

Ich entschied mich für die zweite Option.

Nach einigen Versuchen mit verschiedenen Unternehmen stellte ich fest, dass ich wirklich gut im Verkauf war. Ich konnte mit Menschen reden und ihnen zuhören, ich verstand mich mit ihnen und konnte mit ihnen gemeinsam lachen. Im Grunde musste ich ihnen nur verständlich machen, dass das, worum ich sie bat, in ihrem eigenen Interesse war. Meine Grundmotivation im Leben wurde, so viel Geld wie möglich zu verdienen, während ich so wenig wie möglich arbeitete. Die Verkaufsgespräche selbst kamen mir nicht wirklich wie Arbeit vor. Sie machten mir Spaß. Mit Arbeit meine ich eher den Umgang mit Chefs, dieses ganze autoritäre Gehabe, mit dem man sich herumschlagen musste, nur weil die Leute einen kontrollieren wollten und man sich möglichst klein fühlen sollte. Ich hasste es, kontrolliert zu werden. Nach der Army wollte ich nie wieder von

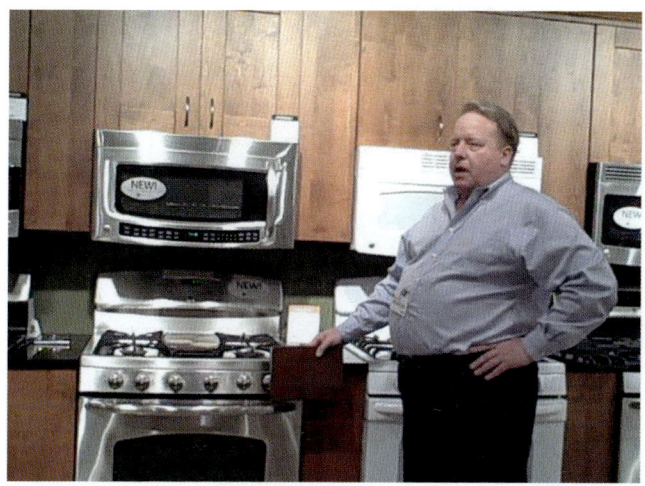

Erics »Vorher«-Foto aus dem Jahr 2010, auf dem er knapp 155 Kilo wiegt. Das Bild ist einen Tag vor dem alles verändernden Vorfall im Flugzeug entstanden.

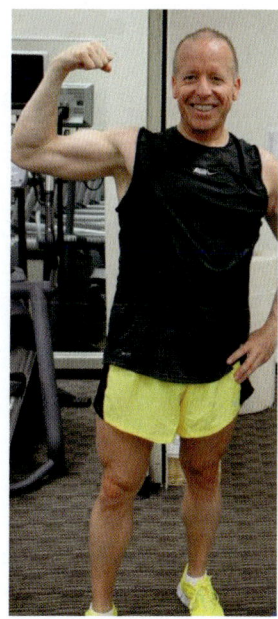

Erics »Nachher«-Foto – circa ein Jahr später entstanden –, auf dem er sich selbstbewusst und glücklich im Fitnessstudio zeigt.

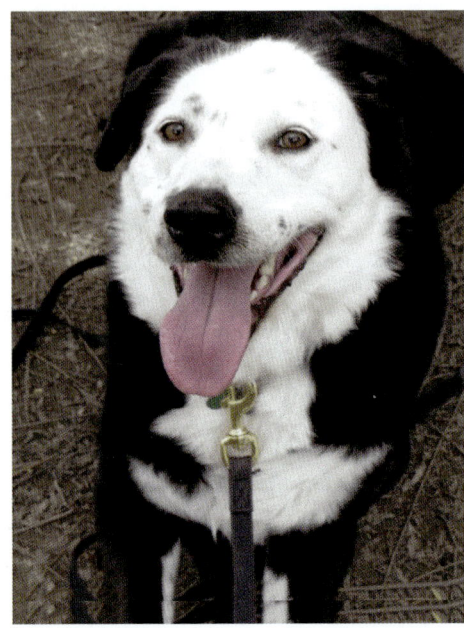

Nach seinem Sprung in den Ententeich des Penitencia Creek Parks liegt Peety frisch abgetrocknet und stolz auf der Wiese.

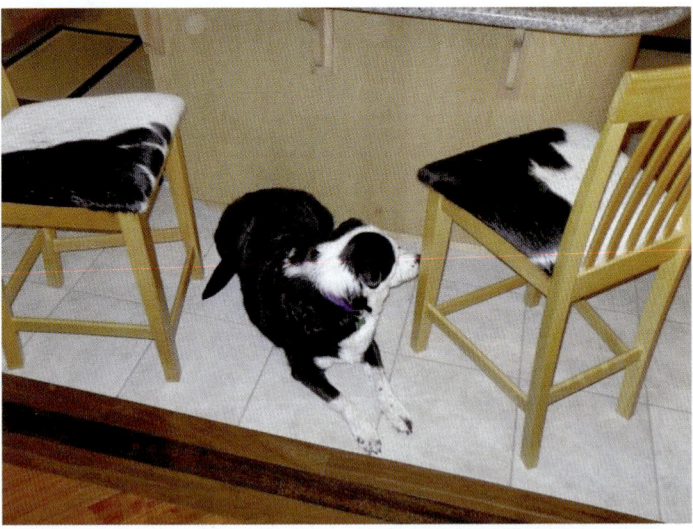

Erics und Peetys Wohnung in San Jose, Kalifornien: Peety modelt zwischen Stühlen, die Eric passend zu seiner Fellfarbe neu beziehen ließ.

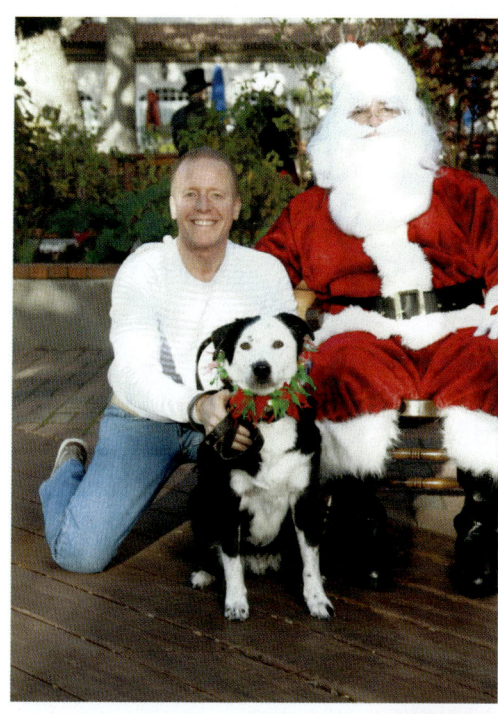

Eric, Peety und der Weih-
nachtsmann 2012 bei der
jährlichen Weihnachtsver-
anstaltung der Humane
Society Silicon Valley für
adoptierte Haustiere in
Los Gatos, Kalifornien.

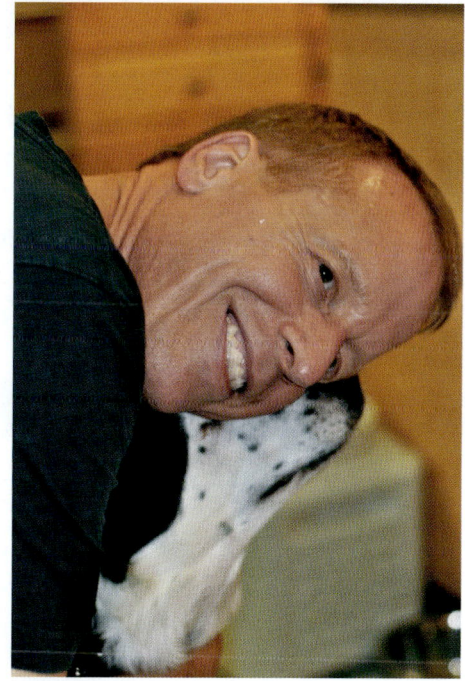

Ebenfalls 2012: Eric und Peety
umarmen sich bei einer von
Erics Benefiz-Dinnerpartys.

(Foto: © Michele Taylor Cehn)

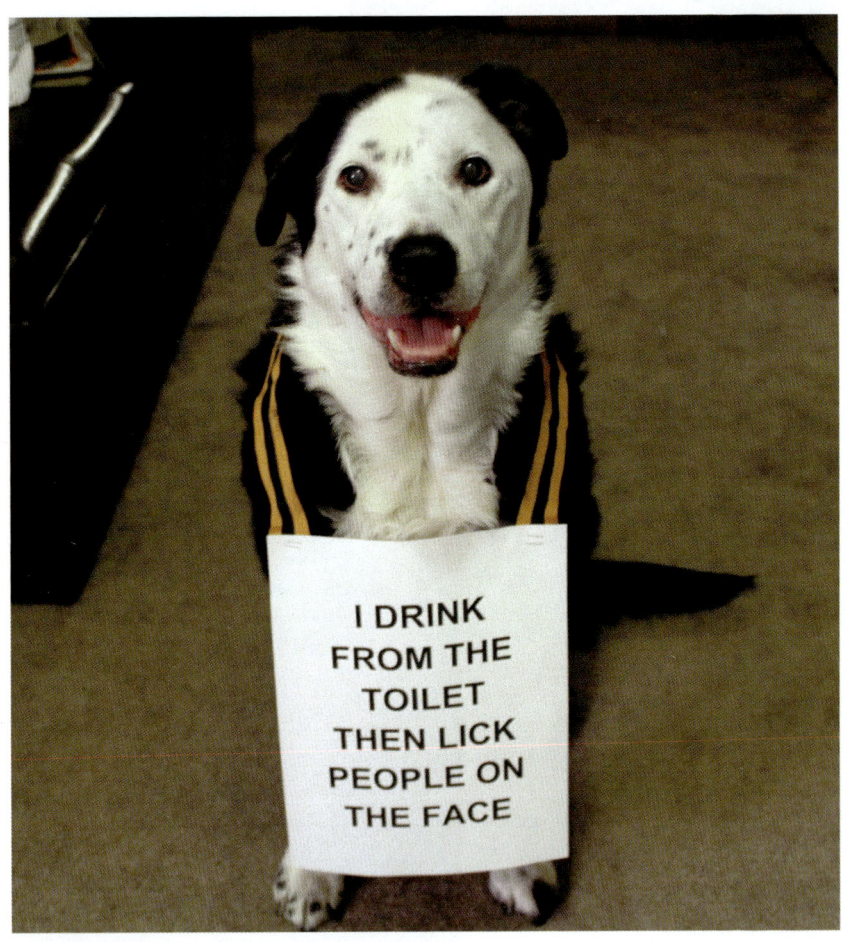

Peety und sein Warnschild, 2013.

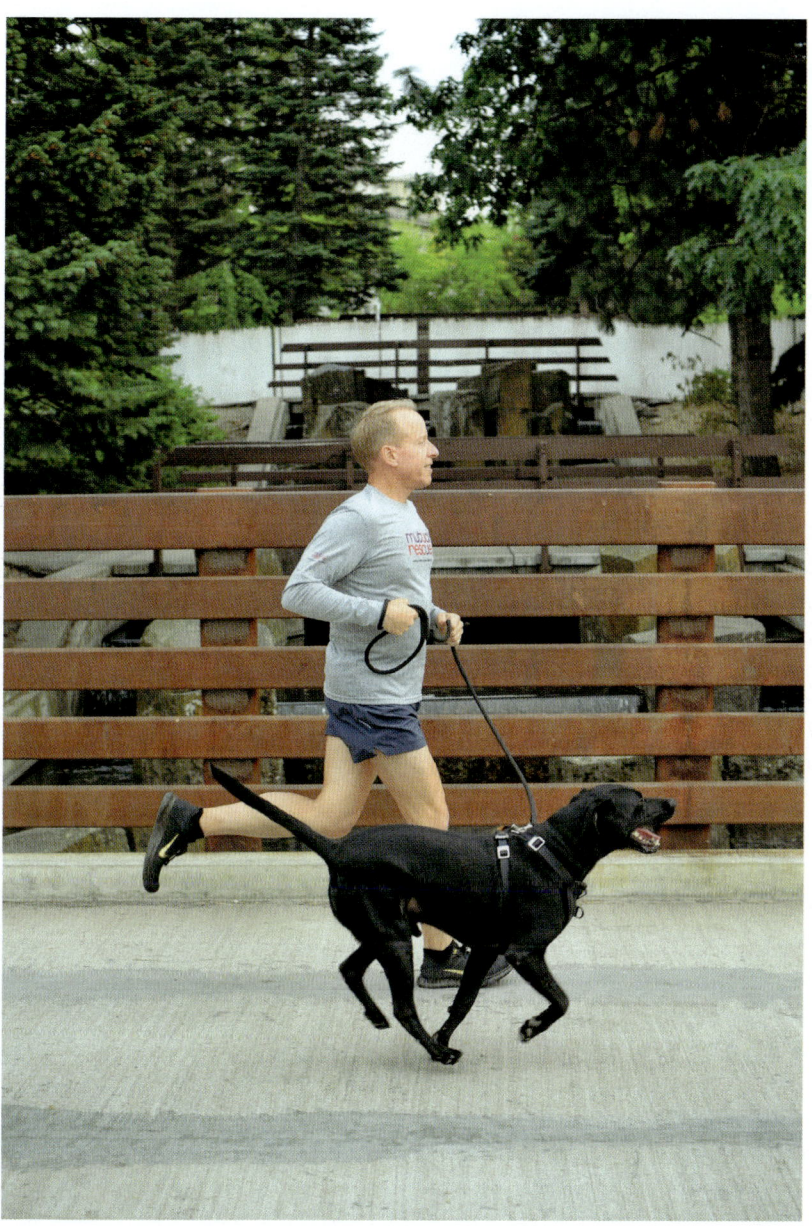

Eric und Jake laufen 2016 beim Spokane Marathon in Washington Richtung Ziel. (Foto: © Vanessa Mathisen)

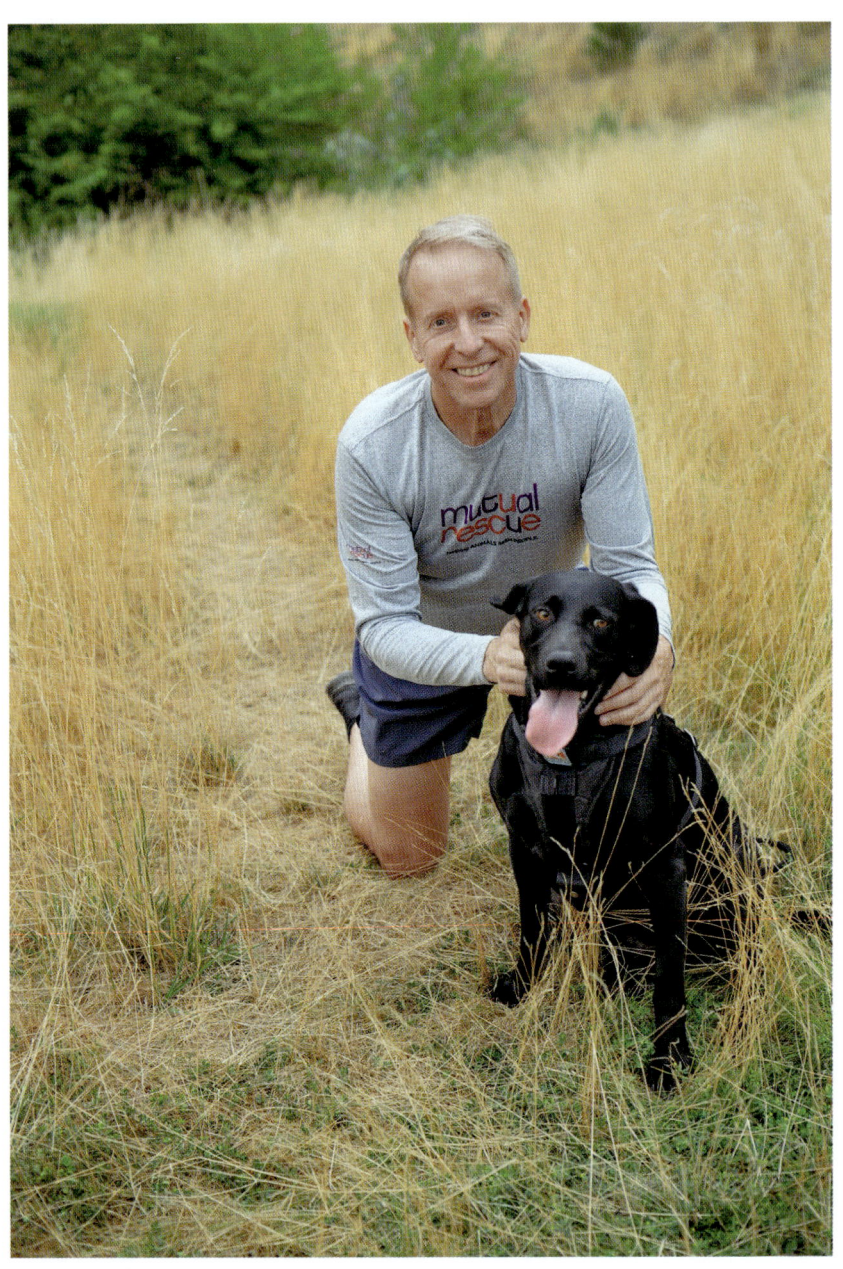

Eric und Jake posieren 2016 für ein Magazincover.

(Foto: © Vanessa Mathisen)

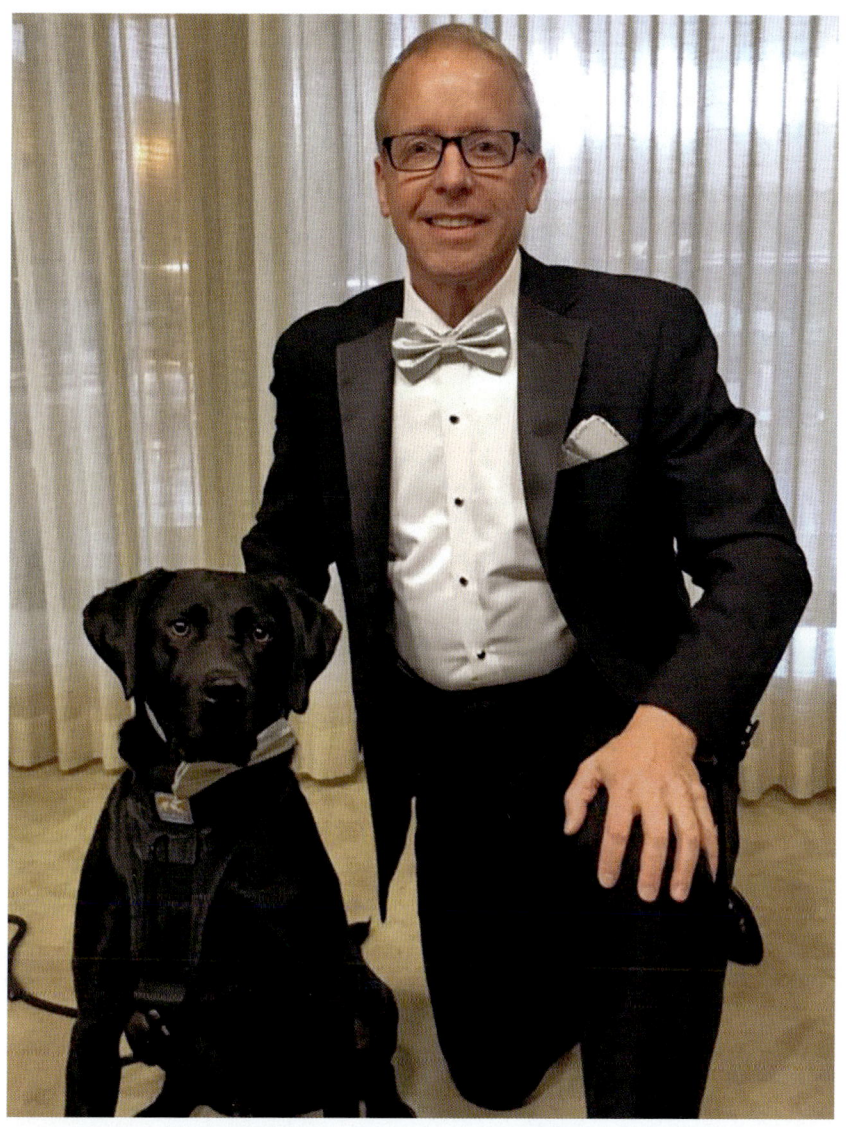

Eric und Jake im Jahr 2016 beim Seattle Humane Tuxes and Tails Event in Bellevue, Washington, wo die beiden als Models gebucht wurden.

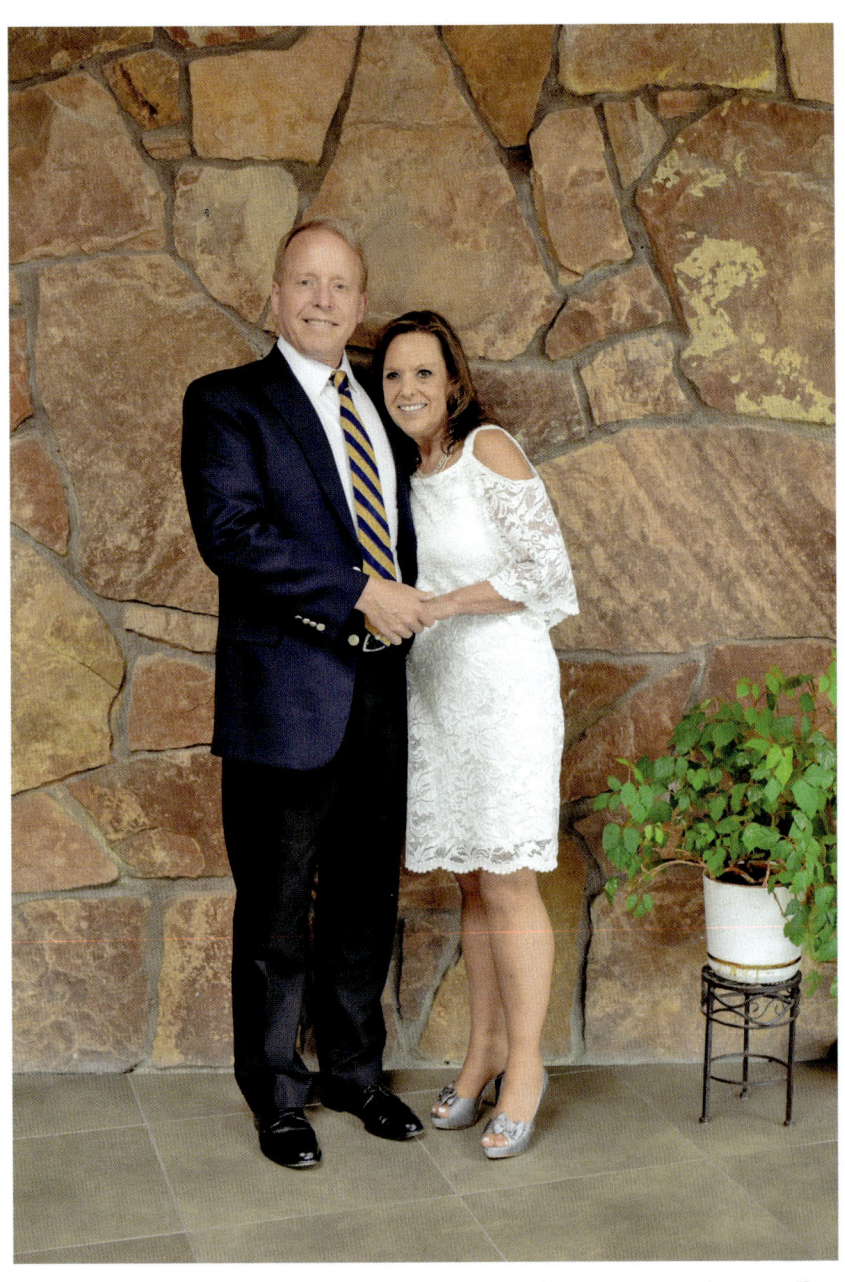

Eric und Jaye heiraten 2017 in der St. Mary's Church von Spokane Valley, Washington. (Foto: © Vanessa Mathisen)

jemandem gesagt bekommen, was ich tun sollte. Und so tat ich mein Bestes, diesen Vorsatz zu meiner Lebensrealität zu machen.

Ich fand schließlich heraus, dass das am besten funktionierte, indem ich als Verkäufer an der Westküste arbeitete – aber für ein Unternehmen, das seinen Sitz irgendwo im Osten hatte. Auf diese Art hatte ich ein Spesenkonto und all die Unterstützung durch die Firma, die ich brauchte, um meinen Job zu machen, konnte aber nach meinem eigenen Zeitplan arbeiten und musste mich nur gelegentlich mit Besuchen von Chefs oder Managern herumärgern.

Ich verdiente gutes Geld, und mein durch die Army gestählter Körper hielt sich bis weit in meine Zwanziger. Ich war ein gut aussehender junger Mann mit einer Menge Kohle und einem ausschweifenden Liebesleben. Ich hatte Spaß. Aber diese immer neuen Frauen wurden ziemlich schnell langweilig. Und durch das viele Reisen, das mein Job erforderte, war ich nie sehr lange an einem Ort.

Irgendwo sehnte ich mich nach einem stabileren Leben. Vielleicht eine Frau. Aber ich wollte auch ein gutes Leben. Eins, in dem ich mir keine Sorgen um Geld machen müsste, wie meine Eltern es getan hatten. Ich wusste nicht, wie man beides bekam.

Auf Partys und in Bars wich ich auch immer gewissen Fragen aus, zum Beispiel: »Wo bist du aufs College gegangen?« Manchmal fühlte ich mich, als wäre ich der einzige Mann in Kalifornien ohne Hochschulabschluss. Die Frauen, zu denen ich mich hingezogen fühlte, schien es abzutörnen, dass ich nicht zur Uni gegangen war. Es fühlte sich so an, als würde mein fehlendes Studium mich in meiner Karriere und in meinem Leben zurückhalten. *Welche Art von Frau will einen ungebildeten Mann wie mich schon heiraten?*

Ich hatte keine Ahnung, wie man aufs College kam. Wie ich mich bewerben sollte oder ob ein Mann in meinem Alter überhaupt einen Platz bekäme. Also nutzte ich meine Fähigkeiten als Verkäufer und machte ein paar Telefonate. Ich schaffte es, einen Termin beim Präsidenten der San José State University zu bekommen, und er erzählte mir von sogenannten College Level Examination Program

Tests – also Tests, bei denen geprüft wurde, ob man dem Hochschul- niveau entsprach –, die ich machen könnte, sodass ich das erste Jahr überspringen und mir die langweiligen Grundlagenkurse in Eng- lisch und Mathe sparen konnte. Wenn ich diese Prüfungen bestand, sagte er, würde ich zugelassen werden.

Mehr musste ich nicht wissen.

Ich lernte mir meinen Hintern ab. Ich las und las und arbeite- te mich durch haufenweise mathematische Grundlagenbücher. Am Ende brachte ich mir die ganzen Kenntnisse selbst bei, die ich in der Highschool nie gelernt hatte, und ich bestand alle meine Prüfungen. Ich brachte das ganze erste College-Jahr in Form von Tests hinter mich. Die nächsten drei Jahre rackerte ich mir den Arsch ab, wäh- rend ich nebenbei noch in einem Vertriebsjob arbeitete, und schloss meinen Bachelor mit Bravour ab: Mit der Note summa cum laude auf dem Zeugnis war ich Klassenbester.

Jetzt war ich endlich an einem Punkt, wo mir mehr Möglich- keiten offenstanden. Ich realisierte, dass die Leute, die das ganz gro- ße Geld in ihrem Leben machten, ganz egal, wie die wirtschaftliche Lage gerade aussah, allesamt Anwälte waren. Und was waren An- wälte eigentlich anderes als großartige Verkäufer, die den Richter und die Jury davon überzeugten, ihr Produkt zu kaufen? Es war die perfekte Kombination für mich.

Ich bewarb mich für das Jurastudium und wurde von meinen beiden favorisierten Optionen angenommen: Stanford und Emory. Rückblickend hätte ich nach Stanford gehen sollen. Es hätte mich auf einen anderen Weg geführt, glaube ich. Aber die Emory University bot mir ein Vollstipendium an – einschließlich Studiengebühren, Bü- cher und Lebenshaltungskosten, also absolut alles, was ich brauchen würde, um durch die juristische Fakultät zu kommen und erfolgreich zu sein. Dieses Geschenk war zu gut, um es abzulehnen. Ich packte meine Sachen und machte mich auf den Weg nach Atlanta.

Während des Jurastudiums hörte ich auf zu trainieren oder ir- gendeiner anderen körperlichen Aktivität nachzugehen, was mich schnell zurück in mein »Moppel«-Dasein katapultierte. Ich ging ziemlich schnell auf, auch dank des schier endlosen Angebots an Barbecue-Fleisch und Grillhähnchen in Atlanta.

Als ich ein paar Jahre später das Anwaltsexamen bestand, war ich mehr als nur schwergewichtig. Ich war auf dem Weg zur Fettleibigkeit.

Nachdem ich eine Traumstelle bei einer der größten Anwaltskanzleien der Welt in ihrem Büro in Atlanta ergattert hatte, war ich es schnell leid, immer auf Abruf zu sein. Ich hasste den autoritären Führungsstil, der in diesem Büro praktiziert wurde, und ich hasste es, mich ständig bei meinen Chefs beweisen zu müssen, während ich zwölf Stunden am Tag oder länger arbeitete, nur um irgendwann die Chance zu haben, die Karriereleiter in der Firma weiter hochzuklettern. Ich war nicht mehr in meinen Zwanzigern und hatte keine Lust, mich acht oder zehn Jahre lang zu schinden, nur um irgendwann hoffentlich Partner zu werden. Also beschloss ich, mich selbstständig zu machen. Ich eröffnete meine eigene Ein-Mann-Kanzlei und spezialisierte mich auf die Verteidigung von Drogendealern. Ich dachte mir, dass es in diesem Bereich ein endloses Angebot an Kunden geben würde, und durch meine Highschool-Zeit war ich außerdem vertraut mit dieser Welt.

Ich deponierte meine Visitenkarte in allen Telefonzellen in den schlechten Vierteln von Atlanta und kümmerte mich darum, dass meine Klienten meine Telefonnummer neben die Münztelefone in den Gefängnissen schrieben, bevor sie entlassen wurden. Es dauerte nicht lange, und ich war *der* Ansprechpartner für jeden größeren Drogendealer in der Umgebung um Atlanta. Ich machte schnelles Geld und fuhr in einem großen lilafarbenen Chevrolet mit glänzenden Felgen herum, damit ich nie unbemerkt bleiben würde. Zur Essenszeit fuhr ich bei Popeyes vorbei und ließ mir im Drive-in einen großen Eimer mit gebratenem Hähnchen in die Hand drücken, bevor ich weiterfuhr, um meine Klienten im Gefängnis zu besuchen.

Das einzige Problem war, dass ich mich nicht gut fühlte. Mein Gewicht lag bald bei 115 Kilogramm, und meine Knie taten so weh, dass ich mich hinsetzen musste, auch wenn ich im Gerichtssaal eigentlich hätte stehen sollen. Ich hatte Geld und eine Krankenversicherung, also ging ich zu verschiedenen Ärzten, um zu sehen, ob sie mir helfen konnten. Sie sagten mir, ich solle eine Diät machen. Sie sagten mir, ich solle trainieren. Dann drückten sie mir ein Rezept in die Hand. Zuerst war es Adderall, eine Aufputschdroge, aber die Ergebnisse waren minimal. Als Nächstes kam Ritalin, dann Dexedrine, dann Desoxyn, die verschreibungspflichtige Variante von Methamphetamin.

Aber selbst davon bekam ich nicht genug verschrieben, um mein ganzes Übergewicht zu verlieren.

Zum Glück waren alle meine Klienten Drogendealer.

Es ist wohl offensichtlich, was als Nächstes passierte ...

Eines Tages, als ich mit einer Klientin über mein Gewichtsproblem sprach, bot sie an, mir etwas von ihrem Stoff zu geben. Das Methamphetamin, das sie mir zur Verfügung stellte, funktionierte genau wie das rezeptpflichtige Medikament, nur war mein Angebot hier nicht begrenzt. Also nahm ich so viel, wie ich wollte, und wurde tatsächlich das lästige Gewicht los. Ich genoss es auch, high zu werden und all meine Sorgen und Schmerzen zu vergessen. Tatsächlich genoss ich es so sehr, dass der Gewichtsverlust bald zu einem sekundären Motiv wurde. Von da an dauerte es nicht mehr lang, und ich wollte einfach nur noch die ganze Zeit high sein.

Durch meinen Beruf wusste ich, dass die Polizei, die Drug Enforcement Administration und die Staatsanwälte eine ziemliche Gaunerei betrieben. Viele ihrer Fälle basierten darauf, dass Drogendealer sich gegenseitig verrieten. Sie konnten mit dürftigen Informationen bei einem Richter auftauchen und bekamen ohne große Probleme einen Durchsuchungsbefehl. Wenn sie sich dafür nicht die Mühe machen wollten, konnten sie auch einfach so die Leute stoppen und filzen. Es war ein zwielichtiges Geschäft, das von einem kaputten System aufrechterhalten wurde – und ich hasste dieses System. Also informierte ich die Betroffenen über ihre Rechte und brachte ihnen bei, niemals mit Polizisten zu reden. Ich gab ihnen meine Visitenkarte, sodass sie diese, sollten sie jemals angehalten werden, sofort dem Officer zeigen und ihr Recht auf einen Anwalt geltend machen konnten, ohne ein einziges Wort zu sagen. Ich wollte dem kleinen Mann von der Straße helfen, ihm etwas Macht zurückgeben.

Klar, dass die lokale Strafverfolgungsbehörde nicht besonders erfreut darüber war. Schnell geriet ich in ihr Visier.

Sie boten einer meiner Klientinnen einen Deal an, und sie verpfiff mich. Für sie bedeutete das kein Eintrag ins Strafregister und keine Kaution, um wieder auf freien Fuß zu kommen.

Als ich eines Tages das Gericht verließ, fand ich mein lilafarbenes Cabrio von Polizisten umstellt wieder. Ich wusste sofort, dass es vorbei war. Ich hatte eine kleine Menge Drogen für den persönlichen Gebrauch in der Tasche, und die Beamten entdeckten sie, als sie mich nach Waffen durchsuchten.

Auch ich ging dann einen Deal ein. Ich entschied mich für die Strafe, die mich vor dem Gefängnis retten und bei der ich trotzdem meine Integrität wahren würde. Ich gab meine Anwaltslizenz auf und ließ mich als Ersttäter nach geltendem Recht in Georgia verurteilen, was bedeutete, dass nach Ablauf der Bewährungszeit alle meine Bürgerrechte wiederhergestellt würden und ich laut Gesetz erklären dürfte, dass ich nie wegen eines Verbrechens verurteilt worden war. Ich hätte danach in der Nähe bleiben und mich schlussendlich sogar noch einmal um meine Anwaltslizenz bewerben können, wenn ich das gewollt hätte. Aber ich wollte nicht. Stattdessen verkaufte ich alles, was ich besaß, einschließlich meines kleinen Chevy, und kaufte ein Busticket nach San Francisco. Ich ging nach Hause, um mein Leben neu zu beginnen.

Das nächste Jahr verbrachte ich pleite, arbeitslos und suhlend im Selbstmitleid. Ich verschickte mehr als fünfhundert Bewerbungen, aber niemand zeigte Interesse. Ich war mir sicher, dass keiner einen nicht zugelassenen Anwalt auf Bewährung einstellen wollte, was bedeutete, dass ich meine komplette fünfjährige »Anwaltskarriere« aus meinem Lebenslauf streichen musste. Ich lebte von meinem wenigen Ersparten, bis auch das komplett aufgebraucht war. Schließlich, als mir das Essen ausging und ich kurz davorstand, aus meinem Zimmer in ein Wochenhotel vertrieben zu werden, beschloss ich, in das einzige Feld zurückzukehren, das ich neben der Arbeit als Anwalt kannte: den Verkauf. Ich warf eine Münze und bewarb mich bei einem Elektronikhändler, wo ich mich innerhalb von zwei Monaten vom Verkäufer zum Abteilungsleiter und dann noch mal zum Geräteeinkäufer für 43 Geschäfte nach oben arbeitete. Nach zwei Jahren als Einkäufer in dieser Firma ergatterte ich eine andere Stelle im Außendienst bei einem großen Gerätehersteller.

Ohne Medikamente zum Abnehmen und mit dem Wunsch, niemals wieder von einer Droge abhängig zu werden, nahm ich doppelt so schnell zu wie in Georgia. Mit Anfang vierzig erreichte mein Stoffwechsel seinen Tiefpunkt. Ich konnte nicht mehr bei Nordstrom einkaufen und wog fast 140 Kilo. Das Gehen tat weh. Das Fliegen tat weh. Selbst mich einfach ins Bett zu legen, tat weh.

Ich zog in meine neue weiße Eigentumswohnung im Osten von San José und machte die Tür hinter mir zu.

Golden Gate Bridge

Sechs Monate lang probierte ich mich durch die bunte Welt der Lebensmittel, aber dann fiel ich in einen Trott. Kulinarisch hatte ich mein Limit erreicht.

Ich ertappte mich dabei, wie ich ständig die gleichen Gerichte machte, nur weil sie einfach waren. Vor allem Nudeln. Keine Pasta auf Weizenbasis, sondern Pasta aus Reis. Ich machte meine eigene Tomatensoße dazu, damit ich genau wusste, welche Zutaten darin waren, außerdem kaufte ich die Tomaten frisch zur Saison ein. Es war eine unglaublich leckere Soße, die ich unterschiedlich abwandelte. Trotzdem fühlte sich irgendwann alles ein wenig zu routiniert an.

Bei vielen Gemüsesorten fiel es mir außerdem schwer, sie in meine Ernährung zu integrieren. Als Kind hatte ich selten Gemüse bekommen, und wenn, dann kam es normalerweise aus einer Dose. Es war matschig, schmeckte metallisch und war so abgepackt, dass es jahrelang halten würde. Die Erinnerung an den Geschmack und Geruch dieses »Gemüses« ließ sich schwer abschütteln. Manchmal wurde mir Gemüse auch als Strafe gegeben, weshalb bestimmte Sorten von klein auf meinen Würgereflex triggerten. Wenn ich sie roch oder versuchte, sie zu essen, wollte ich mich einfach nur übergeben.

Rosenkohl war so ein Fall. Bis heute kann ich ihn nicht essen. Auch Artischocken mochte ich nie. Ich war kein Blumenkohlfan. Und Auberginen begriff ich einfach nicht – sie waren schleimig, und es war unverständlich für mich, warum irgendjemand das freiwillig essen würde. Diese Abneigungen machten es schwierig für mich, in der Küche mit neuen Gemüsesorten zu experimentieren. Ich brauchte einen Neuanfang. Das Gemüse in meiner Kiste vom Markt wartete darauf, von mir in etwas Köstliches verwandelt zu werden.

Aber ich hatte meine Kapazitäten als Koch erreicht und brauchte dringend Unterricht.

An diesem Freitag hatte ich beschlossen, Peety zu meinen Verkaufsgesprächen mitzunehmen. Ich war auf dem Weg nach Berkeley, der Hippie-Hauptstadt der Welt, die im Laufe der Zeit zu einem veganen Mekka geworden war. Dort könnte ich herumfragen und vielleicht jemanden finden, der mir ein paar Dinge über die vegane Küche beibringen würde. In der ganzen Stadt gab es Restaurants und Cafés mit vegetarischen und veganen Angeboten auf den Speisekarten und sogar Restaurants, die zu hundert Prozent vegan waren. Peety und ich ließen sogar das Frühstück zu Hause aus, nur damit wir an einem dieser coolen Orte essen konnten.

Ich machte einen Stopp in einem meiner Geschäfte, bevor wir uns auf Essenssuche begaben, und beschloss, Peety einfach mitzunehmen. Ich hatte ihn dort schon oft erwähnt, und tatsächlich freuten sich alle, ihn endlich kennenzulernen. Die meisten kamen hinter dem Tresen hervor, um ihn zu streicheln. Sie hatten gerade erst aufgemacht, und es waren noch keine Kunden da, weshalb sich niemand daran störte.

Als wir wieder gehen wollten, bat mich jedoch der Manager des Ladens in sein Büro. Das war ungewöhnlich. Noch dazu blickte er irgendwie düster drein.

»Hör zu, Eric, ich wollte dir nur sagen, wie leid es mir tut. Und wenn wir hier etwas tun können, um es dir einfacher zu machen, würden wir gern helfen.«

»Wovon redest du da?«, fragte ich ihn.

»Ich ... Ich weiß, dass du nicht darüber redest, aber hier wurde etwas getuschelt, und jemand hat erwähnt, warum du das ganze Gewicht verloren hast. Meine Mutter ist vor nur zwei Jahren an Krebs gestorben. Ich habe gesehen, wie sich ihr Zustand bis zu ihrem Tod verschlechtert hat. Deshalb weiß ich, wie schwer es ist, um Hilfe zu bitten, aber ...«

»Alter«, sagte ich, »ich habe keinen Krebs.«

Der arme Kerl wurde weiß wie ein Laken.

»Ist es das, was die Leute über mich sagen? Nein, nein, überhaupt nicht, Mann.«

»Nun«, sagte er. »Was auch immer es ist, ich ...«

»Ich bin nicht krank, Bill. Tatsächlich bin ich gesünder als je zuvor in meinem Leben. Ich esse nur wirklich gesund und trainiere.«

»Ernsthaft?«, fragte er, seine Augen weit aufgerissen vor Erstaunen. »Oh, Mann, das sind wirklich gute Nachrichten.«

»Ja, wirklich!«

Ich lachte, und er brach ebenfalls in Lachen aus.

»Es tut mir leid. Das war wohl ein Missverständnis. Du weißt ja, dass die Leute reden. Du siehst einfach so anders aus. Ich glaube nicht, dass ich jemals jemanden gesehen habe, der so schnell abnimmt, weißt du? Außer im Fernsehen, bei *The Biggest Loser* oder so.«

»Meine Güte. Sehe ich für euch etwa krank aus?«

»Nein! Das ist ja das Ding. Wir haben darüber geredet, wie gut du aussiehst! Ronny sagte: ›Wenn der Grund, warum er abgenommen hat, nur nicht so traurig wäre, würde das echt für ihn rocken!‹«

»Wuff!«, bellte Peety.

»Schhh ... Alles gut, Junge«, sagte ich und streichelte seinen Kopf. »Also, ich bin nicht krank. Überhaupt nicht. Hör zu, wir holen uns jetzt etwas Frühstück. Bitte sag dem Rest der Jungs, dass es mir gut geht, ja? Besser als gut!«

»Na klar, Eric. Entschuldigung noch mal für das Missverständnis. Ich bin so froh, dass es dir gut geht!«

»Ja, ich auch!«

Ich beschloss, mit Peety in ein vegetarisches Café ganz in der Nähe zu gehen. Es war ein schöner Tag, also saßen wir draußen, wo ich ihn an meinen Stuhl binden konnte. Er hatte mittlerweile keine Probleme mehr mit fremden Leuten, aber wenn ein anderer Hund vorbeikam, zog er immer noch an der Leine und bellte. Ich versuchte, extra einen Tisch weit weg vom Bürgersteig zu nehmen, sodass er keinen guten Blick auf die Straße hatte, aber er stand trotzdem ein paarmal auf und bellte, um vorbeigehende Hunde wissen zu lassen, dass dies unser Tisch war und sie besser verschwinden sollten. Ich musste ihn mehr als einmal beruhigen, bevor ich überhaupt bestellen konnte.

Wir aßen ein Gericht, das fast genau wie Rührei aussah und schmeckte – nur waren die Eier aus Tofu gemacht. Es war unbeschreiblich lecker. Auch Peety, dessen Teller ich direkt auf den Boden gestellt hatte, verschlang seine Portion. Ich musste unbedingt den Koch fragen, wie er das gemacht hatte. Die Kellnerin war so freundlich, ihn zu mir rauszuschicken, und er erklärte, es seien nur ein paar gewürfelte Zwiebeln und Paprika, Kurkuma als Farbstoff, etwas Salz und Pfeffer, Chilipulver und Gemüsebrühe für den Geschmack.

»Krass, das ist super. Sie geben keine Kochkurse, oder?«

»Nein, zu beschäftigt«, sagte er.

»Kennen Sie jemanden, der das macht?«

»Ja, Sie sollten auf jeden Fall Philip Gelb nachschlagen. Unglaublicher Koch. Er gibt Kurse und veranstaltet fantastische Dinnerpartys in seinem Studio, wo er Mahlzeiten serviert und Musiker auftreten lässt, während er direkt vor Ihren Augen ein Festmahl zubereitet. Großartiger Typ.«

»Gelb. In Ordnung. Ich werde nach ihm suchen«, sagte ich. »Danke.«

Peety und ich fuhren anschließend zu Paco Collars, einem Studio, das mir eine Frau im Park in San José empfohlen hatten. Ihr Hund hatte ein schönes Lederhalsband getragen, und ich musste einfach fragen, woher sie das hatte. »Paco Collars«, sagte sie, also fand ich, wir sollten uns den Laden mal ansehen, während wir in der Stadt waren.

Paco Collars befand sich in einem kleinen rosa Haus mit einer hellblauen Zierleiste. Ein großes Schild auf der Vorderseite verkündete: »Jep, ein Laden nur für Hundehalsbänder.«

Drinnen saßen ein Haufen Hippies um Tische herum und fertigten Halsbänder von Hand an. Das war alles, was sie machten, den ganzen Tag lang, mehr gab es in dem Laden nicht. Es waren wirklich atemberaubende Kunstwerke. Jedes Halsband war einzigartig. Sie waren nicht billig, aber ich wollte wie immer das Beste für Peety. Ein handgefertigtes, kunstvoll gestaltetes Halsband schien perfekt zu unserem neuen, renovierten Zuhause und dem gesamten Lebensstil, den wir führen wollten, zu passen. So verließ Peety das Geschäft mit einem wahren Schmuckstück um den Hals, besetzt mit glänzenden Metallnieten und edlen Türkisen. Er sah wirklich gut darin aus!

Wir schauten an dem Tag noch bei ein paar anderen Kunden vorbei, und ich erledigte ein paar Telefonate, während Peety in einem kleinen eingezäunten Hundepark spielte. Er war in dieser Umgebung viel ruhiger als an der Leine. Dort, genau wie bei Petco, legte er eine Pause von der Arbeit ein und ließ es sich gut gehen.

Am Abend beschloss ich, dass wir uns den Heimweg an diesem Tag sparen sollten, weil wir am nächsten Tag eh nach San Francisco zurückfahren wollten. Besser war es, hier die Nacht zu verbringen. Ich fand ein tierfreundliches Hotel und war schockiert, als sie mir eine Gebühr von fünfzig Dollar in Rechnung stellten, nur damit Peety bei mir im Zimmer übernachten durfte.

»Das ist nur für den Schadensfall und für die zusätzliche Reinigung«, erklärte der Angestellte.

Wie nervig, dachte ich. *Es gibt da draußen haufenweise Menschen, die in einem Hotelzimmer mehr Schaden anrichten würden als ein Hund.*

In dieser Nacht suchte ich online nach dem Koch Philip Gelb und fand ihn sofort. Es schien, als ob er eine Art Legende war, aber ich war ein wenig verwirrt, weil nirgendwo auf seinem Food-Blog »Sound and Savor« erwähnt wurde, dass er ein veganer Koch war. Auf der Website waren auch seine nächsten Kurse aufgelistet, und die Menüs sahen zumindest vegetarisch aus, aber ich war mir nicht sicher. Auf keinen Fall wollte ich einen Kurs buchen, in dem ich lernen würde, wie man mit Milchprodukten oder Fleisch kochte. Das wäre Zeit- und Geldverschwendung. Ich schickte ihm also eine Mail rüber, nur um sicherzugehen.

Am nächsten Tag machten Peety und ich uns auf den Weg nach San Francisco. Ich hatte als Teenager kurz am Ghirardelli Square nahe dem Wasser gearbeitet, also kannte ich die Gegend gut. Ich fand, es war ein großartiger Ort, um mit Peety einen Spaziergang zu machen. Ich wollte ihm die Seelöwen zeigen und ihn in den Gerüchen und Eindrücken der Uferpromenade von San Francisco schwelgen lassen. Aber wir waren auch auf einer Mission. Ich hoffte, dass es am westlichen Ende der Uferpromenade immer noch einen Markt gab. Früher hatten dort jedes Wochenende lokale Künstler ihre Kreationen an Touristen verkauft. Heute war ich in der Hoffnung hergekommen, dass ich dort vielleicht ein erschwingliches Gemälde finden würde, das vom Stil her zu unserem frisch renovierten Zuhause passte.

Peety fühlte sich wie im Himmel. Auf jedem Zentimeter dieses Spaziergangs wurde er mit üppigen Gerüchen bombardiert, die ihn an seiner Leine hin und her springen ließen. Er zog mich herum wie ein Kind in einem Süßwarenladen.

»Peety! Peety!« Als wir am Pier 39 ankamen, hockte ich mich zu ihm hin und befahl ihm, sich hinzusetzen. »Hör zu, Junge«, sagte ich. Genau in diesem Moment schrie ein Seelöwe von seinem Platz auf einer der hölzernen Plattformen unten im Wasser zu uns herauf. Peety legte den Kopf schief und sah mich mit großen Augen an. »Das ist ein Seelöwe, Junge. Willst du ihn sehen?«

Peety stand auf und zog mich schnurstracks an die Reling. Er steckte seinen Kopf durch das Geländer und starrte auf die Seelöwen, die sich in der Sonne versammelt hatten. Sobald er sah, wie einer von ihnen mit einem großen Platscher ins Wasser rutschte, begann er zu bellen. Das reizte diese Seelöwen, und sie fingen an, ihn anzubrüllen!

»Okay, Junge, genug für heute. Lass uns gehen«, sagte ich. Ein paar Touristen schauten uns an, als hätten wir etwas falsch gemacht; als ob Peety weniger ein Recht hätte, dort zu sein, als jeder andere. Die Seelöwen bellten doch auch, wann immer sie wollten, warum konnte mein Hund dann nicht bellen? Für mich klang das nach einer gesunden Kommunikation zwischen zwei Tierarten.

Die Szene brachte mich zum Lachen. Damals, als Kind, hätte ich niemals gedacht, dass ich mit einem Hund an diesen Ort zurückkehren würde.

Als wir weiter in Richtung Westen gingen, fanden wir jede Menge Zelte und Tische mit lokalen Künstlern. Wir schauten uns ihre Arbeiten an, und Peety und ich suchten uns ein Gemälde in wunderschönen Farben aus, das perfekt zu unserem spanisch angehauchten Zuhause passte. Es war das erste Original, das ich je gekauft hatte, und markierte den Beginn eines zweijährigen Prozesses, in dem ich unserer Wohnung mit ausgewählten Kunstwerken den letzten Feinschliff verpasste.

Nachdem wir das Gemälde in den Kofferraum meines Autos geladen hatten, setzten Peety und ich uns auf ein Stück Gras und bewunderten die Schönheit der Golden Gate Bridge.

»Weißt du was, Peety? Ich bin noch nie über diese Brücke gelaufen. In all den Jahren, in denen ich hier gelebt habe, bin ich noch nie durch das Golden Gate gegangen. Ich war auch noch nie in Alcatraz. Vielleicht sollten wir ein paar dieser Dinge gemeinsam tun, du und ich? Was denkst du? Wollen wir morgen da rüberlaufen?«

Peety hörte das Wort »laufen« und fing an, sich im Kreis zu drehen, weil er es nicht erwarten konnte.

»Nicht jetzt, Junge! Für heute haben wir uns genug bewegt. Aber wie sieht's morgen aus? Lass uns über Nacht hierbleiben. Wir können zusammen Touristen sein!«

Ein hundefreundliches Hotel im touristischen San Francisco zu finden, war nicht so einfach wie in Berkeley. Einige der großen Ketten hatten eine strenge Keine-Haustiere-Politik. Das Hotel, das wir schließlich fanden, verlangte eine zusätzliche Gebühr von hundert Dollar für Peety. Hundert Dollar! Dabei war das Zimmer davor schon überteuert.

»Berechnen Sie auch so viel für Kinder?«, fragte ich sarkastisch. Der Empfangschef fand das gar nicht lustig.

Ich fragte mich, ob dieses und andere Hotels genauso viel für einen Blindenhund oder einen Therapiehund verlangt hätten. Das brachte mich zum Nachdenken. In dieser Nacht schlug ich online den Americans with Disabilities Act (ADA) nach. Ich lernte, dass Diensthunde in Hotels, Restaurants, am Arbeitsplatz, an öffentlichen Orten und anderen Plätzen nicht weggeschickt werden durften. Vermieter durften sich nicht weigern, ihre Wohnungen an Menschen zu vermieten oder zu verkaufen, die auf einen Hund zur emotionalen oder körperlichen Unterstützung angewiesen waren. Ich suchte weiter und fand heraus, dass es alle möglichen Arten von Diensthunden gab, von Hunden, die Veteranen halfen, mit den Symptomen ihrer posttraumatischen Belastungsstörung umzugehen, über Therapiehunde für Kinder mit Autismus bis hin zu Hunden, die darauf trainiert waren, auf Krampfanfälle und die Symptome von Diabetes zu reagieren. Erneut erkannte ich, was für eine wichtige Rolle Hunde im Leben von so vielen Menschen spielten.

Peety war mit Sicherheit extrem wichtig für mich. Ich fragte mich: *Ist es wohl möglich, Peety zu meinem Diensthund ausbilden zu lassen, sodass ich ihn überallhin mitnehmen kann?*

Am nächsten Morgen machten Peety und ich uns auf den Weg über die Golden Gate Bridge. Schritt für Schritt überquerten wir eine der größten Konstruktionen, die je von Menschen geschaffen wurden. Wir ließen uns Zeit und blieben immer wieder stehen, um über das Wasser hinauszublicken. Peetys Blick folgte aufgeregt jeder Möwe, die an uns vorbeiflog. Auf der anderen Seite der Brücke machten wir eine Pause und aßen etwas Obst, dann war es Zeit für den Rückweg. Die ganze Erfahrung war einfach atemberaubend.

Wir waren müde, aber hatten immer noch nicht genug. Ich beschloss, dass wir unseren Tag als Touristen voll auskosten und mit dem Boot nach Alcatraz fahren sollten. Gemeinsam mit Peety ging ich zum Ticketschalter, und die Person hinter dem Glas sagte mir, dass Hunde nicht an Bord erlaubt seien.

»Er kann gut mit Menschen umgehen. Ich nehme ihn überallhin mit«, erklärte ich.

Aber sie ließ sich nicht erweichen. Stattdessen gingen wir etwas zu Mittag essen. Es gab ein Chipotle-Restaurant in der Nähe, das ein paar vegane Optionen anbot und außerdem Sitzplätze im Freien hatte, also gingen wir dorthin.

»Es tut mir leid, Junge«, sagte ich im Gehen zu Peety. »Ich sag dir was. Ich werde alles tun, was ich kann, um dafür zu sorgen, dass wir gemeinsam überall hingehen können. Wir fahren ein andermal nach Alcatraz, okay?«

Ich hielt an und blickte zurück auf die Golden Gate Bridge, die wir gerade gemeinsam überquert hatten. Wenn ich daran dachte, wie lange sich der Weg von der Tür meiner Wohnung bis zum Ende des Blocks vor ein paar Monaten noch angefühlt hatte, konnte ich kaum glauben, wie schnell sich unser Leben verändert hatte.

Peety blickte mich mit seinem brandneuen Halsband an, und in vielerlei Hinsicht fühlte ich mich, als würde unser Weg gerade erst beginnen.

Wenn wir das alles gemeinsam geschafft haben, wenn wir diese riesige Brücke überquert haben – was können wir dann eigentlich nicht zusammen tun?

Ran an den Herd

Zu Hause fand ich im Internet ein Rezept für ein veganes Kokoscurry mit Süßkartoffeln, Kurkuma, Zimt, Ahornsirup und gebackenen Tofu-Würfeln. Als die Pfanne mit all diesen wunderbaren Gerüchen sich erwärmte, kam Peety mit zuckender Schnauze in die Küche.

»Gefällt dir das?«, fragte ich.

Er begann, aufgeregt zu hecheln, und wedelte mit dem Schwanz.

»Mir auch!«, sagte ich.

Ich probierte einen Löffel, und es war absolut fantastisch.

»Warte, bis du es versucht hast«, sagte ich.

Ich hatte es genossen, Peety von den meisten meiner Mahlzeiten eine kleine Portion abzugeben, aber in dieser Nacht verlangte er nach einem Nachschlag. Mir wurde klar, dass ihn das immer gleiche Reis-und-Bohnen-Gericht und das vorverpackte vegane Hundefutter vielleicht angefangen hatten zu langweilen, genau wie ich von meinen begrenzten Kochkünsten gelangweilt war. Es wurde wirklich Zeit für einen Kochkurs!

Zum Glück hatte mir ein paar Tage zuvor der Chefkoch Philip Gelb auf meine Mail geantwortet. Er sagte, der einzige Grund, warum er das Wort »vegan« nicht auf seiner Website verwendet habe, sei, dass das Wort zu viele Menschen abschrecke. Er koche »Essen«, sagte er. Sicher, es war pflanzlich, frisch, in Bio-Qualität, fleisch- und milchfrei, aber es waren trotzdem alles »nur Lebensmittel«. Er empfing bei seinen Dinnern Menschen, die keine Ahnung hatten, dass ihnen eine vegane Mahlzeit serviert wurde, und noch nie hatte einer von ihnen sich hinterher beschwert. »Gutes Essen ist gutes Essen«, schrieb er.

Was für eine tolle Einstellung!

Jetzt rief ich also erneut seine Website auf und meldete mich für seinen nächsten Kurs an. Das Essen, das wir vorbereiten würden? Paella – ein spanisches Reisgericht, das traditionell Meeresfrüchte oder eine Kombination aus Huhn und anderen Fleischsorten enthielt. Wie er das ohne Fleisch oder tierische Produkte zaubern wollte, war mir ein Rätsel, aber ich konnte kaum erwarten, es herauszufinden.

Ein Punkt auf der Checkliste war also abgehakt. Ich hatte einen Schritt unternommen, um wieder etwas Abwechslung in meinen Speiseplan zu bringen.

Und als Nächstes auf der To-do-Liste? Einen Termin beim Dermatologen vereinbaren! Ich musste unbedingt einen Weg finden, um meine Schuppenflechte unter Kontrolle zu bringen. Sie schien von Tag zu Tag schlimmer zu werden. Ich musste irgendwas tun.

Aufgabe drei? Ich rief bei einem Therapeuten an. Es beunruhigte mich, wie viel schwerer es mir fiel, allein das Haus zu verlassen, verglichen mit meinen Streifzügen mit Peety. Es war beängstigend. Ich hatte keine Ahnung, ob es Depressionen oder Angstzustände waren oder eine Kombination aus beidem, aber ich hasste die Art und Weise, wie ich mich fühlte, wenn dieser Hund nicht bei mir war. Tatsächlich unterschied es sich nicht allzu sehr von dem, was ich täglich gefühlt hatte, bevor Peety in mein Leben kam. Ich war launisch. Ich hatte keine Geduld mit Menschen. Meistens war ich still. Unsichtbar. Der Unterschied zu damals war lediglich, dass ich nun wusste, dass es auch anders sein konnte. Ich hatte erlebt, wie es sich anfühlte, Glück und Freude zu empfinden und eine Bindung zu einem anderen Wesen aufzubauen, und ich war mir bewusst, dass ich irgendwie lernen musste, all das auch ohne Peety an meiner Seite erleben zu können.

Ich konnte nur davon träumen, wie es sich anfühlen würde, so viel Liebe und Zuneigung für einen anderen Menschen zu empfinden, wie ich sie jetzt für meinen Hund empfand. Das hatte ich noch nie zuvor erlebt. Und ich fand, es war Zeit, mit einem Profi darüber zu sprechen, ob ich mich eventuell selbst sabotierte und so davon abhielt, dieses Gefühl zu erfahren.

Dank einer kurzfristigen Absage bekam ich noch in derselben Woche einen Termin beim Dermatologen. Er warf einen Blick auf die betroffenen Stellen auf meiner Brust und meinem Rücken und sagte, dass es wie ein fortgeschrittener Fall aussah, er aber schon Schlimmeres gesehen habe. Er war zuversichtlich, das Problem mit Medikamenten in den Griff zu bekommen.

»Es gibt da noch eine Stelle …«, sagte ich.

Ich stand auf und öffnete meine Hose. Ich lockerte meine Unterwäsche gerade weit genug, dass er einen Blick zwischen meine Beine werfen konnte.

»Sie müssen mir helfen«, sagte ich.

»Alles, was wir tun können, ist, verschiedene Medikamente auszuprobieren. Es gibt einige Optionen, die vielen Menschen sehr geholfen haben. Wir müssen einfach nur herausfinden, welches Medikament für Sie am besten geeignet ist«, sagte er.

»Na ja«, sagte ich, »es ist so. Ich habe die letzten sechs Monate damit verbracht, mich von jedem Medikament, das ich je genommen habe, zu entwöhnen. Ich denke, Sie haben in meiner Akte gesehen, dass ich im vergangenen Jahr mehr als fünfzig Kilo abgenommen habe. Wenn ich es irgendwie vermeiden kann, Medikamente einzunehmen, würde ich das also gern tun. Was ich mich frage, ist, ob es mit meiner Ernährung zusammenhängen könnte oder …«

»Nein. Es spricht wenig dafür, dass Schuppenflechte durch die Ernährung verursacht wird. Die gute Nachricht ist, dass die Medikamente wirken.«

»Ja, aber wie sieht es mit Nebenwirkungen aus?«

»Nebenwirkungen sind möglich, kein Zweifel. Übelkeit, Durchfall und Gewichtszunahme. Aber die meisten Patienten haben keine Probleme, und selbst wenn sie es tun, sind diese nichts verglichen mit dem Nutzen des Medikaments.«

»Ich bin nicht die meisten Patienten. Glauben Sie mir, ich habe so ziemlich jede Nebenwirkung von allen Medikamenten bekommen, die ich je eingenommen habe.«

»Nun, probieren wir es mal, und wenn es nicht funktioniert, versuchen wir ein anderes Medikament.«

Das gesamte Gespräch dauerte weniger als zehn Minuten. Der Arzt verschrieb mir ein Medikament, das ich im Fernsehen gesehen hatte. Ich ging sogar in die Apotheke, um es zu kaufen. Aber ich konnte mich einfach nicht dazu durchringen, es tatsächlich zu nehmen. Ich wollte das meinem Körper nicht antun. Ich fühlte mich, als sei ich endlich clean geworden, und das Allerletzte, was ich tun wollte, war, etwas zu tun, was meine erstaunliche Transformation wieder umkehren könnte. Selbst eine einprozentige Chance, Nebenwirkungen zu bekommen, schien mir zu groß.

Und so blieben die Schuppenflechte und meine Hilflosigkeit.

Ich erzählte der Therapeutin, die ich eine Woche später sah, davon. Tatsächlich erzählte ich ihr alles. Ich betrat ihr Sprechzimmer und ließ es einfach raus. Ursprünglich sollte unsere erste Sitzung vierzig Minuten dauern, aber ich weitete sie auf eine volle Stunde aus und hätte ohne Probleme noch mehr erzählt, wenn nicht der nächste Patient schon im Wartezimmer gesessen hätte. Die Therapeutin stimmte zu, dass ich Hilfe brauchte – und genau wie ich sah sie, dass die beste Ressource hierfür in meinem Leben bislang Peety war. Also sprach ich mit ihr über die Idee, Peety zu meinem Diensthund ausbilden zu lassen. Zu meiner großen Freude wusste sie über das Prozedere Bescheid und konnte mir sagen, was dafür erforderlich war.

»Das würde die Diagnose einer bestimmten Behinderung erfordern, und dann müsste der Hund richtig trainiert werden. Es ist keine kleine Entscheidung und nicht ganz einfach zu verwirklichen, aber wir können diese Option auf jeden Fall weiterverfolgen«, sagte sie.

»Super!«, sagte ich. »Das würde so einen großen Unterschied für mich machen.«

Sie reichte mir eine Broschüre über den Prozess. Die Richtlinien erforderten, dass Peety die grundlegenden Befehle ausführen konnte (was er bereits tat) und regelmäßig gepflegt wurde, sodass er sich problemlos an öffentlichen Orten aufhalten konnte (kein Problem dank der chinesischen Schönheitsexperten). Außerdem musste er darauf trainiert werden, einen bestimmten Dienst auszuführen, der mir mit meiner Krankheit helfen würde. Der letzte Teil schien ein potenzieller Haken zu sein. Welchen »Dienst« konnte Peety leisten? Ich litt an keiner diagnostizierbaren Krankheit außer Fettleibigkeit, und die wurde laut ADA-Richtlinien nicht als Behinderung angesehen. Der Gedanke, Peety irgendwann einmal überallhin mitnehmen zu können, blieb also weiterhin eher so etwas wie ein Wunschtraum, als ich an diesem Tag das Sprechzimmer der Therapeutin verließ.

Ich war überrascht, Philip Gelbs Kochstudio in einem eher heruntergekommenen Viertel der Stadt zu finden. Es befand sich in einem ehemaligen Fabrikgebäude aus Backstein, wo anscheinend mehrere Künstler und Musiker ihre Ateliers hatten. Zuerst fühlte ich mich etwas nervös bei dem Gedanken, mein Auto hier auf der Straße abzustellen, und fragte mich, ob ich die richtige Entscheidung getroffen hatte.

Als ich jedoch das Studio betrat, lösten sich alle meine Bedenken in Luft auf.

Es waren bereits drei weitere Personen für den Kochkurs da, und ich war der Letzte, der ankam. Jeder dieser Menschen begrüßte mich mit einem breiten Lächeln, einem Glas Wein in der Hand und einem warmen, einladenden »Hallo«. Profikoch Philip hatte hellbraune Haare, die zu einem Pferdeschwanz zusammengebunden waren, und in seiner Küche gab es nichts, was ausgefallen, exklusiv oder irgendwie prätentiös war. Er hatte einen normalen Elektroofen und ein paar Arbeitstische aus Edelstahl. Seine Töpfe und Pfannen glänzten nicht wie neu. Der Raum war sauber, aber nicht besonders gut organisiert. Ich fühlte mich ein bisschen so, als würde ich das

Büro eines genialen Professors oder vielleicht eines verrückten Wissenschaftlers betreten. Der Kühlschrank war einfach und mit Magneten und Aufklebern verziert. Ein Reiskocher und ein Schongarer standen in einer Ecke auf einem improvisierten Tisch, neben einem Notenständer und ein paar Notenblättern. Der Esstisch war aus schlichtem, dunklem Holz.

Auf der Seite des Raums jedoch stand eine edel aussehende Eismaschine – ein italienisches Modell aus Edelstahl, mit dem wir später, so Philip, ein rohes Eisdessert auf Cashew-Basis herstellen würden. Und es gab einen riesigen Industriemixer, wie ich noch nie einen gesehen hatte. Es sah aus wie die Art Mixer, die man in einem hochpreisigen Smoothie-Shop erwarten würde, mit einem schwarzen Boden aus Gummi und einem großen Plastikbehälter, aber alles war doppelt so groß wie bei einem normalen Küchenmixer und noch dazu stark abgenutzt.

Als mir jemand ein Glas Wein in die Hand drückte (mit der Anmerkung, dass er vegan war), stieg mir der Geruch der frischen Kräuter in die Nase, die auf dem mittleren Arbeitstisch ausgebreitet lagen.

Philip teilte Kopien eines handgeschriebenen Rezepts aus, auf denen die Zutaten und Arbeitsschritte für seine selbst kreierte Paella aufgelistet waren. Er wies uns an, uns jeweils ein Messer zu schnappen und mit dem Schnippeln zu beginnen. Währenddessen lief er hin und her zwischen uns und gab uns Ratschläge zu unserer Messertechnik. Ich schnitt gerade etwas Koriander klein, der laut Philip eine tropische Variante war und ein wenig anders schmeckte, als er bei mir vorbeikam, ein Stück abriss, daran schnüffelte und es sich schließlich in den Mund steckte. Ich tat dasselbe und war mal wieder überrascht, wie ein winziges Blatt eines Krauts eine solche Geschmacksexplosion in meinem Mund auslösen konnte.

Wir steckten mittendrin im Kochprozess, und es war klar, dass alle aus dem gleichen Grund zu diesem Kurs gekommen waren: Wir wollten unser Wissen und unsere Fähigkeiten bei der Zubereitung veganer Mahlzeiten erweitern.

Die anderen Kursteilnehmer hatten sich aus verschiedenen Gründen für die vegane Ernährung entschieden. Ein Mann hatte sein ganzes Leben lang unter Nahrungsmittelallergien gelitten und sah, wie sie alle verschwanden, nachdem er alle tierischen Produkte von seinem Speiseplan eliminiert hatte. Eine Frau in ihren Zwanzigern sagte, sie könne die Idee, Tiere zu essen, einfach nicht mehr ertragen. Die Art, wie sie in riesigen Fabriken eingesperrt und »missbraucht« wurden, war einfach zu viel für sie.

»Bist du jemals diesen Abschnitt auf der I-5 entlangge...«

»Den mit dem Gestank!«, warf Philip ein.

Wir stöhnten alle zustimmend. Jeder, der jemals die I-5 zwischen San Francisco und LA entlanggefahren war, war diesem Gestank begegnet.

»Ja. Diese riesigen Herden von Kühen, die nur darauf warten, dem Schlachter vorgeführt zu werden. Es riecht einfach nur nach Tod.«

»Und Dünger«, sagte einer der Männer.

»Ja«, stimmte ich zu. »Es ist schrecklich.«

»Ehrlich gesagt kann ich da gar nicht mehr langfahren«, sagte die Frau. »Ich mache einen stundenlangen Umweg, nur um das zu vermeiden. Diese Unzahl an Tieren zu sehen, die in der prallen Sonne darauf warten, dass ihr Leben endet ... Es ist wie ein Todeslager für Kühe.«

Dieser Satz setzte sich in meinem Kopf fest wie früher das Brathähnchen in meinem Magen. Ich hatte nie viel über die ethische oder tierrechtliche Seite einer veganen Ernährung nachgedacht, und diese Diskussion traf mich wie ein Schlag ins Gesicht.

»Sie sind Lebewesen, genau wie wir«, fügte Philip hinzu. »Mein Wendepunkt war, als ich nach dem College mit ein paar Freunden eine Farm besuchte, und da war diese Kuh, die einfach so zu meiner Freundin schlenderte, während wir am Teich saßen. Sie kam den ganzen Weg zu uns, legte sich neben sie und ließ sich von ihr den Kopf streicheln. Dabei hatte sie diesen unglaublichen Ausdruck von

Zufriedenheit auf ihrem Gesicht. Es war nicht anders, als ein Hund sich verhalten hätte, und ich dachte mir nur: Wie können wir diese Lebewesen nur für unser *Essen* töten, wenn wir von hektarweise Nahrung umgeben sind, die wir essen können, ohne dafür töten zu müssen?«

Auch der dritte Kursteilnehmer stimmte Philip und der Frau zu, aber er argumentierte weiter, dass der Umweltschutz der wichtigste Grund von allen für eine vegane Ernährung sei. Ich hörte nicht ganz zu, während er redete, weil ich das Bild der Kuh, die sich auf einem sonnigen Feld an einem Teich den Kopf streicheln ließ, nicht mehr loswurde. Ich stellte mir Peety vor, wie er seinen Kopf auf meinen Schoß legte und zu mir aufblickte, mit diesem Ausdruck der Anbetung in seinen Augen, und fing an zu zittern.

Ich hatte nicht vorgehabt, jemals wieder Fleisch zu essen, einfach nur weil es mir so viel besser ging, nachdem ich es aufgegeben hatte. Aber nun dachte ich: *Das Bild dieser glücklichen Kuh – zusammen mit meiner persönlichen Erfahrung mit dem Gestank auf der I-5 – wird mich in Zukunft davon abhalten, jemals wieder Fleisch zu essen, egal wie groß die Versuchung ist.*

Während wir uns in die Details der Essenszubereitung vertieften, tauschten wir Geschichten über unsere früheren Misserfolge in der Küche aus. Jeder von uns, einschließlich Profikoch Philip, hatte beim ersten Dünsten den Brokkoli zu lange garen lassen. Jedem von uns war der Reis angebrannt. Und jeder von uns hatte viel zu viele Gewürze in einem einzigen Gericht kombiniert, nachdem wir den Genuss an exotischen Geschmäckern entdeckt hatten.

»Manchmal ist ein wenig Salz und Pfeffer zu einem perfekt gekochten Gemüse alles, was man braucht«, sagte Philip.

Ich erwähnte die Kochmethode des Dampfbratens – eine Technik, mit der man ohne Öl kochen konnte. Diese Technik hatte ich online gefunden und mir selbst mithilfe von YouTube-Videos beigebracht. »Der Hauptgrund, warum Menschen mit Öl kochen, ist, weil es beim Kochen nicht verdunstet«, sagte ich. »Aber mit Wasser kann man dasselbe Ergebnis erzielen. Man füllt einfach ein wenig Wasser in die Bratpfanne oder den Wok und gibt dann stetig einen neuen Schuss hinzu, bevor es ganz verkochen kann. So hat die Mahlzeit nur einen Bruchteil der Kalorien.«

»Das habe ich versucht«, sagte Philip. »In den meisten Fällen ist es nichts für mich, weil ich beim Kochen nicht darauf aus bin, Kalorien zu reduzieren. Ich koche für den Geschmack und die Textur, einfach den Genuss im Ganzen. Aber es stimmt, dass es tatsächlich funktioniert, und wenn man Kalorien einsparen will, ist es eine großartige Methode.«

Anschließend beklagten wir geschlossen den Mangel an gutem veganem Käse auf dem Markt. Das war etwas, was wir alle vermissten. Die veganen Streichkäse-Sorten, die es gab, waren ganz gut, sie wurden meist aus Cashew- oder anderen Nüssen hergestellt. Aber ein richtig schöner Schmelzkäse für ein gegrilltes Sandwich schien immer noch ein weit entfernter veganer Traum zu sein.

»Aber irgendwann wird es auch da den Durchbruch geben. Wir probieren jetzt alle möglichen Dinge aus und kreieren alle möglichen Texturen und Geschmacksrichtungen, von denen die Leute dachten, sie wären ohne Milchprodukte unmöglich herzustellen«, sagte Philip.

Dieser Gedanke hatte ihn auch dazu gebracht, das Rezept für sein Cashew-Eis zu entwickeln, und er bestand darauf, dass wir es später alle probierten. Deshalb holte er jetzt einen Plastikeimer voll roher Cashewnüsse hervor und gab sie zusammen mit etwas Wasser in seinen großen Mixer, wo sie zu einer schaumigen, glatten Flüssigkeit verrührt wurden, die aussah wie Sahne. Er gab etwas Agavensirup zum Süßen hinein, fügte Heidelbeeren hinzu und füllte die Mischung in seine italienische Eismaschine.

»Wartet, bis ihr das probiert habt«, sagte er aufgeregt.

Die Tatsache, dass Nüsse, Sojabohnen, Kokosnüsse und so viel anderes in »Milch« verwandelt werden konnten, erstaunte mich immer noch. Und als ich sah, wie Philip in seiner eigenen Küche so schnell aus ein paar Nüssen eine cremige Flüssigkeit zauberte, dachte ich: *Ich muss so einen Mixer haben!*

»Vielleicht wird einer von *euch* ja eines Tages den ultimativen veganen Schmelzkäse erfinden«, sagte er. »Die coolsten Innovationen entstehen oft durch Zufall oder durch Ausprobieren in der heimischen Küche.«

Was mich in Philips Küche am meisten beeindruckte, war, dass es tatsächlich keine vorverpackten Lebensmittel gab. Nicht ein einziges. Der Mann machte seinen eigenen Tofu und stellte mithilfe von Mörser und Stößel seine eigenen Gewürze und Currypulver her.

Mir war nie klar gewesen, wie wichtig die Liebe zum Detail sein konnte.

Die Paella, die wir in dieser Nacht aßen, war besser als alles, was ich je probiert hatte, einschließlich aller nicht veganen Mahlzeiten, die ich in den besten Restaurants des Landes gekostet hatte. In Philips Essen steckte einfach Leidenschaft. Ihm dabei zuzusehen, wie er sich in seiner Küche bewegte, Gewürze in den Industriemixer warf, den Reis in einer riesigen Paellapfanne knusprig briet und sich dann hinsetzte und mit geschlossenen Augen die Aromen einatmete, zeigte mir überhaupt erst, was Hingabe und Inspiration beim Kochen bedeuteten. Auch ich wollte dieses Ausmaß an Leidenschaft in jede Mahlzeit stecken, die ich zu Hause zubereitete. Mehr noch – ich wollte dieses Essen mit allen teilen, die ich kannte. Ich wollte ein überragender Koch werden, damit ich diese Erfahrung mit anderen teilen konnte und vielleicht eine Chance hätte, andere Menschen auf der Welt dazu zu inspirieren, ebenfalls den veganen Lebensstil auszuprobieren, der mir so geholfen hatte.

Von da an besuchte ich jeden Kochkurs von Philip, der in meinen Zeitplan passte. Nach einer Weile wurden er und ich Freunde. Er bot mir an, ihn jederzeit anzurufen oder ihm meine Fragen per Mail zu stellen, und er war immer offen für eine Diskussion über veganes Essen. Er zeigte mir größere, interessantere Märkte in der Region, die in einem einzigen Raum mehr Gemüse versammelten, als ich je in meinem Leben gesehen hatte. Er erzählte mir davon, wie viele alte Bauernhöfe wegen modernerer industrieller Methoden des Lebensmittelanbaus pleitegingen und später von Pionieren auf dem Lebensmittelmarkt zurückgekauft wurden, damit nach alter Tradition auf den Böden Obst und Gemüse angepflanzt werden konnte, das so natürlich und vollmundig schmeckte, dass die Leute in Scharen kamen.

Sprach man mit einem Mann wie Philip Gelb, war es schwer, nicht einfach losziehen und alles in seiner Macht Stehende tun zu wollen, um die Welt zu einem besseren Ort zu machen. Diese erste Kochstunde mit ihm weckte in mir eine Leidenschaft fürs Kochen, von der ich hoffte, dass ich sie nie verlieren würde.

Meilensteine

»Ich will, dass es weggeht«, sagte ich. »Ich kann es nicht mehr ertragen.«

Mein erster monatlicher Besuch bei Dr. Preeti bewegte sich sofort vom Thema Gewichtsabnahme weg und hin zu meinem aktuellen Problem. Mit meinem Gewicht war alles super, ich hatte weiterhin mehr als zwei Kilo pro Woche abgenommen, ohne irgendwelchen zusätzlichen Aufwand zu betreiben.

Aber die Schuppenflechte, einschließlich der betroffenen Stelle auf meinem Geschlechtsteil, war unerträglich geworden.

»Ich weiß nicht, was los ist. Ich fühle mich insgesamt besser. Ich ernähre mich gesund. Ich verzichte fast ganz auf Zucker. Ich benutze kein Öl mehr zum Kochen. Irgendwie glaube ich, dass dieser Ausschlag durch etwas in meiner Diät verursacht wird, Dr. Preeti. Er ist viel schlimmer geworden, seit ich angefangen habe, mich vegan zu ernähren. Ich verstehe das nicht. Peetys Hautprobleme sind alle verschwunden, seit ich ihm veganes Hundefutter gebe.«

»Okay«, sagte sie. »Also, Sie denken, dass es etwas mit Ihrer Ernährung zu tun hat. Das ist Ihr Instinkt. Haben Sie auch über Umwelteinflüsse nachgedacht, zum Beispiel Chemikalien in Waschmitteln?«, fragte sie.

»Darüber habe ich irgendwo was gelesen, ja. Deshalb bin ich vor einiger Zeit auf ein hypoallergenes Waschmittel umgestiegen. Es machte keinen Unterschied.«

»Ich denke, das Beste, was Sie tun können, ist eine Eliminierungsdiät. Reduzieren Sie Ihre Ernährung für ein paar Tage auf nur wenige Lebensmittel – Reis, etwas Obst – und beobachten Sie, ob die Symptome nachlassen. Ist das der Fall, versuchen Sie nach und nach, immer mehr Lebensmittel zu ihrem Speiseplan hinzuzufügen.

Das wird ziemlich langweilig werden, aber es ist der einzige Weg, wie Sie wirklich herausfinden können, ob das Problem durch Ihre Ernährung verursacht wird.«

»Ich bin bereit, alles auszuprobieren. Ich kann es nicht mehr ertragen«, sagte ich.

Die nächsten zwei Tage aß ich nichts anderes als Reis und grüne Erbsen. Dann fügte ich ein paar Pfirsiche und Bananen hinzu, damit meine Vitaminzufuhr gesichert war, und beließ es ein paar Tage lang dabei. Es war hart. Ich hatte gerade die größte Kochrenaissance hinter mir, die ich je erlebt hatte. Ich hatte die Paella von Profikoch Philip in meiner eigenen Küche nachgekocht und sie sogar ein wenig modifiziert, um ihr eine persönliche Note zu geben. Ich hatte herausgefunden, wie man Tofu-Rührei machte, das noch besser schmeckte als das aus dem Café in Berkeley. Ich hatte Frühstückskartoffeln gemacht, die einfach außerirdisch gut geschmeckt hatten!

Das alles plötzlich auf Eis zu legen, fühlte sich wie eine Strafe an. Aber ich musste es tun. Ich stand so kurz davor, mich wie ein normaler Mensch zu fühlen!

Im Laufe der nächsten vier Wochen fügte ich langsam Lebensmittel um Lebensmittel hinzu. Eins nach dem anderen. Kartoffeln. Tofu. Brokkoli. Karotten. Verschiedene Früchte. In der dritten Woche war meine Schuppenflechte fast verschwunden. Es war erstaunlich. Nun hatte ich absolut keinen Zweifel mehr daran, dass es sich bei dem Ausschlag um eine Reaktion auf ein Lebensmittel handelte, und ich war fest entschlossen herauszufinden, welches Lebensmittel der Übeltäter war. Eines Nachts ging ich zu einem der kleinen mexikanischen Imbisse, die Mario mir empfohlen hatte, weil ich dringend mal etwas Abwechslung brauchte. Ich bestellte vegetarische Tacos auf Maistortillas, aber stellte sicher, dass keine unbekannten Zutaten verwendet wurden. Am Morgen wachte ich mit einer frisch entzündeten Stelle an meinem Ellenbogen auf.

Ich ging die Zutaten der Tacos in meinem Kopf durch. Alle Gemüsesorten, die darin verwendet wurden, hatte ich bereits in den letzten drei Wochen gegessen, da war ich mir sicher. Das Einzige, was ich in der ganzen Zeit nicht angerührt hatte, war Mais. *Mais!*

Ich hatte ein Paket mit tiefgefrorenem Mais im Gefrierschrank. Ich zog es heraus, kochte es und aß eine Schale davon zum Frühstück. Dann gab ich etwas Popcorn in die Mikrowelle und aß die ganze Schüssel. Am Ende dieses Tages war die Schuppenflechte an meinem Ellenbogen schlimmer, und eine weitere Stelle breitete sich auf meiner Brust aus. Es juckte schrecklich.

Seit ich auf eine pflanzliche Ernährung umgestiegen war, war Mais zu einem meiner Lieblingsprodukte geworden. Er war eine süße und farbenfrohe Ergänzung zu jedem Pfannengericht und eine ideale, leicht zuzubereitende Beilage. Ein Maiskolben mit etwas Salz schmeckte gekocht oder gegrillt einfach vorzüglich. Und in all den mexikanischen Restaurants war Mais die perfekte weizenfreie Alternative gewesen, wenn ich Tacos oder einen Burrito essen wollte.

Mais.

Ich eliminierte ihn komplett aus meiner Diät und aß ansonsten weiter so wie zuvor. Als ich eine Woche später für meinen monatlichen Check-up in Dr. Preetis Büro schlenderte, tat ich das mit einem breiten Lächeln auf meinem Gesicht.

»Ich habe den Übeltäter gefunden«, sagte ich.

Dr. Preeti war nicht wirklich der Mensch, der viel Emotion zeigte, aber als ich ihr sagte, dass die Schuppenflechte verschwunden sei, klatschte sie ihre Hände zusammen und jubelte ein bisschen. »Ich bin so froh, das zu hören!«

Ich sprang auf die Waage und wurde mit noch mehr guten Nachrichten konfrontiert. Ich hatte die Neunzig-Kilo-Marke geknackt. Mittlerweile wog ich 89 Kilo. Ich hatte nicht weniger als neunzig Kilo gewogen, seit ich aus der Army entlassen worden war.

Ich war jetzt weniger als zehn Kilo von meinem Traumgewicht entfernt.

»Ich werde es tatsächlich schaffen«, sagte ich.

»Ich glaube, das werden Sie, ja.«

»Ich meine ... diese Frage stellt sich mir nicht mal. Es gibt keinen Grund, warum es nicht klappen sollte. Mein Körper hat das ganz von selbst und völlig allein getan. Ich gebe ihm nur das, was er braucht, das ist alles.«

»Das ist bis hierhin sicherlich wahr. Und vielleicht wird es auch weiterhin so funktionieren. Es könnte aber auch knifflig werden. Möglicherweise finden Sie es schwieriger, kein neues Gewicht zuzulegen, sobald Sie Ihr Ziel erreicht haben. Bei vielen Menschen zeigt sich die Tendenz, dass sie ein bisschen gemütlich werden und in alte Gewohnheiten zurückfallen, sobald sie ihr Wunschgewicht erreicht haben. Sie hören dann auf, regelmäßig zu trainieren, oder essen wieder die Nahrungsmittel, die ihre Gewichtszunahme und die Gesundheitsprobleme in erster Linie ausgelöst haben«, erklärte Dr. Preeti.

»Wie kann ich dem entgegenwirken? Ich will nicht, dass mir das passiert«, sagte ich.

»Ich halte es immer noch für wichtig, dass Sie an mehr sozialen Aktivitäten teilnehmen. Ich bin so froh, von den Kochkursen zu hören, aber ich dachte da eher an so etwas wie eine Laufgruppe oder eine Radgruppe, irgendetwas Sportliches im Freien. Sie mögen das Fitnessstudio nicht, wenn ich mich recht erinnere, also vielleicht so was wie ein Schwimmverein. Ihr Körper wird sich nach einer Art von Bewegung sehnen, die ein wenig intensiver ist, und es ist wichtig, dass Sie einen Sport finden, den Sie nicht hassen. Wenn Sie eine Aktivität finden, die Sie wirklich mögen, eine, die Sie mit anderen Leuten zusammen machen können, werden Sie feststellen, dass es Ihnen viel leichter fallen wird, Ihre Resultate aufrechtzuerhalten.«

»Okay«, sagte ich. »Bis jetzt habe ich mein Bestes getan, um allen Ihren Vorschlägen zu folgen, also werde ich das auch dieses Mal tun. Es wird nicht einfach, aber ich werde es versuchen.«

Einen guten Monat später stellte ich mich auf meine digitale Waage im Badezimmer und fand heraus, dass ich nur noch 81 Kilo wog.

»Na, Peety, was sagst du dazu?«

Er sah mich an und sagte: »*Ja. Na und? Wann gehen wir denn endlich raus?!*«

Wann immer ich in der Vergangenheit, bei den Weight Watchers oder wo auch immer, ein Ziel betreffend mein Gewicht erreicht hatte, wurde eine kleine Feier veranstaltet. »Hurra! Juhu!« Und obwohl ich allein war, wollte ich auch jetzt feiern. Ich würde mir eine Belohnung gönnen, ein kleines Geschenk vielleicht oder ein Abendessen in einem wirklich schönen Restaurant. Trotzdem waren wir hier nicht bei *The Biggest Loser*. Gewicht zu verlieren, war kein Wettbewerb. Es war keine einmalige Leistung. 81 Kilo waren nicht das Ziel. Sich gesund zu fühlen und gesund zu sein, ohne Schmerzen gehen zu können und sich wohlzufühlen – das waren die Ziele. Und die bestanden weiterhin. Das hier war nicht wirklich ein Gewinn. Ich fühlte mich nicht, als könnte ich jetzt erleichtert aufatmen und mit dem Rest meines Lebens beginnen.

Ich wusste mit jeder Faser meines Körpers, dass ich dieses Gewicht nie wieder zulegen würde. Also ging ich los, um neue Kleidung einzukaufen – diesmal mit dem Vorsatz, alles, was ich kaufte, für eine lange Zeit zu behalten. In den letzten zehn Monaten hatte ich etwa alle sechs Wochen neue Klamotten gekauft. Diese Kleidung steckte ich nun in schwarze Plastikmüllbeutel und brachte sie zu einem Secondhandladen. Ich ging zu Macy's und kaufte einige Hosen und Hemden, von denen ich wusste, dass ich sie auch in Zukunft tragen könnte. Außerdem schaute ich in einem Sportgeschäft vorbei und kaufte neue Trainingskleidung. Dazu auch neue Sneaker – denn zusätzlich zu meinem Gewichtsverlust hatte ich auch anderthalb Schuhgrößen verloren.

Der einzige »Sport«, den ich seit den Kickball-Spielen in der Schule jemals wirklich verfolgt hatte, war das Laufen gewesen, und das auch nur, weil ich in der Army dazu gezwungen worden war.

Wirklich interessieren tat es mich nicht, und bei all den Spaziergängen mit Peety war ich nie mehr als ein paar Meter gejoggt – und das auch nur, wenn wir schnell eine Straße überqueren oder uns von einem anderen Hund entfernen mussten.

Als ich jetzt jedoch über den Rat von Dr. Preeti nachdachte, konnte ich an keine andere Sportart denken, die ich auch nur im Entferntesten ausprobieren wollte. Ich besaß kein Fahrrad und hatte keine Lust, eines zu kaufen. Am Schwimmen hatte ich wenig Interesse. Das Fitnessstudio hasste ich nach wie vor. Was könnte ich sonst noch tun?

»Ein paar meiner Patienten haben Zumba ausprobiert«, hatte Dr. Preeti mir erzählt, »davon auch einige, die Fitnessstudios hassen. Als sie dann gemeinsam mit den anderen Kursteilnehmern tanzten und eine gute Zeit hatten, wurde ihnen klar, dass sie das gern öfter tun wollten. Sie wollten nicht aufhören.«

Ich war mir ziemlich sicher, dass Zumba nicht mein Ding sein würde. Ich wusste, dass ich keinen Rhythmus im Blut hatte. Mein Tanzstil bestand daraus, immer wieder meine Knie zu beugen, und als ich das einmal vor Peety machte, bellte er mich an.

Also fuhr ich am frühen Abend, als die Sonne fast untergegangen, aber es immer noch ein wenig hell war, mit Peety zur alten Rennstrecke der San José State University. Diese Strecke war zu ihrer Zeit ein richtig schöner Ort gewesen, und einige legendäre Läufer hatten dort trainiert. Mittlerweile war sie vernachlässigt und in einem ziemlich schlechten Zustand. In den letzten Jahrzehnten hatte die Universität ihre Ressourcen in den Aufbau einer Fußballmannschaft und des dazugehörigen Stadions gesteckt. Die legendäre Rennstrecke wurde jetzt hauptsächlich als Parkplatz genutzt. Aber sie war noch immer da.

Ich parkte mein Auto in ihrer Mitte und kurbelte das Fenster herunter, damit Peety es sich bequem machen konnte. Dann stieg ich aus, dehnte mich ein wenig und stand in meinen neuen Laufschuhen auf der Strecke. *Das ist verrückt*, dachte ich.

Aber dann atmete ich tief durch und fing einfach an. Ich startete in einem langsamen Tempo, nur um zu sehen, wie es sich anfühlte. Peety beobachtete mich aus dem Auto heraus. Mir war klar, dass er mich für verrückt hielt. *Was zum Teufel macht mein Herrchen da?!*

Die Strecke war gut vierhundert Meter lang, und ich stellte fest, dass ich es beim ersten Versuch ziemlich entspannt um das ganze Ding herum schaffte. Meine Beine trugen mich ohne Probleme, und meine Knie fühlten sich gut an. Die neuen Schuhe waren fantastisch, und ich atmete nicht zu schwer. Ich beschloss, das Tempo ein wenig zu erhöhen, und als ich in einen festen Trott kam, fühlte es sich an, als würde mein Körper sich ganz von selbst bewegen. Meine Beine verfolgten eine klare Linie und pendelten nicht mehr hin und her. Meine Gelenke pulsierten nicht. Jedes Mal, wenn mein Fuß den Boden berührte, schien ich wie von selbst zurück in die Luft zu springen, so als ob meine Beine erwarteten, dass ich mehr wog, als ich es tat, und automatisch versuchten, diese Gewichtsdifferenz auszugleichen.

Meine Atmung wurde schwerer, und ich konnte fühlen, wie mein Herz klopfte, aber ich schaffte eine volle zweite Runde und fühlte mich, als könnte ich danach noch weitermachen.

Es war erstaunlich, darüber nachzudenken, dass ich so viele Jahre lang fast das Doppelte meines jetzigen Gewichts mit mir herumgeschleppt hatte. Meine Beine hatten täglich fast 70 Kilo mehr getragen. Ich nahm an, dass ich dadurch im Laufe der Zeit einige Muskeln aufgebaut hatte. Und wahrscheinlich hatten die Spaziergänge mit Peety auch dazu beigetragen, mich in Form zu bringen. Ich schnaufte und keuchte zwar ziemlich, als ich die dritte Runde drehte, aber irgendetwas in mir drin sagte mir, dass ich weitermachen sollte.

»Wuff!«, bellte Peety, während er aufmerksam beobachtete, wie ich meine Runden drehte. »Wuff, wuff, wuff!«

Ich rannte schneller, nur um zu sehen, ob ich es konnte. Und das tat ich! Ich pushte mich und fühlte mich ziemlich außer Atem, als ich die letzte Runde hinter mich brachte. Aber ich schaffte es. Ich lief eine ganze Meile auf dieser Strecke, und das so schnell wie möglich.

Ich blieb stehen, legte die Hände auf meine Hüften und beugte mich nach vorn, um Luft zu holen. Ich war schweißgebadet. »Wuff, wuff, wuff, wuff«, bellte Peety.

»Alles gut, Junge!«, rief ich. »Mir geht es gut, mir geht es gut.« Als ich fühlte, dass meine Herzfrequenz sich wieder etwas mehr der Norm näherte, richtete ich mich auf und winkte ihm zu.

Ich ging zurück zum Auto, um mir das Handtuch auf dem Beifahrersitz zu schnappen, und Peety leckte mir übers Gesicht. Er mochte den Geschmack all des zusätzlichen Salzes auf meinen Wangen. Ich wischte mir den Schweiß und Peetys Sabber von der Stirn und ließ ihn aus dem Auto, um langsam mit ihm eine Runde zu gehen, während mein Körper weiter abkühlte. Peety schien wie energetisiert von meinem Sportversuch. Er zerrte an der Leine und zog mich nach vorn.

»Willst du das nächste Mal mit mir zusammen laufen?«, fragte ich ihn.

Ich konnte kaum glauben, was ich da sagte: »Nächstes Mal.«

Am nächsten Abend fuhr ich wieder zu der Rennstrecke und versuchte, mit Peety gemeinsam zu laufen, aber es machte ihm keinen Spaß. Immer wieder schnappte er nach der Leine und versuchte, uns von der Bahn zu ziehen, um an etwas zu schnüffeln.

Also verfrachtete ich ihn wieder auf den Rücksitz und versprach, hinterher einen Spaziergang mit ihm zu machen. Ich ging zurück zur Startlinie und lief los. Insgesamt lief ich acht Runden, also zwei volle Meilen, und weder meine Knie noch meine Füße schmerzten hinterher. Ich schwor mir, das wieder zu tun.

Am nächsten Abend kehrte ich erneut zurück. Diesmal lief ich drei Meilen. Ich war erstaunt, dass ich das einfach so konnte, ohne mich besonders darauf vorzubereiten. Hatte ich meinen Körper versehentlich die ganze Zeit trainiert, während ich abnahm?

Ich ließ mich von Peety auf meiner Siegerrunde begleiten und ging diese Viertelmeile, anstatt sie zu joggen. Er schnüffelte an jedem Schlagloch und Riss in der Rennbahn und gab sein Okay. Auf dieser neuen Oberfläche zu gehen, schien ihm zu gefallen, und in seinen Augen spiegelte sich der Stolz, den auch ich auf das empfand, was ich geleistet hatte.

Drei Durchgänge waren alles, was nötig gewesen war. Danach beschloss ich, dass Laufen mein Ding war. Nun musste ich nur noch eine soziale Komponente hinzufügen.

Ich ging online und fand eine Reihe von Laufgruppen in der South Bay Area. Einige waren Marathons und Triathlons gewidmet. Das war nichts für mich. Aber es gab auch andere Gruppen, die an Freizeitläufer, Anfänger und Menschen im Allgemeinen gerichtet waren, die in Form kommen wollten. Das klang schon eher nach etwas für mich.

Eine dieser Gruppen wurde zufällig von einer sehr attraktiven braunhaarigen Frau namens Sarah geleitet. Sie schien wirklich mit Leib und Seele dabei zu sein und schrieb sogar einen Blog über die Gruppe. Alles wirkte sehr entspannt und offen. Als ich mich über ihre bevorstehenden Aktivitäten informierte, fiel mein Blick immer wieder auf Sarahs Profilbild, und ich dachte: *Wow, diese Frau ist atemberaubend! Warum aus allen Gruppen, denen ich mich anschließen könnte, nicht einfach diese wählen?*

Ich schickte Sarah eine Nachricht, und sie schrieb noch am selben Abend zurück.

»Klar! Komm am Sonntag zu uns«, sagte sie. »Ich würde mich freuen, dich kennenzulernen. Oh, und bring gern Freunde mit! Wir sind immer auf der Suche nach neuen Mitgliedern.«

Es fühlte sich ziemlich mies an, das Wort »Freunde« zu lesen und zu erkennen, dass man keine hatte. Ich hatte Kunden und »Geschäftsfreunde« aus den Läden mit Haushaltsgeräten, die ich regelmäßig besuchte, aber mit keinem von ihnen verbrachte ich außerhalb der Arbeit Zeit. Ich kannte Mario, den Friseur, die Hundepfleger und den Mann in der chemischen Reinigung. Und Sally, meine Haushälterin, die ausgezeichnete Arbeit leistete. Ich verstand mich gut mit Dr. Preeti, aber sie war meine Ärztin. Draußen gab es die alte Dame, die manchmal auf der Treppe saß und der ich Hallo sagte. Und ich hatte Peety. Das war's.

Ich hoffte wirklich, dass sich das bald ändern würde.

Sarahs Lächeln

Einen Monat später stand ich zu Hause vor dem Spiegel und überlegte, welches Hemd ich zu meiner brandneuen Jeans tragen sollte. *Wie kann es sein, dass ich das seit 15 Jahren nicht mehr gemacht habe?*

Ich war mir nicht mal sicher, ob ich es überhaupt ein Date nennen konnte. Es war eine Verabredung zum Spielen – für unsere Hunde. Wir wollten außerdem über die Pläne sprechen, die wir bezüglich einer veganen Dinnerparty geschmiedet hatten, die wir für einige Mitglieder unserer Laufgruppe organisieren wollten. Dennoch trafen wir uns bei Sarah zu Hause, nur wir beide. Ich hatte versprochen, ihr ein fabelhaftes veganes Abendessen zu kochen, und ich konnte nicht aufhören, darüber nachzudenken, dass alle unsere Gespräche nach den gemeinsamen Läufen sich verdammt nach Flirten angefühlt hatten. *Hatten sie das nicht?*

Ich wollte mich nicht zu sehr anstrengen. Ich wollte mich nicht zu krass herausputzen, sodass sie sofort verstehen würde, dass ich mehr als freundschaftliche Motive hatte, aber andererseits wollte ich sie auch beeindrucken. Seit unserer allerersten Begegnung an der Spitze des Los Gatos Creek Trail hatte sie mich bis jetzt nur in Trainingskleidung gesehen, verschwitzt und salzverkrustet. Auch ich hatte sie nur so gesehen. Trotzdem konnte ich nicht aufhören, mir vorzustellen, wie sie mit offenen Haaren, ohne Pferdeschwanz, aussehen würde.

Ich verstand immer noch nicht ganz, wie mein Leben sich so schnell hatte ändern können. Im Laufe eines einzigen Monats, seit ich mein Wunschgewicht erreicht hatte, hatte ich mich in eine soziale Person verwandelt. Auch Peety hatte sich verändert. Wir hatten Spieldates mit den Hunden anderer Leute. Und aus irgendeinem

Grund schien er automatisch zu verstehen, dass die Hunde meiner Freunde nicht seine Feinde waren. Er bellte sie nicht an, wenn sie sich zum ersten Mal trafen. Es war verrückt.

Die Idee, mit jemandem ein Bier oder ein Glas Wein zu trinken, während unsere Hunde im Hinterhof herumtollten, war für mich etwas völlig Neues. Es war ein Vorwand, um Zeit mit anderen Menschen zu verbringen, und Peety freute sich auf diese kleinen Abenteuer.

Es war, als wären wir beide hässliche Trolle, die sich schließlich unter ihrer Brücke hervorgetraut hatten.

Nur vier Leute waren zu meinem ersten Treffen mit der Laufgruppe gekommen. Außer mir waren da noch Vicki, Chris und die Gruppenleiterin Sarah. Im echten Leben sah Sarah noch besser aus als auf ihrem Profilbild, und ich musste mir Mühe geben, in ihrer Gegenwart nicht konstant auf den Boden zu starren. Sie schien weit außerhalb meiner Liga zu spielen. Ich wusste nicht mal, ob sie Single war. Irgendwie fühlte ich mich bescheuert, weil ich hier aufgetaucht war und dachte, dass diese Frau auch nur das leiseste Interesse an mir zeigen könnte.

Ich war noch nie auf einem Pfad in der Natur gelaufen und sagte gleich zu Beginn, dass ich nervös war. Alle reagierten freundlich und verständnisvoll und sagten, sie würden es langsam mit mir angehen. Ich erzählte ihnen auch, dass ich erst in dieser Woche mit dem Laufen angefangen hatte, und sie ermutigten mich alle sehr. Nach den ersten Kilometern fiel ich zurück, aber Vicki war so nett, ihr Tempo zu drosseln und mit mir zu plaudern, was mir wirklich half. Ich erzählte ihr ein wenig von der Entwicklung, die ich im Lauf des letzten Jahres durchgemacht hatte, und als wir am Ende des Trails die anderen trafen, bestand sie darauf, dass wir alle zusammen frühstücken gingen, damit ich ihnen meine ganze Geschichte erzählen konnte.

Es überraschte mich, wie interessiert diese drei fitten, professionellen Menschen daran waren, die Geschichte meines Leidens und des langen, kurvenreichen Weges zur Genesung zu hören. Sie klebten an meinen Lippen, als sei es die interessanteste Geschichte, die sie je gehört hatten. Gemeinsam lachten wir über meine Erinnerungen an Peety, als dieser in den Teich sprang, meine erste Begegnung mit Mario und das Elend, das ich beim Einkaufen empfunden hatte, wenn ich mich selbst im Spiegel der Garderobe sah. Immer wieder sagten sie Dinge wie: »Ich kann nicht glauben, dass du mal 135 Kilo gewogen hast« und »Das würde man nie erwarten, wenn man dich heute sieht« und »Unmöglich, dass du schon 52 bist! Dafür siehst du viel zu gut aus«.

In diesem ersten Gespräch fand ich auch heraus, dass Sarah geschieden und Single war. Aber auch nur der Gedanke daran, sie um ein Date zu bitten, jagte mir riesige Angst ein. Also tat ich es nicht. Stattdessen verwickelte ich sie in ein Gespräch über meinen neuen Mixer und die unglaublichen Smoothies, die ich mir jetzt zum Frühstück machte und durch die ich mich wie Superman fühlte.

Von da an wiederholten wir den Lauf jede Woche an einem anderen Ort. Nach und nach kamen mehr Läufer dazu. Ein paar Mitglieder veranstalteten Läufe früh am Morgen unter der Woche, und an einigen von diesen beteiligte auch ich mich, nachdem ich Peety im Morgengrauen bereits eine halbe Stunde um den Block geführt hatte. Er liebte seine Spaziergänge so sehr, und ich wollte sie ihm nicht vorenthalten – unsere gemeinsamen Ausflüge zeigten ihm, wie wichtig er mir war, egal wie viel Neues plötzlich in meinem Leben los war.

Nach dem Laufen ging unsere Gruppe oft gemeinsam einen Kaffee trinken oder frühstücken, und jedes Mal saß ich dabei neben Sarah. Als wir zum dritten Mal nebeneinandersaßen, erschien es mir nicht mehr wie ein Zufall. Ich liebte ihr Selbstvertrauen und ihre Begeisterung fürs Laufen. Jeder, der unserer Gruppe beitrat, schien ganz einfach von Leidenschaft und Freude erfüllt zu sein. Das war genau die Art von Menschen, die ich um mich herum haben wollte, und auch sie schienen zu denken, dass ich zu ihnen passte.

Sie alle liebten es, von meinen Diätabenteuern zu hören und wie ich alle möglichen neuen Rezepte von Philip gelernt hatte, und schon bald fragten sie mich, ob ich ihnen zeigen könnte, wie sie einige dieser fantastischen Gerichte selbst kochen konnten. Sie waren so überwältigt von dem Ergebnis meiner Verwandlung, dass sich fast jeder in der Gruppe fragte, wie ihre eigene Gesundheit und Fitness davon profitieren könnte, wenn sie sich vegan ernährten, selbst wenn es nur ein paar Mahlzeiten pro Woche waren.

»Ich bin mir sicher, dass es dir dabei helfen wird, dich jünger und stärker zu fühlen als je zuvor«, sagte ich. »Aber wenn man den vollen Effekt erreichen will, muss man konsequent sein. Halbe Sachen funktionieren da nicht. Lasse die tierischen Produkte weg und schau, was passiert. Innerhalb einer Woche wirst du dich wie ein neuer Mensch fühlen.«

Ich erkannte, dass ich ein Verfechter dessen wurde, was Dr. Preeti mir beigebracht hatte.

Eines Tages, als ich mein personalisiertes Paella-Rezept beschrieb, sagte Sarah: »Ich hab's! Du musst uns alle zum Abendessen einladen«, und alle am Tisch stimmten zu: »Ja, bitte! Lass uns das machen!«

Ich sah ihr bezauberndes Lächeln, und ohne zweimal darüber nachzudenken, antwortete ich: »Das wäre super!«

Motiviert wie Sarah war, begann sie zu brainstormen, wie wir dieses Essen zu einer richtigen Party ausweiten könnten. Sie fragte sich, ob vielleicht jeder etwas beisteuern und wir die Dinnerparty in eine Spendenaktion für ein Tierheim verwandeln könnten. Es stellte sich heraus, dass sie ebenfalls einen Hund hatte, den sie abgöttisch liebte, einen großen Goldendoodle namens Daisy. Wir entschieden, dass wir viel mehr Zeit brauchten, um alles zu organisieren, und daraus entstand schließlich auch der Plan, der mich dazu veranlasste, bei Macy's neue Hemden einzukaufen und mich an diesem Abend beim Anziehen extra zu beeilen, sodass ich auf dem Weg zu Sarahs Haus noch eine Tüte mit frischem Gemüse beim Bauernmarkt holen konnte.

Peety lag hinter mir auf dem Bett und beobachtete mich interessiert dabei, wie ich ein blaues Hemd gegen ein schwarzes Shirt mit V-Ausschnitt eintauschte, von dem ich nicht sicher war, ob es überhaupt passen würde. Es war *Größe M*. Ich konnte mich nicht daran erinnern, wann ich zuletzt ein M getragen hatte. Es spannte ein wenig an der Brust, als ich es überzog. Die Ärmel waren auch ein bisschen eng, und das Gefühl des elastischen Stoffes auf der Haut fühlte sich komisch an – aber im Vergleich zu den schlabberigen Hemden, die ich davor anprobiert hatte, sah die körperbetonte Passform tatsächlich gut aus. Was ich im Spiegel sah, überraschte mich. Das Shirt, das sich viel zu klein anfühlte, sah gar nicht zu klein aus. Es betonte einfach nur meine Muskeln.

Unter all dem Fett hatte ich irgendwie eine überraschend gute Figur entwickelt, vielleicht durch das Training, jeden Tag so viel Gewicht mit mir herumzutragen. Nun, da ich regelmäßig lief und eine zusätzliche Schicht Körperfett verbrannt hatte, waren diese Muskeln plötzlich *sichtbar*. Ich war *definiert*.

»Schau dir das an, Peety«, sagte ich. »Was sagst du?«

Peety stellte die Ohren auf und legte seinen Kopf schief.

»Kann ich das wirklich durchziehen?«, fragte ich ihn.

Er begann, vor Aufregung zu hecheln und zeigte mir ein großes Hundelächeln. Ich interpretierte das als Daumen hoch.

»Okay, Junge. Los geht's!«, sagte ich, und er sprang vom Bett und umkreiste meine Beine. Er spürte, dass diese Nacht etwas Besonderes war.

Da meine Hände voll mit Einkaufstaschen waren, betätigte ich Sarahs Türklingel mit dem Ellenbogen. Sofort begann mein Herz zu schlagen wie das eines Teenagers. Als Peety das Bellen auf der anderen Seite der Tür hörte, schaute er hoch zu mir, gespannt, was ihn im Inneren erwarten würde. Schließlich machte Sarah uns auf. Ihr dunkles Haar umrahmte ihr wunderschönes Gesicht, und sie trug nur einen Hauch von Make-up. Sie sah unglaublich aus. Sie trug eine schicke Bluse und eine edle Jeans, und es war klar, dass auch sie darüber nachgedacht hatte, was sie anziehen sollte. Ich erkannte sofort, dass mein Eindruck richtig gewesen war: Dieses Treffen war mehr als nur ein Meeting zur Organisation einer Party zwischen zwei »Freunden«.

»Hi!«, sagte sie zu Peety und hockte sich hin, um ihn hinter den Ohren zu kraulen. »Und auch ein Hallo an dich«, fügte sie hinzu, richtete sich auf und nahm mir eine der Einkaufstaschen ab. Ihr Goldendoodle Daisy hüpfte aufgeregt hinter ihr her, und auch Peety tänzelte vor sich hin und konnte es nicht erwarten hineinzugehen.

»Nur zu, Junge«, sagte ich und ließ ihn von der Leine.

»Kommt rein«, sagte Sarah und führte uns in die Küche. Peety und Daisy waren so ausgelassen, dass sie immer wieder gegen die Möbel oder gegen uns sprangen.

»Hi, Daisy«, sagte ich, nachdem ich die Lebensmittel abgestellt hatte. Ich versuchte, sie zu streicheln, aber sie war viel zu aufgeregt wegen Peety, um mir auch nur das kleinste bisschen Aufmerksamkeit zu schenken.

»Vielleicht sollten wir sie in den Hinterhof lassen, damit sie sich etwas auspowern können«, sagte Sarah lachend.

»Das klingt nach einer guten Idee.«

Ich fand es toll, wie locker sie die Aufgedrehtheit unserer Hunde nahm.

»Muss irgendwas in den Kühlschrank?«, fragte sie mich.

»Nein, nein, das ist alles frisch vom Bauernmarkt. Pack es einfach auf die Theke«, sagte ich.

»Willst du etwas zu trinken?«, fragte sie, als sie die Tür zum Hinterhof öffnete.

»Ja, gern«, sagte ich. »Ein Glas Chardonnay wäre toll, wenn du welchen dahast.«

»Ich liebe Chardonnay«, sagte sie, während wir uns im Türrahmen fast berührten, als sie zurück in die Küche ging und ich den Hunden nach draußen folgte.

Peety und Daisy lieferten sich eine Verfolgungsjagd. Für San José war der von einem Zaun umrahmte Hinterhof ziemlich groß, und an einer Seite wuchs in einem üppigen Beet eine beeindruckende Anzahl von Wassermelonen.

»Ich nehme an, du magst Wassermelonen«, rief ich durch die Tür in die Küche hinein.

»Meine Tochter und ihre Freunde haben dort einen Haufen Samen hingeworfen, und dann fingen sie einfach an zu wachsen. Ist das nicht verrückt?«, rief sie zurück.

»Das ist fantastisch!«, antwortete ich.

Bei dem Versuch, Daisy einzufangen, kam Peetys innerer Border Collie heraus. Sie machte sich jedoch immer wieder von ihm los und neckte ihn, indem sie keck über ihre Schulter schaute, während sie vor ihm weglief. Es war urkomisch anzusehen.

»Wow. Ich schätze, sie verstehen sich gut«, sagte Sarah und reichte mir ein Glas.

»Ja, das würde ich so sagen«, antwortete ich.

»Prost«, sagte sie, lächelte und stieß ihr Glas gegen meins. Ich sah ihr in die Augen und lächelte zurück. Das begann besser, als ich es mir hätte vorstellen können.

Es fühlte sich seltsam an, Selbstvertrauen zu haben und dieses Haus mit der Überzeugung zu betreten, dass ich tatsächlich hier hingehörte. Diese Gefühle saßen an mir immer noch wie ein überdimensional großes Hemd. Aber ich wollte sie an meinen Körper anpassen und gut darin aussehen, und Sarah machte mir es leicht.

»Weißt du«, sagte ich, als wir in der Küche anfingen, das Abendessen vorzubereiten, »bevor ich herkam, habe ich mal im Kopf zurückgerechnet und realisiert, dass ich seit etwa 15 Jahren auf keinem Date mehr war.«

»Oh, Mann«, sagte Sarah, »*das* Gefühl kenne ich.«

In Sarahs Fall ließ sich das dadurch erklären, dass sie nach einer langen Beziehung zum ersten Mal seit Jahren wieder Single war, aber ich wusste auch, dass sie sich im Klaren darüber war, warum ich mich so lange vom Dating-Markt ferngehalten hatte. Ich kam mir wie ein Idiot vor. Mit einem Mal fühlte ich mich wieder fett. Mein Magen wand sich in einen Knoten. Ich fing an, das Gemüse auszupacken, und hoffte, dass Sarah das Thema wechseln würde.

»Also«, sagte sie, griff in eine der Taschen und zog eine große, frische, tiefrote Tomate heraus. »Ist das hier ein Date?«

Mein Gesicht musste den gleichen Farbton angenommen haben wie die Tomate, denn sie wirkte auf einmal sehr amüsiert.

»Ähmmm ...«, sagte ich. Plötzlich schien es unmöglich, mit meinem Mund Worte zu bilden.

»Weil ich irgendwie gehofft habe, dass das ein Date ist«, sagte sie.

Ich stieß einen tiefen Seufzer aus. »Oh, Gott sei Dank!«, sagte ich, und wir lachten beide.

Sarah drehte vorsichtig den Beutel um und breitete all diese schönen, roten Tomaten auf ihrer Küchentheke aus. Wir sahen uns einen Moment lang schweigend an, und ich spürte, wie etwas in meinem Inneren ganz warm wurde. Anfangs war ich mir nicht ganz sicher, was das für ein Gefühl war. Ich erkannte es nicht. Aber dann, als sie langsam die Tomaten wusch und mir eine nach der anderen gab, setzte die Erkenntnis ein.

Wir bauten eine Beziehung zueinander auf.

Und es fühlte sich *gut an*.

Jedes Mal, wenn sie mich ansah und lächelte, fühlte ich mich wie in einem Traum. Immer wieder fragte ich mich: *Passiert das gerade wirklich?*

Innerhalb weniger Stunden waren wir so weit, dass wir uns auf die Couch kuschelten, um gemeinsam einen Film zu schauen. Ein paar Minuten später drehte Sarah sich zu mir und legte ihre Beine über meine. Ich ließ meine Finger sanft auf ihrer Jeans auf und ab gleiten, und sie sagte: »Mmmh.«

Sie berührte meinen Unterarm und zog meine Hand zu ihrer Taille.

Keiner von uns beiden sah mehr auf den Bildschirm.

Ich war immer noch schüchtern und hatte den Blick nach unten gerichtet. Sie positionierte ihre Hand sanft unter meinem Kinn und hob mein Gesicht an, um mir in die Augen zu schauen. Ich lächelte und kicherte nervös. Sie war einfach so schön. Sie biss sich auf die Lippe, als sie mich anlächelte, und sah auf meinen Mund herab, und ich konnte mich einfach nicht zurückhalten. Ich lehnte mich nach vorn, umfasste sanft ihre Taille und küsste sie. Ihre Lippen waren unglaublich warm und weich, und sie legte ihren Arm um meinen Nacken und zog mich näher zu sich heran. Mein ganzer Körper kribbelte mit Emotionen, die ich seit Ewigkeiten nicht mehr empfunden hatte. Sie küsste mich etwas forscher, und mein ganzer Körper erwachte zum Leben. Ich legte meine Hand auf ihren Oberschenkel und zog meine Beine auf die Couch, worauf sie sich umdrehte, um Platz für mich direkt neben ihr auf den schmalen Kissen zu schaffen. Als ich ihren Hals küsste, wickelte sie ihre Beine in meine.

»O Gott«, flüsterte sie. Ich konnte spüren, wie ihre Hüften sich gegen mich drückten, und ich bedeckte ihren Hals mit Küssen, wickelte meine Arme um ihren winzigen Körper und presste ihn an mich.

»Du bist so schön«, flüsterte ich zwischen den Küssen. »Ich kann es nicht glauben. Ich kann einfach nicht ...«

»Pssst«, sagte sie. »Ich will dich. Ich will dich so sehr.«

»Ich will dich auch.«

Sie küsste mich leidenschaftlich und drückte sich fest an mich, während ihre Hand über meinen Rücken und meine Hüften glitt und meinen Oberschenkel packte.

»Vielleicht sollten wir das ins Schlafzimmer verlegen«, flüsterte sie.

Ich entfernte mein Gesicht gerade genug von ihrem, um ihren Gesichtsausdruck zu lesen. Ihr Haar fiel ihr in die Stirn, während ihre Finger sich mit meinen verknoteten, und in diesem Moment war ich mir sicher, dass sie die schönste Frau war, die ich je gesehen hatte. Ich schaute ihr in die Augen, und das letzte bisschen Unsicherheit, das ich noch in mir getragen hatte, schmolz dahin.

Ich zog meine Beine unter ihren hervor, setzte mich auf und ergriff ihre Hand. Während sie mich immer noch mit diesem unglaublichen Blick voller Lust und Leidenschaft ansah, stand ich auf. Ich wusste: Ich war bereit. So bereit, wie man nach 15 Jahren nur sein konnte!

Ich legte meinen linken Arm um ihren Oberkörper und den rechten Arm unter ihre Knie und hob sie hoch. Sie schlang ihre Arme um meinen Nacken und küsste mich, während ich sie in den Armen hielt und in ihr schwach beleuchtetes, nach Kerzen duftendes Schlafzimmer trug.

Ich glaube nicht, dass es ein Maßband gibt, das lang genug ist, um zu messen, wie breit das Lächeln auf meinem Gesicht war, als ich am nächsten Morgen aufwachte und mich mit dieser wunderbaren Frau unter der Decke verhedderte. Sarah schenkte mir eine der schönsten Nächte meines ganzen Lebens. Ein belebender Regensturm nach 15 Jahren Dürre. Sie war sanft und einfühlsam und leidenschaftlich und feurig zugleich. Es fühlte sich wie mein erstes Mal an, nur dass ich jetzt all die Erfahrung und das Wissen hatte, von dem ich mir damals wünschte, ich hätte es gehabt, kombiniert mit der Energie und Leidenschaft, die ich empfand, weil ich mich besser in meinem Körper fühlte denn je.

In dem Moment, als Sarah das Bett verließ, sprang Peety sofort auf ihren Platz und legte seinen Kopf auf ihr Kissen.

»Ha! Ich glaube, er ist eifersüchtig!« Sarah lachte.

»Es ist okay, Junge«, sagte ich und kraulte Peety hinter den Ohren. »Dein Vater ist ein glücklicher Kerl!«

Sarah und ich ließen unsere Hunde wieder nach draußen und schauten ihnen bei einem Kaffee dabei zu, wie sie sich durch den Hof jagten. Ich war begeistert, etwas Tofu im Kühlschrank zu finden, und beeindruckte sie mit meinen Rühreiern und den »vorzüglichsten« Frühstückskartoffeln, die sie je gegessen hatte.

Überall in meinem Körper kribbelte es, während wir uns während des Frühstücks immer wieder berührten, und als Peety sich dann auch noch unter dem Tisch an meine Füße kuschelte, dachte ich, dass ich mir nichts mehr auf dieser Welt wünschen konnte.

Ich konnte kaum glauben, dass ich nur ein Jahr zuvor – fast auf den Tag genau – zu Gott gebetet hatte, dass er mein Leben beenden würde.

Den ganzen Weg nach Hause über empfand ich tiefste Dankbarkeit. Ich dankte Gott, dass er mein Gebet erhört hatte.

Er *hatte* mir das Leben genommen. Er hatte dafür gesorgt, dass ich dieses erbärmliche alte Ich unter die Erde brachte. Anstelle meines alten Lebens gab er mir ein neues Leben. Er schickte mir die Zeichen, die ich brauchte, um meinen Pfad des Glücks zu finden. Mit 52 Jahren lebte ich mein Leben endlich *in vollen Zügen*, und zwar als liebevoller, leidenschaftlicher, in die Gesellschaft eingebundener Mensch. Und ich war überzeugt: Wenn ich es in nur einem Jahr geschafft hatte, hierhin zu kommen, würde es jeder andere auch schaffen.

Natürlich war der größte Engel, den Gott mir geschickt hatte, der, der mir auf dem Nachhauseweg immer wieder ins Ohr hechelte. Peety hatte mich aus dem Haus geholt, mich zurück ins Leben gebracht und mich sanft dazu gezwungen, an etwas anderes als mein eigenes Elend zu denken. Dabei hatte er mir auf jedem Schritt des Weges bedingungslose Liebe geschenkt – auch wenn ich mich so fühlte, als hätte ich sie nicht verdient.

Als ich in dieser Nacht in meinem eigenen Bett lag und niemand außer Peety sich neben mich kuschelte, sagte ich laut in die Dunkelheit hinein: »Danke, dass du mir diesen tollen Hund geschenkt hast.«

Neue Kontakte

Die nächsten sechs Monate gingen Sarah und ich miteinander aus. Es war eine ganz normale, meist gesunde Beziehung zwischen zwei Erwachsenen. Ich verliebte mich Hals über Kopf in sie. Tatsächlich übertrieb ich es vielleicht sogar ein wenig. Nur verständlich, oder? Nach so vielen Jahren Dürre hätte wohl jeder die Tendenz, die erste Person, die ihm eine Zuneigung schenkt, blind anzuhimmeln. Und wenn man so verknallt ist, ist es ziemlich einfach, die Aspekte auszublenden, in denen man vielleicht nicht so kompatibel ist.

Es fühlte sich einfach so verdammt toll an. Am Anfang, als es noch perfekt funktionierte zwischen uns, funktionierte es auch *wirklich*.

Den Silvesterabend, den wir zusammen verbrachten, werde ich nie vergessen. Es war mein erstes Neujahr als fitter und gesunder Mann, und ich beschloss, etwas ganz Besonderes zu unternehmen. Ich plante, Sarah zu einer extravaganten Dinnerparty in einem schicken Hotel in San Francisco auszuführen. Und da ich mir sicher war, dass ich nie wieder an Gewicht zulegen würde, entschied ich mich, extra dafür einen Smoking zu kaufen.

Natürlich kam für diese Anschaffung nur ein Ort infrage.

Als ich den Nordstrom in Palo Alto betrat, fühlte ich mich sofort siegestrunken. Das war meine Wiedergutmachung! Ich sah nicht nur gut aus und fühlte mich gut, ich konnte mir das auch leisten: Seit ich mein Zielgewicht erreicht, mit dem Laufen angefangen und mich in eine sozial besser eingebundene Person verwandelt hatte, war meine Karriere durch die Decke gegangen. Ich trat selbstbewusster auf und strahlte eine Leidenschaft aus, die sich auf alle Bereiche meines Lebens übertrug, einschließlich meines Jobs.

Haushaltsgeräte zu verkaufen, war immer noch nicht die Karriere, von der ich als Kind geträumt hatte, aber der Job machte so viel mehr Spaß, seit ich mich wohler in meinem Körper fühlte und mich selbst mehr mochte.

Und so trat ich in die Smoking-Abteilung bei Nordstrom, bereit, mich vollends mit diesem Laden zu versöhnen. Innerhalb von Sekunden kam ein Mitarbeiter auf mich zu, und ehe ich mich versah, probierte ich einen Smoking nach dem anderen an, während ein ganzes Team von Mitarbeitern mich umringte und mir verschiedene Stile, Schnitte und Stoffe präsentierte. Letzten Endes entschied ich mich für einen klassischen Smoking von Burberry in Schwarz, und während der geschäftseigene Schneider mit Nadeln und Kreide meine Maße auf dem Stoff markierte, bewunderte ich den gut aussehenden Mann, der mir aus dem Spiegel entgegenblickte.

Neben dem Smoking kaufte ich noch eine Fliege, Manschettenknöpfe und Hosenträger. Ich wollte einfach nur todschick aussehen. Das letzte Mal, dass ich einen Smoking getragen hatte, war an meinem Abschlussball gewesen, zu dem ich mit meiner Highschool-Liebe Jaye gegangen war. Damals hatte ich darunter ein pastellblaues Hemd mit Rüschen angehabt. Unnötig zu sagen, dass sich die Mode in der Zwischenzeit verändert hatte. Ich kaufte ein einfaches weißes Smokinghemd, und als ich nach einem Kummerbund fragte, teilte mir der Verkäufer mit, dass diese vor Jahren aus der Mode gekommen waren.

Sie fragten, ob ich Schuhe bräuchte, und ich sagte: »Natürlich!« Mir nichts, dir nichts wurden mir verschiedene Paar Schuhe gebracht, ohne dass ich dafür den langen Weg zur Schuhabteilung auf mich nehmen musste. Das Paar, das mir am besten gefiel, kostete sechshundert Dollar. Der Smoking war auf 1.200 Dollar reduziert. Mit den diversen Accessoires belief sich das auf mehr als zwei Riesen – aber es fühlte sich einfach unbezahlbar an.

Sarah und ich verbrachten einen absolut magischen Silvesterabend miteinander, den keiner von uns je vergessen würde.

Unsere Beziehung und die Monate, die wir zusammen verbrachten, erfüllten mich mit so viel Glück, wie ich es selten erlebt hatte. Durch Sarah lernte ich auch so viele andere Menschen kennen, dass ich bald mehr Freundschaften geknüpft hatte als in meinem gesamten Erwachsenenleben zuvor. Das lag auch daran, dass sich unser Plan für die vegane Dinnerparty schnell zu einer äußerst erfolgreichen Reihe lokaler Events entwickelte.

Das erste Abendessen fand in meiner Wohnung statt. Am Schluss waren es doch nur Sarah und ein paar Freunde, die zusammen eine ruhige Nacht verbrachten. Aber als Sarah und die anderen Gäste hinterher über das Essen sprachen, das ich zubereitet hatte, begannen auch andere Mitglieder unserer Laufgruppe Interesse zu zeigen. Beim dritten Dinner hieß ich bereits zehn Leute in meiner Wohnung willkommen und verwöhnte sie wie ein richtiger Gourmetkoch.

Peety liebte es. Er war ganz aus dem Häuschen, so viele Menschen in unserem Zuhause zu sehen. Jede neue Person begrüßte er überschwänglich an der Tür und führte sie dann auf den Balkon. Für jeden hatte er ein Schwanzwedeln und ein Lächeln übrig und erntete im Gegenzug jede Menge Streicheleinheiten und Umarmungen.

Vicki brachte in dieser Nacht ihren kleinen Sohn mit. Sie hatte keinen Babysitter gefunden, und zuerst wollte er nicht zu einem »langweiligen« Abendessen nur mit Erwachsenen mitkommen. Aber als sie ihm von Peety erzählte, stimmte er zu. Ich hatte Peety noch nie zuvor in der Gegenwart eines Kindes erlebt und war deshalb etwas nervös. Schließlich hatte Casaundra mich gewarnt, dass ich in der Nähe von Kindern vorsichtig mit ihm sein sollte.

Aber all meine Sorgen lösten sich in dem Moment in Luft auf, als Vicky mit ihrem Sohn durch die Tür kam. Mason betrat die Wohnung, zog seine Schuhe aus und rutschte dann auf seinen Socken den Parkettboden im Flur entlang, und Peety flitzte direkt hinter ihm her und bellte vor lauter Aufregung darüber, dass er einen neuen Freund gefunden hatte. Als ich ihn ein paar Minuten später knurren hörte, streckte ich meinen Kopf aus der Küche, um sicherzustellen, dass alles in Ordnung war, und sah, wie Mason mit Peety in einem spielerischen Kampf auf dem Boden herumtollte. Peety war im Himmel!

In diesem Moment schoss mir ein Bild durch den Kopf: Peety in einem Haus voller Kinder, als Teil einer Familie, in der es neben mir, seinem Dad, noch viel mehr Menschen zu lieben gab. Denn offensichtlich hatte er viel Liebe zu geben.

Das bedeutete wohl, dass auch ich mittlerweile einen kleinen Hoffnungsschimmer spürte, eines Tages vielleicht einmal eine eigene Familie zu haben.

Sarah und ich hatten uns für diese Party auf ein spanisches Motto geeinigt. Als Aperitif servierten wir fruchtige Sangria, und meine Wohnung hatten wir mit Luftschlangen und funkelnden Lichtern dekoriert, die den spanischen Stil meines Zuhauses noch betonten. Während ich meiner veganen Paella den letzten Schliff gab, reichte Sarah den Gästen einige originelle »Tapas«, die ich mir ausgedacht hatte. Und als ich dann ins Wohnzimmer ging, um zu verkünden, dass das Abendessen fertig war, fiel mir auf, dass quasi alle Gäste im Raum sich in einer einzigen Ecke aufhielten.

»Warum steht ihr alle da?«, fragte ich.

Sie schauten sich um und lachten.

»Peety hat mich hier rüber geschubst«, sagte Vicki.

»Mich auch!«, bestätigte Sarah.

»Ja, mich auch!«, sagten die anderen.

Peety hatte sie anscheinend alle zusammengetrieben!

»Peety!«, sagte ich. »Entspann dich, Alter. Ich weiß, dass du ein Hütehund bist, aber das ist eine Party. Du bist hier nicht im Dienst, Junge.«

Alle in der Gruppe amüsierten sich köstlich – und genauso köstlich schienen sie auch das Abendessen zu finden.

»Ich dachte, es wäre einfach nett, ein bisschen Zeit zusammen zu verbringen«, sagte Vicki nach dem letzten Gang, »aber ich hätte nicht erwartet, dass veganes Essen so gut sein kann. Damit habe ich echt nicht gerechnet. Ich dachte, es wäre, na ja, eher fade.«

Alle lachten darüber, und mehr als einer der Gäste sagte: »Ja, das dachte ich auch.«

»Hört zu, ich gebe wirklich gern ein paar Rezepte an euch weiter und zeige euch, wie man dieses Zeug zubereitet. Ruft mich einfach an«, sagte ich.

»Ich glaube, ich stelle dich lieber gleich als meinen persönlichen Koch ein!«, sagte Vicki und hob ihr Glas in die Luft.

»Darauf trinke ich!«, erwiderte Sarah.

Wir prosteten uns zu, und ich scherzte: »Ich sag dir was, Vicki. Das nächste Mal lädst du zu dir nach Hause ein, und ich koche kostenlos, aber wir ziehen das Ganze als Wohltätigkeitsveranstaltung für die Humane Society Silicon Valley auf, in Peetys Namen.«

»Deal!«, sagte Vicki.

»Kann Peety dann auch mitkommen?«, fragte ihr Sohn.

»Natürlich!«, sagte ich.

Mason lief zu Peety und rief aufgeregt: »Du kommst zu mir nach Hause, Junge! Das wird super, oder?«

Bevor ich mich versah, hatten Vicki und Sarah die ganze Sache geplant, und ein paar Wochen später verwandelten wir Vickis Küche in eine marokkanische Oase. Dieses Mal kochten wir das Essen gemeinsam, damit jeder seine Fähigkeiten in der Küche vertiefen konnte, und das Ergebnis war nicht von dieser Welt. Ich hatte Tage damit verbracht, die Gewürze herauszusuchen. Ich hatte bei einigen marokkanischen Restaurants vorbeigeschaut und die Köche nach Tipps gefragt. Und am Ende ließen wir diese ganze Vorarbeit in eine vegane »Hühnchen«-Tajine auf Tofu-Basis fließen und kreierten ein ganzes Menü voller Köstlichkeiten, das unsere Sinne mit einer Vielzahl von neuen und überraschenden Düften und Aromen erfüllte.

Immer noch wollten alle mehr. Und so planten wir weitere Veranstaltungen, kochten mal Thailändisch, mal Chinesisch, dann Vietnamesisch und zwischendurch immer wieder Spanisch. Als andere

Teilnehmer lernten, neue Gerichte zu kochen, fingen auch sie an, Dinner zu veranstalten – entweder mit meiner Hilfe oder ohne – und so leckeres Essen wie vegane Burger mit Portobellopilzen zu servieren. Am Ende hatten wir eine Warteliste mit Menschen, die gern an unseren Veranstaltungen teilnehmen wollten. Wir sammelten Geld für einige wohltätige Zwecke, und bis zu diesem Tag pflege ich die Kontakte – entweder per Telefon, E-Mail, durch Textnachrichten oder auf Facebook –, die auf diesem Weg entstanden sind. Währenddessen vereinbarte ich regelmäßig neue Spieldates für Peety mit anderer Leute Hunden, ging auf Dates mit Sarah, und auch unsere Laufgruppe wuchs stetig an.

Bei unseren Dinnerpartys fragten mich so viele Leute, wie das mit der veganen Vollwertkost für mich funktioniert hatte, dass ich beschloss, ihnen in Zukunft mehr als nur meine persönliche Geschichte als Antwort liefern zu wollen. Ich schrieb mich für eine Reihe von naturwissenschaftlichen und medizinischen Kursen an einem örtlichen Community College ein und hatte solchen Spaß daran, dass ich mir in meiner Freizeit die gesamten Voraussetzungen erarbeitete, die für das erste Jahr an der medizinischen Fakultät verlangt wurden, nur um besser zu verstehen, warum Dr. Preetis Plan so gut für mich funktioniert hatte. Ich belegte Kurse in Anatomie, Physiologie, Chemie, organischer Chemie, Biologie, Ernährungswissenschaften und sogar Physik und Psychologie.

Meine Recherchefähigkeiten als ehemaliger Anwalt kamen mir für diese Kurse zugute. Wenn man in den Nachrichten von neuen Ernährungsstudien hört, ist es unmöglich, als Laie zu beurteilen, ob die Informationen sorgfältig überprüft wurden oder es sich nur um einen Hype oder Marketingtrick handelt. Ich schaute mir diese Studien ganz genau an, um zu sehen, wer sie finanziert hatte, wie sie durchgeführt worden waren und ob eventuell eine Fehlinterpretation stattgefunden hatte. Ich wog die Befunde ab und verglich widersprüchliche Ergebnisse. Ich grub mich in medizinische Fachzeitschriften und lernte mehr über die Verarbeitung von Nährstoffen im menschlichen

Körper, dazu noch einiges über unsere Knochenstruktur und das muskuläre System. Diese ganzen Recherchen brachten mir auch bei, wie man Lebensmitteletiketten richtig las und welche Bedeutung jedes einzelne Wort auf den Verpackungen im Supermarkt hatte.

Je mehr ich lernte, desto mehr wollte ich das Gelernte mit anderen teilen. Ich dachte darüber nach, eine Ausbildung zum staatlich geprüften Ernährungsberater abzuschließen, aber in meinem Alter konnte ich mir nur schwer vorstellen, noch mal einen völlig neuen Beruf zu beginnen. Also entschied ich mich dagegen.

Je mehr ich über Gesundheit lernte und mich mit meinem gesunden Lebensstil identifizierte, desto mehr Leidenschaft steckte ich in das Laufen. Oft hört man von so was wie dem »Läuferhoch« – und es existiert! Beim Laufen werden so viele Endorphine ausgeschüttet, und dadurch fühlte ich mich einfach unglaublich. Das hätte ich nie geglaubt, wenn ich es nicht selbst erlebt hätte. Bald darauf schlief ich pro Nacht nur noch sieben Stunden, und sobald ich aufwachte, sehnte ich mich nach einem guten Lauf, so wie ich mich früher nach Pizza und Egg McMuffins gesehnt hatte.

Zusammen mit Sarah und Vicki nahm ich im Frühjahr an einem Rennen teil. Es war kein Marathon, noch nicht mal ein Halbmarathon. Ich wusste, dass ich die Strecke locker schaffen konnte. Trotzdem löste die Idee, mich zu einem Rennen im Wettbewerbsstil zu zwingen, jede Unsicherheit in mir aus, die noch im Hintergrund schwelte. Egal wie oft ich in den Spiegel schaute – in meinem Kopf sah ich mich immer noch als Moppel, der es nicht über einen ein Meter hohen Zaun schaffte.

Aber siehe da, ich beendete das Rennen mit einer respektablen Zeit. Die Endorphine pumpten zahlreicher denn je durch meinen Körper. Es fühlte sich unglaublich an, mich selbst zu pushen. Ich genoss es, mir selbst ein Ziel zu setzen und dann das Tempo zu bestimmen, das ich brauchte, um so schnell wie möglich zur Ziellinie zu kommen, ohne dabei außer Atem zu geraten. Und ich liebte das High nach dem Laufen. Das Gefühl der Kameradschaft, das ich spürte, wenn ich hinter der Ziellinie meinen Erfolg mit den anderen Läufern feierte. Die völlig unerwarteten Fähigkeiten meines Körpers erfüllten mich mit Stolz.

An irgendeinem Punkt während dieser sechs Monate begannen Sarah und ich jedoch auseinanderzudriften. Es wirkte, als sei sie nie zufrieden, es sei denn, sie plante gerade die nächste Veranstaltung. Wir fingen an, uns über kleine, unbedeutende Dinge zu streiten, und als ich eines ihrer Events verpasste, weil ich auf einer Geschäftsreise war, nahm sie es als persönlichen Affront auf. Ich realisierte, dass Sarah und ich jenseits des Schlafzimmers und der Laufstrecke nicht allzu kompatibel waren. Eines Nachts eskalierte alles in einem Streit mitten auf einem Segelboot, in der Mitte unserer gemeinsamen Läuferfreunde. Ich weiß nicht mal mehr, wie es begann, aber wir hatten beide ein wenig zu viel getrunken, und unsere Frustration sprudelte einfach an die Oberfläche. Es war furchtbar. Sarah trennte sich von mir und blockierte mich sogar auf allen sozialen Medien. Sie wollte mich nicht mehr in ihrer Nähe haben und verbannte mich vollständig aus ihrem Leben, was auch bedeutete, dass ich mir eine neue Laufgruppe suchen musste.

Diese Reaktion hatte einen verheerenden Effekt auf mich, und ein paar Tage lang fühlte ich mich so allein wie niemals zuvor.

Mit den meisten anderen Mitgliedern der Laufgruppe blieb ich jedoch befreundet. Sie kümmerten sich um mich, und das fühlte sich gut an. Die meisten von ihnen sind auch heute noch meine Freunde.

Peety stand mir in dieser Zeit so ergeben zur Seite, wie er das immer tat. Mich in meiner Wohnung zu verkriechen, war keine Option. Ich musste mit ihm nach draußen gehen. Das hielt mich in Bewegung. Dann aßen wir zusammen. Und selbst wenn ich zwei Tage lang nicht geduscht hatte, sah er mich immer noch an, als wäre ich der coolste Typ der Welt.

Schließlich hörte ich eines Abends George Jones' *He Stopped Loving Her Today* auf meiner Stereoanlage, während ich mit einem Glas Bourbon und Peety neben mir auf dem Sofa saß. Ich war mir nicht sicher, ob Peety den Text verstand, aber er heulte ein bisschen zu dem Song mit. Danach ging es mir wieder gut.

Schneller, als ich es je für möglich gehalten hätte, wurde mir bewusst, dass meine Beziehung zu Sarah vielleicht nur ein Sprungbrett für den Rest meines Lebens gewesen war. Und obwohl ich ein gebrochenes Herz hatte, fühlte ich mich dankbar. Zum einen, weil ich nun wusste, dass ich ein Herz hatte, das gebrochen werden konnte! Zum anderen, weil Sarah mir so viel gegeben hatte.

Sie war jemand, der Menschen zusammenbrachte. Sie knüpfte Kontakte. Ich hatte sie dafür bewundert und wollte diese Leidenschaft auch in mein eigenes Leben integrieren.

Sie war die Frau, die mich zurück ins Leben gebracht hatte. Eine Beziehung zu einer anderen Person aufzubauen, insbesondere einer, die ich bis dahin für unerreichbar gehalten hatte, gab mir neues Selbstvertrauen. Ein Selbstvertrauen, das ich – da war ich mir ziemlich sicher – niemals wieder verlieren würde.

Innerhalb einer Woche nach der Trennung fand ich eine neue Laufgruppe und meldete mich für ein bevorstehendes Rennen an, einfach nur, damit ich etwas zu tun hatte. Ich beschloss, dass ich mich mit ganzer Kraft zurück ins Leben stürzen musste, und das tat ich auch.

Je mehr Leidenschaft ich für das Laufen und veganes Essen entwickelte, desto mehr interessierte ich mich auch für Tiere. Oft erzählte ich meinen Freunden, dass ich dank Peety zu einem neuen Menschen geworden war. Er war meine Verbindung zur Welt, meine größte Unterstützung, mein treuer Begleiter, der mich bedingungslos liebte und mir unablässig Freude bereitete. Je mehr ich darüber nachdachte, was Peety für mich getan hatte, desto mehr wollte ich mich dafür einsetzen, dass es Tieren wie Peety gut ging – dass sie gerettet und gepflegt wurden und die notwendigen Ressourcen und Möglichkeiten geboten bekamen, um neue Familien zu finden.

Früher hatte ich mich nie besonders für Tierrechte interessiert. Greenpeace- und PETA-Kampagnen hatten mich kaltgelassen. Und

jetzt? Berührte all das mein Herz. Ich begann, Tiere als unsere hilfs-
bedürftigen Brüder und Schwestern zu betrachten. Der Gedanke,
dass Peety oder ein Lebewesen wie er eingesperrt, missbraucht oder
für Essen getötet wurde, war einfach unerträglich.

Immer wieder fragte ich mich: *Warum?* Warum war das nötig?
Auf diesem Planeten gab es mehr als zwanzigtausend essbare Pflan-
zensorten, die uns all die Nährstoffe boten, die wir brauchten, und all
diese Pflanzen ließen sich auf so viele Arten zubereiten, dass wirklich
für jeden Gaumen etwas dabei war – sogar für meinen, der Grünzeug
nun wirklich kritisch gegenüberstand! Fast alle diese Lebensmittel
waren leicht anzubauen, ohne negative Auswirkungen auf die Umwelt
oder unseren Körper zu haben und ohne bei ihrer Herstellung Tiere
zu verletzen. Warum also ignorieren wir all diese Möglichkeiten?

Eines Tages sah ich auf Facebook eine Anzeige für einen von PETA
organisierten Lauf im Presidio, einem großen Park in San Francisco.
Ich beschloss, mich anzumelden und der Organisation so meine Unterstützung zu zeigen. In einer E-Mail, die ich dem Verein schickte,
erklärte ich, dass ich nicht nur mitlaufen, sondern auch helfen wollte, wo immer ich konnte. Ich war so begeistert darüber, eine direk-
te Schnittstelle zwischen Tierrechten und dem Laufen gefunden zu
haben, dass ich wahrscheinlich etwas *zu* enthusiastisch rüberkam.
Bald darauf traf ich mich mit Michelle, der Organisatorin des Laufs,
und wir unterhielten uns stundenlang. Auch ihr Herz schlug für
diese zwei Themen, und sie war begeistert von dem, was ich über
die vegane Ernährung zu sagen hatte. Tatsächlich beeindruckte sie
meine Sichtweise so sehr, dass sie mich dazu einlud, bei einer der
bevorstehenden PETA-Veranstaltungen einen Vortrag zu halten.

So fand ich ohne großes Suchen eine Plattform, über die ich all
mein neu gewonnenes Wissen teilen konnte.

Einige Wochen später stand ich in einem Konferenzraum vor
einem großen Publikum und hielt zum ersten Mal eine PowerPoint-
Präsentation, die sich an Tierfreunde und Tierrechtsaktivisten richtete.

Nachdem Michelle mich vorgestellt hatte und ich für alle gut sichtbar in der Mitte des Raums stand, schaltete ich den Projektor ein und begann meine Präsentation mit einem Foto von mir, das mich mit meinem alten Gewicht von 155 Kilo zeigte.

Das Publikum schnappte hörbar nach Luft.

Ab da hatte ich sie am Haken. Während sie mir aufmerksam zuhörten, erzählte ich ihnen alles, was mir widerfahren war und woran ich mittlerweile glaubte.

Ich erklärte ihnen, warum ich mich vegan ernährte, aber eigentlich lieber von »pflanzlichem Vollwert« sprach. Nämlich weil ich nur gesundes veganes Essen aß und kein veganes Junkfood. Ich bemühte mich, ausschließlich Lebensmittel zu essen, die aus ganzen Pflanzen hergestellt werden, ohne den Zusatz von Öl oder Zucker, und vermied verarbeitete, vorverpackte Lebensmittel mit jeder Menge Zusatzstoffen.

Ich fragte meine Zuhörer: »Warum würde sich jemand freiwillig von Pflanzen ernähren und nicht von Fleisch, Fisch, Eiern oder Milchprodukten?« Ich hielt kurz inne, dann beantwortete ich die Frage: »Aus drei Gründen: Der Gesundheit wegen. Aus ethischen Gründen. Und der Umwelt zuliebe.«

Ich erklärte ihnen, dass jeder sich so ernähren konnte, wie ich es tat, und dass laut der *Academy of Nutrition and Dietetics* eine gut durchgeplante vegetarische oder vegane Diät für den Einzelnen in allen Phasen des Lebenszyklus, einschließlich Schwangerschaft, Stillzeit, Säuglingsalter, Kindheit und Jugend, gesund war. Selbst für Sportler war die vegane Ernährung problemlos geeignet. Aber war es auch gesünder, nur Pflanzen zu essen, als sich omnivor zu ernähren, als einfach alles zu essen? Auch hier lautete die Antwort: Ja. Anstatt nur meine eigene Meinung kundzutun, präsentierte ich ihnen Fakten. Ich erklärte ihnen, dass die Treibhausgase, die bei der Herstellung von Fleisch und Milchprodukten entstanden, unsere Umwelt bewiesenermaßen negativ beeinflussten. Diese Tatsache wurde von der großen Mehrheit der wissenschaftlichen und medizinischen Fachwelt allgemein akzeptiert. Eine Vielzahl an schriftlichen Berichten, die von glaubwürdigen Forschern verfasst wurden, bestätigte dies ebenfalls.

»Ein anderer Fakt: Siebzig Prozent der Amerikaner sind inzwischen entweder fettleibig oder übergewichtig.« Ich untermauerte diese Behauptung mit einer Folie, die einen Bericht der *Centers for Disease Control and Prevention* zitierte. Tatsächlich waren alle Studien, auf die ich mich bei meiner Argumentation bezog, in etablierten Fachzeitschriften veröffentlicht worden. Sie stammten nicht von extremistischen Websites. Ich betonte mehrmals, dass das, worüber ich sprach, keine Randwissenschaft war. Es war allgemein anerkannt. »Wir machen etwas falsch, Leute, und es wird immer schlimmer. Der Konsum von Fleisch und Käse birgt ähnlich hohe Sterblichkeitsrisiken wie das Rauchen.« Dazu zitierte ich eine Studie des *National Institutes of Health*.

Weiter erklärte ich, dass der Cholesterinspiegel von Menschen, die einer veganen Diät folgten und keine zusätzlichen Öle konsumierten, höchstwahrscheinlich ihr ganzes Leben lang auf einem gesunden Niveau bleiben würde. Sie würden ziemlich sicher keinen plötzlichen Tod durch einen Herzinfarkt erleiden.

»Aber der Konsum von tierischen Produkten ist nicht nur für Herzinfarkte verantwortlich. Tatsächlich könnten durch eine vegane Ernährung über 75 Prozent aller chronischen Krankheiten – Typ-2-Diabetes, Herzinfarkt, Schlaganfall und Krebs – eliminiert werden«, sprach ich weiter und zitierte damit erneut einen aktuellen Bericht aus der Mainstream-Forschung. »Wenn diese Fakten stimmen, warum hält sich dann nicht jeder an eine Ernährung basierend auf pflanzlicher Vollwertkost?«

Ich erzählte von meinen fünfminütigen Arztbesuchen in der Vergangenheit und davon, wie unser medizinisches System darauf programmiert war, Symptome und nicht die zugrunde liegenden Ursachen zu behandeln.

»Stellt euch den Unterschied so vor: Wenn ihr einen Wasserhahn aufdreht, läuft das Wasser irgendwann auf den Boden. Das ist das Symptom – das Wasser auf dem Boden. Wenn ihr jetzt versucht, das Problem zu lösen, indem ihr einfach das Wasser aufwischt, werdet ihr nie aufhören zu wischen. Wenn ihr stattdessen den Wasserhahn zudreht, habt ihr das zugrunde liegende Problem behoben. Ärzte verschreiben den meisten Patienten einen Wischlappen, also Medikamente, anstatt ihnen zu zeigen, wie sie den Wasserhahn zudrehen können. Sie haben keine Zeit oder kein Interesse daran, den Leuten den Nutzen einer pflanzlichen Ernährung zu erklären. Sie denken außerdem auch, dass ihre Patienten diesen Ernährungsanweisungen eh nicht folgen würden. Oder aber, und das ist der allerwichtigste Grund: Bei Toten gibt es kein Geld zu holen. Bei gesunden Menschen genauso wenig – denn da gibt es nichts zu heilen. Aber kranke Menschen, die bringen Geld. Unser gesamtes Gesundheitswesen, die Versicherungsbranche und das System der industriellen Tierhaltung profitieren von Menschen, die ungesunde Lebensmittel im Übermaß konsumieren, denn das maximiert ihren Cashflow und die Gewinne.«

Die Leute hingen an meinen Lippen. Als ich fertig war, bildete sich vor mir eine Schlange, und ich war über eine Stunde lang damit beschäftigt, Hände zu schütteln, mir Geschichten anzuhören und Fragen zu beantworten. Mein Vortrag diente als Sprungbrett zu weiteren Präsentationen in Selbsthilfe-Gruppen für Fettleibige, bei AA-Meetings, Kirchenversammlungen und mehr.

Aber auch auf privater Ebene bewirkte er etwas für mich. Am Ende des Abends nutzte eine außerordentlich attraktive rothaarige Frau mit einem weißen Pudel die Chance, um mit mir zu flirten. Sie lud mich auf einen Drink ein. Und ich sagte: »Klar.«

Zu Diensten

Eines war klar: Während meiner 15-jährigen Dating-Auszeit waren Frauen durchsetzungsfähiger geworden.

Als ich zum ersten Mal mit Peety im Emma Prusch Farm Park unterwegs gewesen war, träumte ich davon, dass mich eines Tages eine dieser Frauen, die hier mit ihren Hunden spazieren gingen, bemerken und attraktiv finden würde. Nun wurde mir klar, dass dieser ehemals so unschuldig wirkende Park voller Hühner eigentlich ein wahres Flirtparadies war. Mit Peety als Eisbrecher kamen die Gespräche schnell ins Laufen, und jetzt, da ich wieder Single war und ein gewisses Selbstbewusstsein entwickelt hatte, stellte ich fest, dass ich meist nicht mal den ersten Schritt machen und die Frauen auf einen Kaffee einladen musste. Neun von zehn Mal fragten *sie mich.*

Es passierte bei Vorträgen, Treffen mit der Laufgruppe und offiziellen Rennen. Plötzlich war ich mittendrin in einer zweijährigen Dating-Phase, die so viel mehr Spaß machte als alles, was ich mir für einen fünfzigjährigen Mann je hätte erträumen können. Ich fühlte mich attraktiv, und dadurch fühlte ich mich jung. Tatsächlich fühlte ich mich besser als jung. Sogar mit zwanzig Jahren hatte ich mich nie so gut gefühlt. Zum ersten Mal in meinem Leben hatte ich volles Vertrauen in mich selbst und in meinen Körper.

Bis mein Körper mich im Stich ließ.

Über die Jahre 2011 und 2012 hinweg begann ich, fast jeden Tag zu laufen, und im Laufe eines Jahres steigerte ich meine Rennen schrittweise von Fünf-Kilometer-Läufen über Halbmarathons bis hin zu richtigen Marathons. Jede neue Distanz war ein Erfolgserlebnis für mich, und ich verbesserte immer wieder meine Zeiten. Das Laufen wurde genau das, was Dr. Preeti sich für mich erhofft hatte:

etwas, das mir Spaß machte und zu einer lebenslangen Leidenschaft werden könnte.

Ich denke, man kann sagen, dass ich spätestens im Herbst 2012 zu einem Athleten geworden war. Das nagende Gefühl in meinem Innern, das mir sagte, dass ich nichts anderes als ein erwachsener Moppel sei, war völlig verschwunden. Wenn ich an dieses Kind dachte oder sogar an den Mann, der ich vor zwei Jahren noch gewesen war, fühlte es sich an, als würde ich an jemand Fremdes denken; ein alter Bekannter, ein Gymnasialfreund oder ein ehemaliger Kollege, mit dem man sich zwar gut verstanden hat, der aber nicht mehr Teil des eigenen Lebens ist, was einen nicht im Geringsten traurig macht.

Wenn ich in meine Muskeln hineinfühlte, dem Klang meines eigenen Atems lauschte und bewusst meinen Herzschlag in meiner Brust wahrnahm, während ich mit der Sonne im Gesicht und dem Wind im Rücken Kilometer um Kilometer zurücklegte, fühlte ich mich stark. Ich fühlte mich mächtig. Manchmal fühlte ich mich fast unbesiegbar.

Dann, am 28. Oktober 2012, wachte ich in einem Krankenhausbett auf, ohne irgendeine Erinnerung daran, was passiert war oder wie ich dorthin gekommen war. Der Notarzt informierte mich, dass ich einen Anfall gehabt hatte. Ich hatte auf dem 33. Kilometer des Morgan Hill Marathons das Bewusstsein verloren.

Es war das einzige Rennen, das ich je mit dem Ergebnis »DNF« – »Did Not Finish« beendete.

Das medizinische Team führte eine Reihe von Tests durch. Sie konnten einen Schlaganfall oder einen Herzinfarkt ausschließen, aber ansonsten waren die Ergebnisse nicht eindeutig. Die Ärzte mutmaßten, dass ich mich einfach zu sehr gepusht hatte und mein Körper die Reißleine gezogen hatte. Sie pumpten überteuertes Aspirin in meinen Körper, sagten mir, ich solle mich ausruhen, und schickten mich nach einer Nacht im Krankenhaus nach Hause.

Was ich dem Arzt in der Notaufnahme nicht sagte, war, dass ich mir ziemlich sicher war, was meine Ohnmacht ausgelöst hatte – und das waren weder Dehydrierung noch meine Leidenschaft fürs Laufen.

Wenn Menschen während eines Laufs das Bewusstsein verlieren oder sterben, neigen Außenstehende, Ärzte eingeschlossen, oft dazu, den Akt des Laufens für das Geschehene verantwortlich zu machen. Jeden Tag bringen Menschen Geschichten von berühmten Läufern, die in ihren Laufschuhen tot umfielen, als Ausrede vor, um nicht selbst mit dem Laufen anzufangen. Aber der Sport selbst ist fast nie die Ursache. Der Grund ist fast immer ein zugrunde liegendes Problem – zum Beispiel mit dem Herzen oder in meinem Fall eine Hirnverletzung.

Ich sprach nicht gern darüber. Die Symptome waren schon seit so vielen Jahren nicht mehr aufgetreten, dass ich fast vergessen hatte, dass es überhaupt passiert war. Und zwar erlitt ich während meiner Zeit in der Army bei einer Trainingsübung eine traumatische Hirnverletzung. Ich lag wochenlang auf der Krankenstation, und noch Jahre später hatte ich gelegentlich Blackouts und Krampfanfälle ohne jegliche Vorwarnung. Es war beängstigend. Ich machte mir Sorgen, was passieren könnte, wenn ich einen solchen Anfall oben bei meiner Arbeit auf dem Wasserturm hätte, oder noch schlimmer, beim Autofahren. Aber meistens trafen sie mich in meiner eigenen Wohnung, und glücklicherweise schien ich nie irgendwelche anhaltenden Nachwirkungen zu haben. Ich erholte mich jedes Mal schnell, sobald der Spuk vorbei war, und schließlich verschwanden die Anfälle völlig. Es war schon so lange nichts mehr passiert, dass ich angenommen hatte, meine alte Verletzung wäre von selbst verheilt.

Nach diesem neuesten Ohnmachtsanfall ging ich zu einem Neurologen, und nach einigen Tests bestätigte er meinen Verdacht: Mein Schädel-Hirn-Trauma war die einzige vernünftige Erklärung für das, was mir bei diesem Lauf passiert war.

Ich sprach auch mit meiner Therapeutin darüber und versicherte ihr, dass ich es für einen einmaligen Zwischenfall hielt.

»Ich mache mir eigentlich keine Sorgen, dass es noch mal passiert«, sagte ich.

Das war allerdings eine Lüge. Ich war sehr besorgt. Ich hatte Angst, dass diese Hirnverletzung einen Schlussstrich unter mein neues Leben setzen könnte. *Was, wenn die Anfälle wieder häufiger passieren? Kann ich dann noch arbeiten? Werde ich meinen Führerschein behalten können? Was ist, wenn ich vor lauter Stress mit dem Laufen aufhöre? Und am Allerschlimmsten: Werde ich wieder an Gewicht zulegen?*

Meine Therapeutin durchschaute meine Tapferkeit sofort. Sie kannte mich zu diesem Zeitpunkt schon ziemlich gut und bestand darauf, dass wir etwas gegen das Problem unternahmen.

Ein Jahr zuvor hatte ich mich erkundigt, ob ich Peety offiziell zum Diensthund ausbilden lassen könnte. Damals war das eine naive Frage gewesen, und nach der Überprüfung meines Falles hatte mir meine Therapeutin ein definitives »Nein« zur Antwort gegeben. Da ich keine körperliche Behinderung hatte und nicht an einer klinischen Depression oder einer anderen psychischen Erkrankung litt, war ich nicht dazu berechtigt, einen Diensthund zu haben.

Aber die Rückkehr meines Schädel-Hirn-Traumas veränderte alles.

»Selbst wenn Sie kein Hundefreund wären, würde ich Ihnen empfehlen, sich einen Diensthund zu besorgen, der darauf trainiert ist, Alarm zu schlagen und Hilfe zu holen, wenn Sie einen Anfall haben. Immerhin haben Sie eine Hirnverletzung.«

»Könnte ich nicht einfach einen von diesen speziellen Piepern haben? Sie wissen schon, wo man draufdrückt, und dann wird ein Arzt alarmiert.«

»Na ja, da können Sie ja aber schlecht auf den Knopf drücken, wenn Sie bewusstlos sind«, sagte sie.

»Ich hab das auch nicht so ernst gemeint ...«

»Nehmen Sie das nicht auf die leichte Schulter! Das könnte möglicherweise eine sehr gefährliche Situation werden. Und ich bin mir nicht sicher, ob Ihr Hund ...«

»Peety«, warf ich ein.

»Genau, Peety. Also, ich bin mir nicht sicher, ob Peety zu einem Diensthund ausgebildet werden kann. Vielleicht ist er der Aufgabe gewachsen, keine Ahnung. Aber wenn nicht, empfehle ich Ihnen, sich einen anderen Hund anzuschaffen, der dazu ausgebildet ist, für Ihre Sicherheit zu sorgen. Ich werde Sie an ein paar Organisationen weiterleiten, die mit Diensthunden arbeiten, damit Sie bald Klarheit haben.«

Und so wurde meine alte Verletzung zu einem unerwarteten Geschenk.

Denn natürlich war Peety der Aufgabe gewachsen. *Er ist ein Hirte. Er ist von Natur aus ein Arbeitstier*, dachte ich. *Verdammt, er ist schlauer als viele Leute, die ich kenne!* Zusammen absolvierten wir das Training, und Peety lernte alles wie ein Profi. Zuerst musste er die grundlegenden Befehle – Sitzen, Bleib, Platz usw. – ganz und gar verinnerlichen, was wir mithilfe des Belohnungssystems schafften. Während ich mit einer Hand auf Peetys Rücken drückte und ein Leckerli in meiner anderen Hand hielt, sagte ich »Sitz«, und diesen Vorgang mussten wir nur drei- oder viermal wiederholen, bis Peety erkannte, dass der Befehl »Sitz« in Kombination mit seinem Hintern auf dem Boden seine Schnauze mit leckeren Köstlichkeiten füllte. »Bei Fuß« war schon schwerer, da er es gewohnt war, vor mir herzugehen, aber auch das verstand er ziemlich schnell. Die Beziehung zwischen Peety und mir war auf so vielen Ebenen vom Essen geprägt, dass natürliche und gesunde Leckerlis der perfekte Anreiz waren.

Beim letzten Teil des Trainings lernte Peety, laut zu bellen und Hilfe zu holen, sollte ich ohnmächtig werden und zusammenbrechen. Er war ein Naturtalent. Tatsächlich ist es so, dass ein Hund, der dich liebt, ganz von selbst ausflippt, wenn du reglos auf dem Boden liegst. Der Teil mit dem Hilfe-Holen à la Lassie kam dann obendrauf, aber Peety das beizubringen, war fast so einfach wie das Kommando »Sitz«.

In den Vereinigten Staaten gibt es keine offizielle Zertifizierung für Diensthunde. Es gibt keine Abzeichen oder Papiere oder spezielle Ausweise. Auch Westen sind nicht erforderlich und werden nur von denen benutzt, die wollen, dass ihr Umfeld sofort weiß, dass ihre Hunde im Dienst sind. Genau aus diesem Grund versuchten auch immer wieder Menschen, ihre Hunde als Diensthunde auszugeben, damit sie sie mit ins Flugzeug und an andere öffentliche Orte nehmen konnten. Ich hatte von allen möglichen Fällen gehört, in denen Leute Ausweise gefälscht hatten und ihren Hunden sogar selbst gemachte Westen anzogen, nur um nicht von ihnen getrennt zu werden. Aber das war unmoralisch und respektlos gegenüber Menschen mit Behinderungen und den Tieren, die dazu ausgebildet worden waren, ihnen zu helfen. Die Gesetze hierzu sind streng. Lügen über Diensthunde können mit Geld- und Gefängnisstrafen geahndet werden, und manchmal wird der betroffenen Person sogar der Hund weggenommen. Da es eine Menge Kontroversen und Unwissenheit rund um dieses Thema gab, entschied ich mich, so viel wie möglich darüber zu lernen, sodass ich die Leute über den Prozess und das Gesetz aufklären konnte, wenn sie Fragen hatten. Und die hatten sie, wo auch immer ich mit Peety hinging.

Tatsächlich fühlte ich mich aber einfach nur gesegnet. Die Vorstellung, dass Peety mir helfen könnte, wenn ich einen Anfall hätte, machte mich baff. Er hatte mir schon so viel gegeben, und jetzt lernte ich ihn noch mal ganz neu wertzuschätzen. Hätte ich noch irgendwelche Zweifel daran gehabt, dass dieser Hund ein Geschenk des Himmels war, dann hätte diese Wendung des Schicksals sie ein für alle Mal ausgeräumt.

Peety als meinen Beschützer zu wissen, gab mir das Vertrauen, dass alles gut gehen würde. Hätte ich noch mal einen Anfall, würde Peety da sein, über mich wachen und mich beschützen.

Allein in ein Flugzeug nahm ich Peety nie mit, weil ich es nicht für eine sonderlich gute Idee hielt. Da wären ja sowieso andere Leute am Flughafen und bei den Geschäftstreffen, dachte ich, und die könnten dann ja Hilfe rufen, sollte etwas passieren. Und dass ich einen Anfall in einem Hotelzimmer bekam, darüber machte ich mir nicht wirklich Sorgen.

Peety konnte auch nicht mit mir laufen gehen. Ich hatte es ein paarmal probiert, aber es war einfach nichts für ihn. Also war ich während des Laufens gefährdet. Zum Glück lief ich aber immer mit Freunden zusammen, als Teil einer Laufgruppe, auf jeden Fall immer mit Menschen um mich herum.

Ich lief nie allein. Und mit Peety an meiner Seite war ich auch sonst nie allein unterwegs.

Und dann gab es natürlich auch noch einen zusätzlichen Bonus dabei, Peety meinen Diensthund nennen zu können: Ich konnte ihn von nun an offiziell überallhin mitnehmen. Also legten wir los!

An meinem nächsten freien Tag fuhren wir zurück nach San Francisco. Am Pier 39 ging ich zum Ticketschalter und bat um ein Ticket nach Alcatraz.

»Auf unseren Booten sind keine Hunde erlaubt, Sir«, sagte mir die junge Dame hinter dem Tresen.

»Er ist ein Diensthund«, erwiderte ich.

»Welchen Dienst führt er denn aus?«

Sie hatte jedes Recht, diese Frage zu stellen. Tatsächlich erlaubt das Bundesgesetz jedem Unternehmen, zwei Fragen zu stellen, sollte ein Kunde einen Anspruch auf einen Diensthund erheben. Erstens: Ist der Diensthund aufgrund einer Behinderung erforderlich? Und zweitens: Wie genau kann der Hund Hilfe leisten?

Die erste Frage ist ein bisschen redundant. Die Antwort lautet: »Ja, das ist ein Diensthund. Ich habe ihn aufgrund einer Behinderung.« Aber wenn ein Unternehmen fragt, wozu der Hund im Speziellen ausgebildet ist, um bei der Behinderung als Unterstützung zu dienen, muss man eine konkrete Angabe machen können. Man kann ihn nicht einfach so mitnehmen, damit er Komfort spendet.

Also antwortete ich, und die Dame verkaufte mir mein Ticket.

Wie ein erfahrener Seemann sprang Peety zum allerersten Mal an Bord eines Bootes. Er war nicht mehr zögerlich wie damals, als wir uns kennenlernten und ich ihn in mein Auto heben und in den Aufzug treiben musste. Er hatte jetzt Selbstvertrauen. Er wippte leicht mit dem Schaukeln der Wellen mit, lehnte sich gegen die Reling und blickte auf das Wasser und die Möwen, während wir in Richtung des bröckelnden alten Gefängnisses auf dem riesigen Felsen in der Mitte der Bucht losfuhren.

Während der ganzen Fahrt verhielt Peety sich geduldig und ruhig. Ich war wirklich beeindruckt. Ein paar andere Besucher auf dem Boot und im Gefängnis waren überrascht, einen Hund zu sehen, fragten mich über ihn aus und baten dann, ihn streicheln zu dürfen. »Klar«, sagte ich. Viele Diensthunde sollen bei der Arbeit nicht abgelenkt werden, und auf ihren Westen findet sich ein Hinweis, der anzeigt, dass man sie nicht berühren soll. Aber das war bei Peety nicht der Fall. Er liebte die zusätzliche Aufmerksamkeit von Fremden geradezu.

Der einzige Verstoß, den Peety während unseres Ausflugs beging, ereignete sich in Al Capones Haftzelle: Zelle Nummer 133 in Block B. Aus irgendeinem Grund verspürte Peety an diesem besonders aufgeladenen und von manchen als »verflucht« bezeichneten Ort das Bedürfnis, sein Territorium zu markieren. Er hob sein Bein und pinkelte an Al Capones Gitterstäbe!

Zum Glück schaute der Reiseleiter gerade nicht hin. Wegen meines Diensthundes in Schwierigkeiten zu geraten, war das Letzte, was ich wollte. Und ich fand es auch irgendwie passend, dass Peety seine Spuren auf diesem Wahrzeichen hinterlassen hatte. Ich konnte nicht anders, als mich zu fragen, wie viele Hunde wohl jemals Alcatraz besucht hatten. Es war einfach so besonders, Peety als meinen Begleiter, Freund und potenziellen Retter dabeizuhaben, während wir beide ein bisschen Sightseeing machten. Ich fand, dass er es verdiente, diese Sehenswürdigkeiten zu besuchen. Ich wollte ihm die ganze Welt zeigen. Er war viel zu lange eingesperrt gewesen.

Genau wie ich, dachte ich.

Ich schwor, Peety auf so viele Tagesausflüge und Sightseeing-Abenteuer mitzunehmen wie möglich. Er war ein besonderer Hund, und von diesem Tag an sollte er all die Orte sehen, die die meisten Hunde nie zu Gesicht bekamen.

In den nächsten Monaten unternahmen wir allerlei kleine Reisen in der Bay Area. Ich ging zum ersten Mal mit Peety im Meer schwimmen und lachte, während er durch den Sand sprintete wie damals, als wir den Ententeich im Penitencia Creek Park entdeckt hatten. Ich nahm ihn mit auf eine Fahrt in einer Miniatureisenbahn, wo er in einem der kleinen Waggons auf einem Sitz saß und wie die kleinen Jungen und Mädchen im Kreis herumfuhr. Ich nahm ihn mit in Restaurants, auch wenn ich hier schnell feststellte, dass er für solche Orte ein wenig zu aktiv war, weshalb wir uns weiterhin meist auf Sitzplätze im Freien beschränkten. Auf keinen Fall wollte ich, dass andere Leute, die gemeinsam aßen und eine gute Zeit verbrachten, sich gestört fühlten. Probleme wollten wir bei unseren gemeinsamen Reisen keine verursachen.

Tatsächlich war ich überrascht, wie verständnisvoll die meisten Menschen waren, wenn ich ihnen erklärte, dass Peety ein Diensthund war. Sie wurden alle viel nachsichtiger und schienen in ihm mehr als nur ein Haustier oder ein Ärgernis zu sehen. Sie betrachteten ihn mit Respekt. Die meisten Leute schienen beinahe stolz darauf zu sein, uns beide in ihrem Geschäft willkommen zu heißen, sei es ein Hotel, ein Restaurant, ein Tante-Emma-Laden, eine Bank oder eine Autowerkstatt.

Peetys Gesellschaft bereicherte auch mein Dating-Leben um einen interessanten Aspekt. Die Frauen fanden es ungewöhnlich und aufregend, mit einem Hund zusammen in einem Restaurant essen zu gehen, und sie waren begeistert, wie zufrieden Peety zu unseren Füßen lag, egal wo wir waren. So hatten wir auch gleich ein Gesprächsthema, und einige der Frauen berichteten von ihren eigenen Erfahrungen mit Haustieren, die sie im Laufe der Jahre gesammelt hatten. Sie erzählten Geschichten von Pferden oder ihren geliebten Katzen und Hunden, die immer wussten, wann sie als Kind krank waren, und sie in Zeiten der Not getröstet hatten. Ich hörte sogar Geschichten über Hasen mit großen Persönlichkeiten. Wer hätte gedacht, dass so ein Häschen einen starken Charakter haben kann?

Ich lernte auch, Peetys Urteil zu vertrauen. Wenn er sich für jemanden erwärmen konnte, standen die Chancen gut, dass auch ich mich mit der Person gut verstehen würde. Wenn er sich nicht besonders für die Person interessierte, konnte ich mit ziemlicher Sicherheit sagen, dass wir nicht kompatibel waren. Und wenn er jemanden überhaupt nicht mochte, ließ ich das Ganze von Anfang an bleiben. Einer meiner Freunde bestand darauf, dass Peety »das Böse erschnüffeln« könnte. Es war seltsam, wie er bei unseren Spaziergängen die meisten Menschen ignorierte, aber dann knurrte er hin und wieder einen völlig Fremden an. Es war fast so, als könnte er in ihre Herzen oder Seelen sehen oder ihre Auren erspüren oder so.

Was auch immer er sah, ich vertraute ihm.

Die Sache am Daten war die, dass es ziemlich schnell öde wurde. Nachdem ich ein paar Jahre lang mal mit der einen Frau, mal mit der anderen Frau ausgegangen war, fand ich mich wieder dort, wo ich auch in meinen Zwanzigern gelandet war. Ich hatte keine Lust mehr auf die Spielereien und wollte mich nicht ständig auf jemand Neues einlassen, nur um die Sache dann schnell zu beenden und wieder von vorn anzufangen. Ich wollte etwas Stabileres. Ich wollte etwas mit Tiefgang. Und immer wieder kamen diese flüchtigen Gedanken zurück, in denen ich mir Peety als Teil einer Familie vorstellte.

Ungefähr zu dieser Zeit hörte ich auch auf, mich mit Frauen zu verabreden, die meine Werte nicht teilten. Mein Respekt vor Tieren und die Entscheidungen, die ich in Bezug auf meine Ernährung getroffen hatte, waren wichtige Bestandteile meines persönlichen Glücks, und ich fand es schwierig, eine Beziehung zu Menschen aufzubauen, die nicht dieselben Werte teilten. Ich akzeptierte, dass andere Menschen andere Ansichten hatten, und ich war nicht so strikt, dass ich nicht mit Leuten, die Fleisch aßen, an einem Tisch sitzen konnte. Aber die Vorstellung, eine tiefe Beziehung zu einer Frau einzugehen, deren Ansichten nicht mit meinen übereinstimmten, schien an diesem Punkt unmöglich.

Da es ziemlich unangenehm sein konnte, jemanden nach seinen Ernährungsgewohnheiten zu fragen, bevor man die Person überhaupt zum Abendessen eingeladen hatte, entschied ich, dass der beste Weg, andere Singles wie mich kennenzulernen, der wäre, ein Treffen einer veganen Single-Gruppe zu besuchen. (Und klar gibt es vegane Single-Treffs in Kalifornien. Übrigens auch an vielen anderen Orten.)

Es sollte sich herausstellen, dass das ein verdammt guter Zug war.

Melissa

In dem Moment, als Melissa das Restaurant betrat, fiel sie mir sofort auf, obwohl wir noch kein Wort miteinander gewechselt hatten. Sie war jünger als ich. Viel jünger vielleicht. Und ihre überbordende Energie schien den ganzen Raum zu erhellen.

Ich war früh dran in dieser Nacht – der Erste, der zum Treffen gekommen war. Peety hatte ich zu Hause gelassen, da ich wusste, dass das Restaurant ziemlich klein war und extrem voll und laut werden konnte. Melissa kam vielleicht eine Minute nach mir an. Sie stellte sich vor, und wir unterhielten uns ein paar Minuten miteinander, bevor die anderen eintrudelten. Es stellte sich heraus, dass sie die Organisatorin der Gruppe war und diese ins Leben gerufen hatte, weil auch sie es satthatte, sich mit Menschen zu treffen, die ihre Ansichten zu den Themen Ernährung, Tiere und Umwelt nicht teilten. Das einzige Problem, sagte sie, sei, dass sie bei all diesen Treffen immer noch keinen Mann getroffen hatte, an dem sie interessiert war. »Die meisten der Typen, die zu diesen Treffen kommen, arbeiten im Tech-Sektor. Sie sind kürzlich aus Indien hergekommen, wo sie mit einer vegetarischen Ernährung aufgewachsen sind. Es sind wirklich nette Jungs, aber da sind so viele kulturelle Unterschiede zwischen uns, und wir scheinen nie viel gemeinsam zu haben. Die meisten von ihnen ernähren sich nicht mal vegan! Und die einzigen anderen Typen, die auftauchen, sind diese wirklich übertriebenen Hippie-Aktivisten, womit ich mich nicht wirklich identifizieren kann«, sagte sie.

Melissa machte den Eindruck einer jungen, motivierten Karrierefrau. Ihre Kleidung war konservativ, ihr Haar war nicht von flippigen Farben oder Dreadlocks durchzogen.

»Ja, ich verstehe dich. Viele Veganer in der Bay Area scheinen in die Hippie-Kategorie zu fallen.«

»Nicht wahr? Warum ist das so?«, fragte sie. Beide lachten wir. »Ich weiß nicht, ich arbeite in einem normalen Job, ich bin im Vertrieb ...«

»Ich auch«, sagte ich.

»Wirklich? Das ist cool. Ich bin mit acht Vegetarierin geworden und dann mit zehn Veganerin, und ich bin einfach so. Ich esse oder trage keine tierischen Produkte, Punkt. Ich bin eindeutig mehr eine Junkfood-Veganerin, ich meine, *schau mich an*«, sagte sie. »Aber es ist wichtig für mich. Und es muss auch einem potenziellen Partner wichtig sein, sonst würde ich gar nicht erst darüber nachdenken, ob ich mit dieser Person eine Beziehung eingehen möchte. Deshalb habe ich diese Gruppe gegründet, einfach um es zu versuchen.«

Bevor sie diesen »Schau mich an«-Kommentar gemacht hatte, hatte ich nicht mal bemerkt, dass Melissa übergewichtig war. Alles, was ich gesehen hatte, waren ihr strahlendes Lächeln und Augen voller Hoffnung, die auf einer hübschen, etwa ein Meter sechzig großen Figur saßen.

In diesem Moment kamen ein paar Männer herein, die zu unserer Gruppe gehörten. Sie kamen zu uns und stellten sich vor. Beide sagten, dass sie in der Tech-Branche arbeiteten und kürzlich aus Indien ins Silicon Valley gezogen waren, um dort weiter an ihrer Karriere zu arbeiten. Melissa schickte einen kurzen Seitenblick in meine Richtung. »Siehst du?«, schien er zu sagen.

Eine weitere Frau in ihren Dreißigern schloss sich uns bald an, und kurz darauf ein junger Mann vietnamesischer Abstammung. Als wir uns alle zum Abendessen hinsetzten, setzte sich Melissa direkt neben mich. Ich wertete das als gutes Zeichen.

Sie fragte mich, wie lange ich schon keine tierischen Produkte mehr gegessen hatte, und ich erzählte ihr meine ganze Geschichte. Dann bat ich sie, mir mehr über sich selbst zu erzählen, und sie erklärte, dass fast ihre gesamte Familie vegetarisch war. Es begann mit ihrer Mutter, und dann sprang Melissa auf den Zug auf, weil sie eine solche Tierliebhaberin war, und schließlich wandten sich auch ihre vier Geschwister der veganen Ernährung zu. Der Einzige, der nicht mitmachte, war ihr Vater.

Sie war ein übergewichtiges Kind gewesen, erzählte sie, genau wie ich, aber die Umstellung auf eine vegane Ernährung im Alter von zehn Jahren half ihr, den größten Teil ihrer Schulzeit über ein niedriges Gewicht zu halten. Mit der Zeit fing sie dann an, Chips und alle möglichen abgepackten veganen Junkfood-Produkte zu essen, alles voller Geschmack, aber nährstoffarm. Als wir an diesem Abend zusammen aßen, fiel mir auf, dass sie ein veganes süßsaures Shrimp-Gericht bestellte – eine größtenteils aus Tofu bestehende Mahlzeit, die mit einer sirupartigen Glasur bedeckt war und nur wenig Gemüse enthielt. Melissa schien fasziniert von der Tatsache, dass ich allein mithilfe einer veganen Ernährung so viel Gewicht verloren hatte, und sie wollte wissen, wie ich das geschafft hatte. Sie selbst hatte alles Mögliche versucht, um abzunehmen, von Weight Watchers und anderen kommerziellen Diätplänen bis hin zur Einnahme von Ephedra, als diese Diätpille noch legal war.

Mir fiel auf, wie ähnlich ihre Geschichte der meinen war. Sie erreichte einen Punkt, an dem sich ihr Stoffwechsel änderte, und von da an sammelte sich das Gewicht immer weiter an, nach jedem Diätversuch ein wenig mehr.

»Ich hielt einfach nie durch«, sagte sie. »All das Essen war so langweilig und fade, und ich fühlte mich immer hungrig. Seit etwa acht Jahren wiege ich jetzt um die neunzig Kilo, und es ist einfach schrecklich. Ich habe zwei Jungs, die voller Energie sind, und ich komme nach der Arbeit nach Hause und fühle mich wie eine Kugel. Jeden Tag. Ich kaufe nie neue Klamotten ein. Ich hasse es. Andere Frauen lieben es, Kleidung zu kaufen und sich darüber zu unterhalten, als wäre es ihr Lieblingssport, aber ich kann es einfach nicht ertragen. Nichts passt. Es ist eine einzige Qual.«

»Ich verstehe dich. Ich verstehe dich total«, sagte ich.

»Es tut mir leid. Ich sollte nicht hier sitzen und mich beschweren. Das Leben ist schön, oder? Wir sind hier! Wir essen gutes Essen. Ich hatte keine Ahnung, dass ich heute Abend jemanden wie dich treffen würde. Ich meine, das Leben ist doch schön, *oder?*«

Ich lächelte. »Das Leben ist großartig«, sagte ich.

Als wir das Restaurant verließen, fragte ich Melissa nach ihrem Facebook-Kontakt. Noch in derselben Nacht schickte ich ihr eine Freundschaftsanfrage, und sie akzeptierte sie innerhalb von ein paar Minuten.

Am folgenden Wochenende organisierte Melissa ein weiteres Meet-up, und fast die gleiche Gruppe von Leuten fand sich zusammen, plus ein oder zwei Neuzugänge. Melissa und ich saßen wieder nebeneinander, und die ganze Gruppe schien in den Hintergrund zu treten. Sie erzählte mir einige lustige Geschichten über ihre Jungs, Joey und Mike, und ich erzählte im Gegenzug einige lustige Geschichten über Peety.

Irgendwann erwähnte ich die Dinnerpartys, die ich in meiner Wohnung geschmissen hatte.

»Oh, wow! Können wir so was irgendwann wieder bei dir zu Hause machen? Würdest du für uns kochen? Ich meine, ich habe noch nie jemanden so über Essen sprechen hören wie dich, geschweige denn über *veganes* Essen. Richtig aufregend, darüber nachzudenken!«

»Ja, klar«, sagte ich. »Vielleicht so mit sechs oder acht Leuten. Ich könnte meine Paella machen.«

»Das klingt klasse! Okay, ich werde das organisieren«, sagte sie. »Vielleicht kann ich ja deine Souschefin werden.«

»Das wäre super!«, sagte ich.

»Es gibt dabei nur ein Problem: Ich kann nicht kochen.«

»Dann musst du extra früh kommen, damit ich es dir beibringen kann«, sagte ich.

Sie lächelte und sah mir in die Augen, und ich spürte Schmetterlinge in meinem Bauch. Ich hoffte inständig, dass sie das Gleiche empfand.

»Na dann«, sagte sie. »Das klingt ja noch besser!«

Ihr Bein berührte meins, und in mir stieg dieses Kribbeln auf – dieses Gefühl, wenn jede Zelle in deinem Körper die Verbindung zu deinem Gegenüber vertiefen will. Ich errötete ein wenig und fühlte mich plötzlich peinlich berührt, sodass ich unseren Blickkontakt unterbrechen musste und meine Augen auf den Tisch heftete.

»Weißt du, ich bin wahrscheinlich alt genug, um dein Großvater zu sein«, sagte ich.

»Was?! Was glaubst du denn, wie alt ich bin?«, sagte sie lachend. »Ich bin nicht mehr *so* jung.«

»Und wie jung ist das genau?«

»Ich bin 28«, sagte sie. »Und wie alt bist *du*?«

»Das sage ich lieber nicht«, antwortete ich.

»Komm schon!«

»Rate mal.«

»Ich schätze, so 43«, sagte sie.

»Lass uns das vorerst einfach mal annehmen, okay?«

»Oh mein Gott! Wie alt *bist* du?«

»43 klingt gut. Man ist nur so alt, wie man sich fühlt, oder?«

»Okay, Mister. Ich lasse das Thema vorerst ruhen, aber früher oder später ziehe ich es dir schon aus der Nase.«

»Wenn die Zeit reif ist, werde ich es dir sagen«, sagte ich.

»Deal!«

Melissa und ich fingen an, uns regelmäßig am Telefon miteinander zu unterhalten und uns gegenseitig Facebook-Nachrichten zu schicken, und der Plan für unser Paella-Dinner entwickelte sich so reibungslos wie all die Dinnerpartys, die ich je mit Sarah organisiert hatte. Das machte mir ein wenig Angst. Ich hoffte, die ganze Geschichte würde sich nicht wiederholen. Ich mochte Melissa wirklich sehr. Etwas an ihrer Energie und ihrem Charakter stimulierte mich. Nicht nur körperlich, es machte mich einfach *lebensfroh*. Ich wollte mich ihr gegenüber beweisen, Dinge mit ihr teilen und ihr zeigen, wie großartig sie sich fühlen könnte, wenn sie ein paar der Sachen ausprobierte, die ich verändert hatte, um mein gesamtes Leben umzukrempeln. Es war offensichtlich, dass sie in einem kleinen Käfig lebte, in dem sie nicht mehr sein wollte, und ich wollte ihr dabei helfen, sich zu befreien.

Es gab nur ein Problem: Einen Tag vor der Dinnerparty teilte Melissa mir mit, dass sie tödliche Angst vor Hunden habe. »Meine Zwillingsschwester wurde mal von einem riesigen blutrünstigen Hund in eine Ecke gedrängt, da waren wir beide so fünf Jahre alt, und ich war völlig hilflos und konnte nichts machen, um sie zu retten. Am Ende ist nichts passiert, ihr ging es gut, mir ging es gut, aber das Ereignis ließ mich den Rest meines Lebens nicht mehr los«, erklärte sie. »Und es ist schlimm. Manchmal kann ich mich nicht mal mehr bewegen, wenn mir ein großer Hund zu nahe kommt, es ist dann so, als ob mein ganzer Körper gelähmt wäre.«

»Wow. Das ist schrecklich«, sagte ich.

»Ist Peety ein großer Hund?«

»Er wiegt knapp über zwanzig Kilo, was technisch gesehen ein mittelgroßer Hund ist. Aber er sieht für die meisten Leute groß aus.«

»O Gott. Okay. Ich habe nur ...«

»Pass auf, schreib mir einfach eine Nachricht, wenn du da bist. Ich bringe ihn dann runter, damit ihr euch draußen treffen könnt. Er ist der süßeste Hund auf der ganzen Welt, und ich verspreche dir, dass ihr miteinander auskommen werdet. Da bin ich mir sicher«, sagte ich.

Als Melissa am nächsten Tag ankam, brachte ich Peety nach unten, und wir trafen uns auf der Wiese vor meinem Haus. Ich hielt das für sicherer als ein Treffen in meiner Wohnung, da ich nicht genau wusste, wie Peety Melissas Angst interpretieren würde, insbesondere in seinem eigenen Territorium.

Als wir nach draußen gingen, stand Melissa uns gegenüber wie ein ängstliches Kind. Sie war wie eingefroren und lächelte nervös.

»Hiii«, sagte sie.

»Hi«, sagte ich und hielt Peety zurück. Er zog immer wieder an seiner Leine und versuchte, Melissa zu begrüßen. »Keine

Angst, streck einfach deine Hand aus und richte deinen Kopf nach unten, den Blick auf den Boden, damit er nicht denkt, dass du ihn dominieren willst oder so, und dann lass ihn an deiner Hand schnüffeln, ja?«

»O Gott. Okay«, sagte sie, streckte ihren Arm aus, sah auf den Boden und schloss die Augen.

Als Peetys nasse Schnauze ihre Hand berührte, zog sie sie sofort zurück.

Peety wedelte mit dem Schwanz und sah erst zu ihr, dann zu mir auf. Ich konnte erkennen, dass er sie ablecken wollte.

»Alles okay«, sagte ich. »Lass ihn an deiner Hand schnüffeln. Er mag dich, das merke ich.«

Sie streckte ihre Hand erneut aus, und Peety leckte sie. Als Melissa ihre Augen öffnete, fing er an, ganz aufgeregt herumzuspringen, so als wolle er spielen.

»O Gott, was macht er da?«, quietschte sie und zog ihre Arme eng über ihrer Brust zusammen.

Ich konnte nicht glauben, wie hoch Peety in die Luft sprang. Ich hatte das nur ein paarmal beobachtet, wenn er sich extrem über etwas gefreut hatte – er hüpfte aufgeregt auf und ab, höher als mein Kopf, immer wieder, als würde er sich mit einem riesigen Springstab in die Höhe katapultieren.

»Er will nur spielen! Er mag dich«, sagte ich. »Alles gut, beruhig dich, Peety, Melissa ist noch nicht bereit zu spielen. Gib ihr eine Minute, okay?«

Ich führte ihn rüber zu den Büschen und ließ ihn pinkeln.

»In Ordnung, gehen wir rein«, sagte ich.

»Es tut mir so leid«, sagte sie.

»Kein Grund zur Entschuldigung. Ich weiß es wirklich zu schätzen, dass du es versuchst. Hör zu, wenn ein Hund dir deine Angst nehmen kann, dann ist es Peety. Also keine Eile, okay?«

Wir fuhren gemeinsam im Aufzug hoch, und Peety sah die ganze Zeit in Melissas Gesicht.

»Er *ist* schrecklich süß«, sagte sie.

Als sich die Tür öffnete, zog Peety mich heraus und ging auf unsere Wohnungstür zu. Er konnte es kaum erwarten, unserer neuen Freundin sein Zuhause zu zeigen. Melissa ging zwei Schritte hinter uns, und als wir drin waren, lief Peety ein paarmal um sie herum und versuchte, sie ins Wohnzimmer zu bugsieren, aber dann beschloss er, sie erst mal in Ruhe zu lassen. Er legte sich vor die Wohnungstür, während wir in die Küche gingen.

»Wow, deine Wohnung ist wirklich schön«, sagte sie.

»Danke.«

»Meine Güte, ich mag diese Fliesen wirklich sehr.«

»Die unter den Schränken? Ja, das ist cool, oder? Ich habe sie selbst verlegt.«

»Was? Niemals! Du kochst, du kannst Fliesen legen – du bist ein richtiges Universalgenie!«

»Ha, ja. Vielleicht«, sagte ich. »Willst du loslegen?«

»Nein, nicht wirklich. Ich habe Angst, dass ich alles ruinieren werde«, sagte sie. »Ich bin wirklich nicht gut in der Küche.«

»Ich verspreche, du wirst nichts ruinieren. Das wird lustig.«

Neben der Paella, die wir mit geräuchertem Tempeh zubereiteten, boten wir ein Cocktailmenü, einen großen Krug Sangria sowie einige Tapas im valencianischen Stil zum Anregen des Appetits an – von einfachen weißen Oliven bis hin zu einem Kastenbrot auf Maisbasis (das ich leider nicht essen konnte). Melissa half mir wie ein richtiger Profi. Sie lernte wirklich schnell.

Melissa war zu diesem Zeitpunkt noch nicht Peetys beste Freundin, aber ihre extreme Angst schien sich im Laufe der Nacht zu verflüchtigen. Peety gab ihr jede Menge Raum und sprang sie nicht mehr an. Aber als sie mal eine Pause einlegte und sich an den Küchentisch setzte, kam er rüber und legte sich auf ihre Füße.

»Das ist ein wirklich gutes Zeichen«, sagte ich zu ihr.

»Ja?«

»Ja. Er umarmt dich im Grunde genommen.«

»Oh«, sagte sie und sah mit einem zögerlichen Lächeln nach unten, während sie die Wärme seines Fells an ihren Füßen spürte. »Das ist süß.«

Die Gästeliste an diesem Abend war eklektisch, darunter eine promovierte Physikerin, eine gluten- und sojafrei lebende Veganerin in ihren Dreißigern (von der Melissa behauptete, sie hätte ein Auge auf mich geworfen, obwohl ich nur Augen für Melissa hatte), ein Kerl namens Syd, der Melissa damals geholfen hatte, die Meet-up-Gruppe zu gründen, die beiden Tech-Typen aus Indien, die bei jedem Abendessen dabei waren, plus Melissas Zwillingsschwester und ihr Freund, die vegetarisch, aber nicht vegan lebten und die Melissa mit diesem Essen überzeugen wollte, noch einen Schritt weiterzugehen.

Was mich an Melissa beeindruckte, war, dass sie eine engagierte Gastgeberin war, die sich um alle kümmerte, die durch meine Tür traten, und dennoch verlor ich sie nicht an die Party, so wie das mit Sarah geschehen war. Melissa blieb immer bei mir, bildete ein Team mit mir, als Partnerin und Komplizin, um dieses Abendessen zu einem tollen Erlebnis für alle zu machen. Wir schienen in der Küche umeinander her zu tanzen und uns mühelos nebeneinander zu bewegen, ohne uns am jeweils anderen zu stoßen – außer wenn wir es absichtlich taten, mit diesen kleinen Berührungen, die alle Sinne zum Beben bringen. Eine Hand auf dem Rücken des anderen, wenn man aneinander vorbeigeht, eine leichte Berührung der Unterarme, wenn man nach der Schüssel greift, der Moment, in dem ich ihr das Haar aus dem Gesicht strich, während sie ihre Hände im Waschbecken hatte – ich musste mich regelrecht zusammenreißen, um sie nicht zum ersten Mal direkt vor unseren Gästen zu küssen. Und auch sie fühlte dieses Verlangen, das wusste ich. Ein Teil von mir konnte es kaum erwarten, dass die Dinnergäste endlich gingen.

Melissas Schwester und Schwager waren die letzten, die sich verabschiedeten. Ich schaute auf die Uhr: Es war halb zehn. Melissa und ich hatten fast sechs Stunden damit verbracht, diese Party aufzuziehen, und jede Sekunde hatte einfach nur Spaß gemacht.

Am Ende des Abends hatte sie sich sogar an Peety gewöhnt.

Ich hatte selten einen so tollen Menschen wie Melissa getroffen, und nachdem diese Party vorbei war, wusste ich, dass ich in Zukunft so viel Zeit wie nur möglich mit ihr verbringen wollte.

Als wir die Tür zumachten, ließen wir uns beide gegen die Wand im Flur sinken und stießen jeweils einen riesigen Seufzer der Erleichterung aus – nur um sofort danach über unsere perfekt getakteten Seufzer zu lachen.

»Das war *anstrengend!*«, sagte Melissa.

»Ja«, antwortete ich. »Aber auf eine gute Art.«

»Mhm«, stimmte sie zu.

Ich konnte keine Sekunde länger warten. Ich stand auf und platzierte meine rechte Hand auf der Wand, direkt über ihrer Schulter. Dann lehnte ich mich in ihre Richtung und küsste sie. Ganz vorsichtig.

Es war perfekt.

Ich sah ihr in die Augen, sie schaute in meine, und dann legte sie ihre Hand an meinen Hals, um mich für einen zweiten Kuss zu sich zu ziehen. Wir wickelten unsere Körper in einer großen Umarmung umeinander, als ich plötzlich fühlte, wie ihr Mund sich neben meinem Ohr öffnete – und ein großes Gähnen herauskam!

»Ohhh«, sagte sie mit einem süßen kleinen Lachen. »Es tut mir so leid. Es liegt nicht an dir, versprochen!«

»Vielleicht sollten wir uns hinsetzen«, sagte ich.

Sie nickte.

Ich nahm ihre Hand in meine, und als wir uns umdrehten, um an der Küche vorbeizugehen, hielten wir beide an und erblickten das gewaltige Durcheinander von Töpfen und Pfannen und Geschirr, das sich über die Arbeitsplatten verteilte. Während wir zusammen im Türrahmen lehnten, kam Peety zu uns herüber, und ich sah, wie Melissa nach unten griff und ihm sanft den Kopf streichelte. Ich war mir nicht einmal sicher, ob ihr bewusst war, was sie da tat, aber es machte mich glücklich.

Plötzlich gähnte auch ich und musste lachen. »Oh, Mann«, sagte ich. »Sollen wir den Abwasch jetzt gleich erledigen, bevor wir uns hinsetzen und nie wieder aufstehen wollen?«

Melissa dachte einen Moment darüber nach, bevor sie ihren Kopf gegen meine Schulter lehnte.

»Nein«, sagte sie. »Lass uns einfach warten und morgen aufräumen.«

Unterwegs

Nach dieser ersten Nacht waren Melissa und ich so ziemlich unzertrennlich. Innerhalb einer Woche hatte sie keine Probleme mehr damit, wenn Peety sich auf der Couch neben sie kuschelte, während wir einen Film schauten. Die ganze Zeit, während wir dort saßen, streichelte sie seinen Nacken, und ich war mir ziemlich sicher, dass er ihr Herz bereits zum Schmelzen gebracht hatte.

Nach dieser ersten Nacht gingen wir unsere Beziehung etwas langsamer an, zumindest nach den heutigen Standards. Wir trafen uns etwa einen Monat lang regelmäßig, bevor sie mich ihren Kindern vorstellte, einem nach dem anderen.

Sie begann mit Joey, ihrem Sechsjährigen. »Mein ruhiges, einfaches Kind«, sagte sie zu mir. Joey hatte tödliche Angst vor Hunden, genau wie seine Mutter, aber wir stellten ihn Peety vor und brachten die beiden ganz langsam zusammen, und im Handumdrehen lag er auf dem Boden und streichelte Peetys Hals. Es war fantastisch. Er war ein großartiges Kind, das ganz nach seiner Mutter kam, voller Energie, Leichtigkeit und Spaß. Und ich war mir sicher, seine Mutter das erste Mal in der Nähe eines Hundes zu sehen, half ihm enorm dabei, seine Angst zu überwinden.

Danach wartete Melissa ein paar Tage, bevor sie mir ihren zweiten Sohn, Michael, vorstellte. Sie war etwas besorgt, denn Michael stand kurz vor der Pubertät. Sie erzählte mir, dass frühere Freunde es manchmal schwierig gefunden hätten, Zeit mit ihm zu verbringen. Er ärgere sich leicht über bestimmte Dinge, verweigere die Kommunikation oder könne manchmal einfach nur irgendwie unsozial sein, sagte sie. Meine eigene Vergangenheit vor Augen, machte ich mir da ehrlich gesagt überhaupt keine Gedanken. Ich fand Melissa bezaubernd und war überzeugt, dass ich das mit links schaukeln würde. Außerdem hatte ich Peety, den Eisbrecher – meine Verbindung zur Welt.

Und tatsächlich war Michael sofort hingerissen von Peety. Er mochte Hunde und hatte sich schon immer einen eigenen Hund gewünscht, und so verstanden die beiden sich vom ersten Tag an wie zwei Brüder. Er ließ sich direkt auf den Boden fallen und rang spielerisch mit Peety, während dieser sein Gesicht leckte, und die erstaunliche Beziehung zwischen den beiden diente uns als Brücke, die uns alle zusammenführte.

Melissa war auch nach zwei Monaten nicht bereit, sich von Peety das Gesicht lecken zu lassen, aber er tat sein Bestes, damit sie sich seinem Charme einfach nicht entziehen konnte. Manchmal, wenn sie und Michael auf der Couch saßen, kletterte er auf sie und platzierte sein komplettes Gewicht auf den beiden, sodass sie sich nicht bewegen konnten, bis sie seinen Forderungen nach Aufmerksamkeit und Streicheleinheiten nachgekommen waren.

Mit jedem Tag, den wir fünf gemeinsam verbrachten, wuchsen wir näher zusammen, bis es sich schließlich jedes Mal einfach nur falsch anfühlte, wenn Melissa und die Jungs meine Wohnung verließen.

»Vielleicht sollten wir einfach zusammenziehen«, sagte ich eines Tages zu ihr.

»Vielleicht sollten wir das«, gab sie zurück.

Und einfach so zogen Melissa und die Jungs also in unsere Wohnung ein. Peety und ich hatten plötzlich eine Familie.

Indem sie jeden Tag in meiner Nähe war, morgens meine Smoothies und abends meine veganen Abendessen mit mir teilte und zweimal täglich mit mir und Peety spazieren ging, begann Melissa, Gewicht zu verlieren, ohne es überhaupt darauf anzulegen. Als sie zum ersten Mal realisierte, dass sie zwei Kilo abgenommen hatte, war sie so begeistert, dass sie beschloss, die ganze Sache rigoroser anzugehen. Sie gab das vegane Junkfood komplett auf und aß nur noch mein Essen. Vorverpackte Snacks gab es ebenfalls nicht mehr.

Stattdessen versuchte sie, dem gleichen Diätplan zu folgen, der für mich funktioniert hatte, und sie fing sogar an, allein mit Peety nach draußen zu gehen, wenn ich auf der Arbeit war.

Ich brachte ihr immer mehr übers Kochen bei, und sie erlernte die Fähigkeiten, die sie brauchte, um leckere Gerichte für sich und ihre Kinder zuzubereiten. Und als sie verstand, wie man Gewürze dazu benutzen konnte, um auch faden Speisen einen erstaunlichen Geschmack zu verliehen, verliebten sich auch ihre Kinder in unsere Ernährungsweise. Alle zusammen genossen wir die vegane Vollwertkost, wann immer sich uns die Gelegenheit bot, gemeinsam als Familie an unserem Esstisch zu essen.

Innerhalb weniger Monate hatten wir uns zu einer normalen Familie eingespielt. Arbeit, Schule, Hausaufgaben, Abendessen, Wochenendverabredungen, Tagestrips und Strandausflüge. Peety lebte wie ein König. Er hatte so viel Liebe zu geben, und jetzt waren da auf einmal viermal so viele Menschen, mit denen er sie teilen konnte und die sie genauso erwiderten.

Mit meiner Diät fiel Melissas Gewicht in weniger als einem Jahr von 95 Kilo auf knapp über sechzig Kilo. Sie sah fantastisch aus. Sie ging shoppen und kam mit einem neuen sexy Look nach Hause. Sie ging mit ihren Jungs und Peety nach draußen, spielte Ball mit ihnen und hatte die Zeit ihres Lebens. Auch wir beide wuchsen näher denn je zusammen.

Aber dann änderte sich etwas.

Melissas neuer Körper und ihr gesunder Lebensstil hatten sie befreit, und diese Freiheit wollte sie erkunden. Sie fühlte sich, als würde sie die Welt mit neuen Augen sehen, und als Nächstes bedeutete das, dass sie die Welt von einem neuen Ort aus sehen wollte. Sie begann, sich nach Stellenangeboten umzusehen, und die Unternehmen, die sie interessierten, hatten ihre Büros alle nicht in der Bay Area. Sie wollte raus. Ein neues Leben beginnen, sagte sie.

Ich fühlte mich von Anfang an unwohl dabei. Ich hatte mein Herz und meine Seele in die Renovierung meiner Wohnung gesteckt. Ich hatte ein Leben mit Peety aufgebaut, genau da, wo wir waren. Also sagte ich ihr, sie solle nichts überstürzen. »Gib dem Ganzen etwas Zeit. Vielleicht werden wir uns beide irgendwann nach Aufbruch fühlen, aber warum die Dinge so übereilen?«, sagte ich. Wir waren glücklich. Wir hatten ein tolles Zuhause. Ich dachte, meine Worte würden sie überzeugen.

Doch dann kam sie eines Tages nach Hause und erzählte mir, dass sie einen Job in Seattle angeboten bekommen hätte.

»Nun, wenn das deine Entscheidung ist, dann ist das deine Entscheidung«, sagte ich. »Ich denke einfach nicht, dass ich bereit dazu bin, hier wegzuziehen.«

Plötzlich fühlte es sich an, als wäre alles, was wir uns zusammen aufgebaut hatten, nur noch ein Traum. Es kam mir so vor, als hätte ich in einer Art Blase gelebt, in einer Schneekugel, und jetzt stand ich außerhalb dieser Blase und sah auf das Leben herab, das ich vor Kurzem noch geführt hatte. Ich konnte mich nicht daran festhalten. Ich konnte nicht wieder hineinkommen.

Ein paar Wochen später stand ich immer noch vor diesem gewölbten Glas und schaute dabei zu, wie Melissa und die Jungs ihre Sachen in Kartons packten. Anschließend half ich ihnen, alles in einen Lkw zu laden.

Wir machten nicht Schluss. Eigentlich taten wir überhaupt nichts. Sie sagte mir, sie hoffe, dass ich meine Meinung ändern würde. Und sie versprach, mich auf der langen Fahrt in Richtung Norden anzurufen. Ich küsste sie. Ich umarmte sie. Ich winkte ihr mit Tränen in den Augen hinterher und dachte: *Was zum Teufel ist passiert?*

Egal wie nah wir uns jemandem fühlen, egal wie viel diese Person uns bedeutet, manchmal können wir nicht wissen, was sie wirklich denkt oder fühlt oder was in ihrem Inneren vorgeht. Jeder ist auf seiner eigenen Reise. Jeder hat seine eigene Uhr, die für ihn tickt, und jeder sieht die Dinge aus seiner eigenen Perspektive. Und manchmal macht es das unmöglich für uns zu verstehen, wo unser Platz in dieser chaotischen Welt ist.

In dieser Nacht saß ich auf dem Boden und aß zu Abend, nur ich und Peety, beide wieder allein in unserer wunderschön dekorierten, völlig leeren Wohnung.

Melissa rief am nächsten Abend an, um mir mitzuteilen, dass es ihr und den Jungs gut gehe. Sie waren gerade dabei, aus einem Motel am Straßenrand nahe der Grenze zu Oregon auszuchecken. Ich bedankte mich bei ihr für den Anruf und sagte: »Ich liebe dich.« Sie erwiderte: »Ich liebe dich auch.«

Danach weinte ich mich in den Schlaf, während ich Peety in meinen Armen hielt, und erkannte, dass ich einen großen Fehler gemacht hatte.

Am nächsten Morgen rief ich Melissa an und sagte ihr, dass ich mit ihr zusammen sein wollte. Ich war ein Idiot gewesen.

»Hier zu bleiben, macht keinen Sinn. Meine Wohnung bedeutet mir nichts ohne *uns*«, sagte ich.

Sie brach sofort in Tränen aus. »O Gott, Eric, ich bin so froh. Ich bin so froh. Ich will das nicht ohne dich machen«, sagte sie. »Die Jungs sind traurig. Sie vermissen Peety. Ich vermisse Peety. Ich vermisse *dich*.«

Nachdem ich das Telefonat beendet hatte, setzte ich alle Hebel in Bewegung, um die Wohnung zu verkaufen. Ich hatte bereits Vorbereitungen getroffen, um meinen Job zu kündigen und zu einem anderen Arbeitgeber zu wechseln. Eine neue Firma, die ich entdeckt hatte, versprach mir, dass sie versuchen würden, mir eine Stelle zu besorgen, wo auch immer ich leben wollte. Sie bestätigten, dass ich von Seattle aus arbeiten könnte. Also nahm ich den Job an und verabschiedete mich von meinem alten Arbeitsplatz.

Als ich in meinem Kopf alles herunterrechnete, erkannte ich, dass Melissa und ich es uns mit unseren beiden Gehältern leisten konnten, eine unglaubliche Wohnung in der Innenstadt von Seattle zu mieten, mitten im Zentrum des Geschehens, in einem Luxusgebäude mit Panoramablick auf die Werften von Seattle, inklusive

Fitnessstudio, Pool und Concierge. Die Lebenshaltungskosten in Seattle waren einfach so viel geringer als in der Bay Area. Außerdem gab es in Washington keine Einkommenssteuer, was bedeutete, dass ich mir selbst eine Gehaltserhöhung von fast zwanzig Prozent erteilen konnte, einfach nur, indem ich umzog. Ich war ein Idiot gewesen, nicht von Anfang an offen für Melissas Idee zu sein.

Meine Eigentumswohnung in San José war ein Hingucker, und innerhalb einer Woche erhielt ich ein Angebot für sie. Ich schlug mich gut beim Verkauf. Mein neuer Arbeitgeber beauftragte eine Umzugsfirma, um meine Sachen nach Seattle zu bringen, und ich beschloss, in dieser Zeit etwas zu tun, was ich noch nie in meinem Leben getan hatte: Anstatt direkt nach Seattle zu fahren und sofort mit der Arbeit loszulegen, entschied ich mich, Peety auf einen Roadtrip mitzunehmen. Ich plante einen einwöchigen Trip entlang der Küste von Kalifornien. Sieben Tage lang würden Peety und ich unterwegs sein und an jedem schönen Aussichtspunkt und an jeder kitschigen Touristenfalle zwischen San José und Seattle einen Stopp einlegen.

Es war eine impulsive Entscheidung. Ein bisschen verrückt. Und es würde fantastisch werden.

So wie ich das sah, hatten Peety und ich noch jede Menge im Leben aufzuholen. Wir hatten es verdient, die Welt zu sehen, und das in unserem eigenen Tempo. Ich hatte Peety versprochen, dass er all die Orte sehen würde, zu denen die meisten Hunde keinen Zutritt hatten, und es war an der Zeit, dieses Versprechen einzulösen.

Mit einer Online-Landkarte legte ich mir eine einfache Route zurecht. Wir fuhren den ganzen Weg entlang der Küste hinauf, von Nordkalifornien bis Washington. Auf Reiseseiten suchte ich nach möglichen Zielen auf dem Weg. Ich erstellte eine Liste mit veganen Restaurants und Cafés und anderen Spots, die viele vegane Optionen hatten, und zeichnete sie auf der Karte ein. Es war nur ein loser Plan, aber wenn wir hungrig wären, wusste ich, dass wir ein leckeres Essen bekommen würden.

Los ging es über die Golden Gate Bridge, und unseren ersten Halt fürs Mittagessen machten wir in einem kleinen Café in Sausalito.

Von dem Moment an, als wir uns ins Auto setzten, fühlte es sich so an, als ob Peety und ich gemächlich von unserem alten Leben in unser neues Leben hinüberglitten. Alles, was wir spürten, waren Frieden und Freiheit. Es war Mitte Oktober, der Himmel war blau und das Wetter klar; es war nicht sengend heiß. In gewisser Weise fühlte sich dieser Übergang wie eine kleine Wiedergeburt an.

Ein Roadtrip lässt einem viel Zeit zum Nachdenken, und eine der Sachen, über die ich auf unserer Fahrt durch Marin County nachdachte, war, dass ich eine solche Reise nie allein angetreten wäre. Wäre es nur ich gewesen, hätte ich die I-5 genommen und wäre in weniger als zwei Tagen direkt nach Seattle gefahren. Ich war noch nie in meinem Leben allein im Kino gewesen. Ich mochte es nicht, allein in Restaurants zu essen. Bei dieser Reise einen Begleiter dabeizuhaben, erlaubte es mir, dass ich den ganzen Fokus auf *ihn* legte. Ich wollte Peety die ganzen schönen Orte entlang der Strecke zeigen. Ich war sein persönlicher Chauffeur, der zufällig auch die Fahrt genießen durfte.

Wir waren noch nicht lange unterwegs, als ich mich entschied, den ersten Umweg zu machen. Anstatt direkt zur Küste zu fahren, beschloss ich, dass wir das berühmte Weinland besuchen sollten: Napa Valley. Diese Region liegt nicht weit von San Francisco entfernt im Norden, und dennoch hatte ich sie nie als Tourist besucht. So was hatte ich noch nie gemacht. Das hier fühlte sich an wie ein Übergangsritual, wie unser Spaziergang durch das Golden Gate und unser Besuch auf Alcatraz. Ich hatte keine Ahnung, wann ich nach unserem Umzug nach Seattle zum nächsten Mal hierherkommen würde, also warf ich alle Bedenken über Bord und sagte: »Junge, lass uns etwas Wein trinken!«

Wir fuhren Richtung Osten und kamen gerade noch rechtzeitig in Napa an, um ein Ticket für die letzte Napa Valley Wine Train Tour des Tages zu kaufen. Bis dahin hatte ich nicht mal gewusst, dass es einen Weinzug gab. Wir waren lediglich ein paar Schildern neben der Autobahn gefolgt, weil wir neugierig waren, und waren dann in diesem altmodischen Bahnhofsgebäude gelandet. Es stellte sich heraus, dass sie Hin- und Rückfahrten mit diesem hundertjährigen Zug inklusive Speisewagen und Dessertwagen anboten, die einen zu ein paar verschiedenen Weinbergen brachten, wo man dann die Weinkeller besichtigen konnte.

»Ist die Küche im Zug auf Veganer vorbereitet?«, fragte ich.

»Die Auswahl wird begrenzt sein, aber ja. Vegan, vegetarisch, glutenfrei – sagen Sie es einfach der Bedienung, sobald Sie an Bord sind.«

Das Ganze war ziemlich teuer, aber ich sagte: »Warum nicht? Melden Sie uns an!«

»Ich nehme an, das ist ein Diensthund?«, fragte der Mann an der Kasse.

»Ja, das ist er«, sagte ich.

»Okay.«

Bevor wir uns versahen, saßen Peety und ich mit Menschen aus der ganzen Welt in diesem alten Zug, von denen einige diese Fahrt Monate im Voraus gebucht hatten. Die Tatsache, dass ich nur einen Sitz brauchte, hatte uns gerettet. Wenn ich eine andere Person mitgebracht hätte, hätten wir uns vielleicht nicht in letzter Minute Tickets kaufen können.

Für Peety war es seine erste Zugfahrt überhaupt, und er legte sich brav unter den Tisch, als der Motor anfing zu rumpeln und die Räder sich zu drehen begannen. Wir fuhren durch eine wunderschöne Landschaft, in der sich einige der berühmtesten Weingüter der Welt befanden. Die veganen Optionen auf der Speisekarte waren ziemlich beschränkt und nicht sehr üppig. Ich bekam nicht genug Essen, um davon satt zu werden, was angesichts des Preises, den ich bezahlt hatte, etwas enttäuschend war, aber trotzdem störte es mich nicht groß. Wie könnte ich mich beschweren, wenn ich auf fast leeren Magen köstlichen Napa-Wein verkosten durfte?

Bald darauf betraten Peety und ich unser erstes Weingut und tauchten ein in eine Welt so reich an Geschmack, dass ich mir sicher war, dass kaum ein Hund auf Erden jemals etwas Ähnliches erlebt hatte. Wir staunten über die Weine, die in den zahllosen Eichenfässern reiften, und genossen den kräftigen Duft der gärenden Trauben, während der Reiseleiter uns mit geschichtlichen Details fütterte, die wir uns niemals merken könnten. Ich verzichtete darauf, am Ende der Tour eine Flasche Wein oder ein »Weinabo« zu kaufen, aber die Weinverkostung genoss ich in vollen Zügen.

Mit einem luxuriösen Reisebus fuhren wir anschließend zu einem anderen Weingut und schauten uns das Ganze noch einmal an, nur diesmal in einem viel moderneren Weinkeller gefüllt mit Edelstahlfässern und mit einem zugehörigen Geschenkshop. Das Unternehmen wurde von einem extravaganten Winzer mit französischen Wurzeln geführt. Ich probierte noch mehr Wein, und diesmal kaufte ich eine Flasche, um sie Melissa mitzubringen. Danach stiegen wir wieder in den Bus, der uns zurück zu unserem Zug brachte, und diesmal gab es sogar einen leeren Platz neben mir. So saß Peety wie ein richtiger Gentleman auf einem schicken Sessel neben mir und schaute die ganze Rückfahrt über aus dem Fenster.

Nach all dem Wein, den ich getrunken hatte, und weil es so langsam dunkel wurde, beschlossen wir, für den heutigen Tag Feierabend zu machen. Wir waren zwar nicht weit gekommen, dafür hatten wir aber bereits einen Tag verlebt, den keiner von uns je vergessen würde. Das war ein ziemlich guter Anfang, fand ich.

Am nächsten Tag fuhren wir auf dem Highway 101 weiter nach Norden, und schon bald hatten wir Redwood Country erreicht. Ich beschloss, eine weitere Zugfahrt durch den Wald zu unternehmen, diesmal im Schlepptau einer großen schwarzen Lokomotive, die unaufhörlich Dampf in die Luft spuckte. Sie trug uns Passagiere tief in den Wald hinein, und als wir angekommen waren, durften wir aussteigen und zwischen diesen erstaunlichen Bäumen herumlaufen. Peety liebte es. Es roch so gut, und die Luft war so sauber. Es fühlte sich magisch an, so als könnten wir ein paar Zwerge dabei erhaschen, wie sie aus dem Schatten und dem dichten Grün hüpften, wenn wir uns nur im richtigen Moment umdrehten. Bevor wir für die Rückfahrt wieder an Bord gingen, hockte ich mich hin und drehte Peetys Kopf in Richtung Himmel, direkt neben meinen. »Sieh dir das an, Junge. Sieh dir an, wie groß die sind«, sagte ich.

Zurück auf der Straße nahmen wir den Redwood Highway, der uns auf einer verrückten kurvenreichen und hügeligen Strecke durch den Wald führte, bis wir das Meer und die California State Route 1 erreicht hatten. Fast sofort wandelte sich die Landschaft von hügeligem Waldgebiet zu Ackerland und dann zu einer weiten offenen Fläche mit Pampasgras, dessen Halme sich im Wind wogen und die schimmernde Oktobersonne reflektierten.

Wann immer wir müde wurden, suchten wir uns ein Motel und schliefen. Wenn wir Hunger bekamen, fuhren wir in das nächste vegane Restaurant und aßen. Ich hatte eine Tüte mit veganem Essen im Auto, aber meistens aßen wir im Freien, mein Teller auf dem Tisch und Peetys Teller auf dem Boden. Wenn wir auf unserem Weg eine schöne Klippe passierten, hielten wir an, stiegen aus und ließen die Landschaft auf uns wirken. Als wir ein Schild entdeckten, das uns zu dem berühmten »Chandelier Drive-Through Tree« führte, legten wir fünf Dollar hin, nur um durch ihn hindurchzufahren.

Wir bogen auf den Parkplatz eines Themenparks mitten im Wald namens »Trees of Mystery« ein und entschieden uns gegen eine Gondelfahrt durch die Bäume, aber nahmen uns stattdessen Zeit, die riesigen Statuen von Paul Bunyan und Babe the Blue Ox zu bewundern, während Peety dem Ruf der Natur folgte.

Wir hielten in den Innenstädten von winzigen Orten mit Namen, an die ich mich niemals erinnern würde, und wir betraten Geschäfte, die bis obenhin mit seltsamen Gegenständen angefüllt waren. Wir schauten den Wellen dabei zu, wie sie gegen die Klippen schlugen, und kamen bei jedem Sonnenuntergang ins Staunen.

Die kalifornische Küste nördlich von San Francisco zieht sich ewig hin. Wenn man glaubt, was man in den Filmen sieht und was die meisten Schulen einem im Geografieunterricht beibringen, könnte man denken, dass der Gipfel Kaliforniens gleich nördlich des Napa Valleys liegt. Aber danach geht es weiter und weiter.

Wir hielten in Santa Rosa, Kalifornien, nur um dem Geburtsort von Amy's Organics einen Besuch abzustatten, ein Laden, der sich von einer winzigen Idee zu einem der größten und sicherlich bekanntesten Naturkostunternehmen der Welt entwickelt hatte. Die Nacht verbrachten wir in einem Hotel im nahe gelegenen Ukiah. Und schließlich überquerten wir die Grenze zu Oregon und machten uns auf den Weg nach Eugene – dem Geburtsort der amerikanischen Laufbewegung.

Eugene ist die Stadt, in der Nike seinen Anfang nahm. Das Unternehmen ist immer noch dort ansässig. Und tatsächlich fand das Laufen als Hobby in den Vereinigten Staaten seinen Ursprung in Eugene. Es war richtig cool, einen Tag in dieser Stadt zu verbringen, und obwohl Peety nicht sehr joggingbegeistert war, nahm ich ihn mit auf einen kurzen Lauf entlang einem der Trails der Stadt, nur um sagen zu können, dass wir das gemacht hatten.

An diesem Nachmittag hielten wir am Cornbread Cafe an, einem ganz gewöhnlichen Diner am Straßenrand, das allerdings eine Besonderheit hatte: Es war völlig vegan. Dort wurden alle möglichen Arten von Diner- und Imbissessen serviert, aber ohne Fleisch oder Milchprodukte. Dieses »Comfort Food« war so unglaublich lecker, dass Guy Fieri es einmal in seiner TV-Show *Diners, Drive-Ins and Dives* vorgestellt hatte – und das war eine Show, die normalerweise Restaurants mit kiloschweren Hamburgern präsentierte.

Bevor wir uns versahen, näherten wir uns der Grenze zum Staat Washington.

Peety schien auf der letzten Etappe dieser Reise etwas nieder-geschlagen zu sein. Ich war mir nicht sicher, ob es daran lag, dass er verstand, dass wir nicht in unser altes Zuhause zurückkehren wür-den, oder ob er vielleicht einfach Melissa und die Kinder vermisste, nachdem wir so lang von ihnen getrennt gewesen waren. Möglicher-weise war er auch traurig, weil unsere Reise fast vorbei war. Oder vielleicht gehen Hunde manchmal einfach durch nachdenkliche Phasen, genau wie wir Menschen. Ich habe keine Ahnung. Ich weiß nur, dass ich auf dieser langen Strecke viel Zeit damit verbracht hat-te, über all die Dinge nachzudenken, die Peety und ich in den letzten vier Jahren gemeinsam erlebt hatten. Es war erstaunlich, wie sehr sich unser Leben verändert hatte.

Vielleicht war Peety auch einfach nur müde nach all der Rum-fahrerei. Ich wusste auf jeden Fall, dass ich es war.

Ich war bereit, nach Hause zu gehen. In unserem neuen Zuhau-se anzukommen. Und ein ganz neues Leben in einer neuen Stadt zu beginnen. Es gäbe dort so viel zu erkunden und zu entdecken, dass ich mich fragte, ob es sich wohl einfach so anfühlen würde, als würde dieser Roadtrip nie zu Ende gehen – so als ob sich unser Leben jetzt in ein endloses Abenteuer verwandelt hätte.

Eines wusste ich ganz sicher: Ich wollte alles in meiner Macht Stehende tun, um sicherzustellen, dass Peety es in seinem neuen Zu-hause bequem hatte und er dort glücklich war. Es sollte der beste Ort werden, an dem er je gelebt hatte.

Ab nach Hause

Das Leben im 14. Stock gefiel Peety und mir verdammt gut. Peety hatte sein eigenes Stückchen Gras ganz nah am Himmel und war froh, wieder mit seiner Familie zusammen zu sein. Und genauso froh war ich, wieder bei Melissa und ihren Söhnen zu sein. Harbor Steps war der schönste Apartmentkomplex, in dem ich je gewohnt hatte, nah dran an allem, was ein Mensch sich wünschen konnte. Wir waren nur zwei Blocks vom Pike Place Market mit seinen Unmengen an täglich frischen Produkten entfernt, ein paar Blocks weiter befand sich die herrliche Uferpromenade, diagonal gegenüber war das Kunstmuseum, und von unserer Haustür aus mussten wir nur ein paar Schritte gehen, bis wir ein großes Restaurant und drei Cafés erreichten.

Unser Gebäude verfügte über einen Pool, einen Billardtisch, eine Bibliothek, einen Whirlpool, ein Fitnessstudio, einen Basketballplatz und einen Außenbereich, in dem Peety und ich uns entspannen und ab und zu ein ruhiges Mittagessen am Brunnen zu uns nehmen konnten. Noch dazu befand Melissas Arbeitsstelle sich in einem der Hochhäuser direkt gegenüber, sodass wir an Tagen, an denen ich von zu Hause aus arbeitete, gemeinsam zu Mittag essen konnten.

In unserer Nähe gab es einen Whole Foods, und nur ein paar Kilometer außerhalb der Stadt entdeckten Peety und ich eine Oase namens Green Lake Park – dort gab es einen schönen See, umgeben von einem dreieinhalb Kilometer langen Wanderweg, der an eine große eingezäunte Hundewiese angrenzte. Nur ein paar Blocks weiter entdeckten wir einen Ort namens Wayward Cafe, ein veganes Diner ähnlich dem Cornbread Cafe in Eugene, außer dass es dreimal so groß war und eine noch größere Speisekarte hatte.

Schnell wurde mir klar, dass Seattle eine der hundefreundlichsten Städte des Landes war und wohl die beste Stadt für Veganer, die ich seit Berkeley gesehen hatte. Ich begann mich tatsächlich sogar zu fragen, ob Veganer und Hundehalter vielleicht der gleiche Schlag Menschen waren.

Lustigerweise fand ich heraus, dass die meisten Läufer, die ich hier traf, auch Hundefreunde waren.

Aus irgendeinem Grund gingen überall, wo ich hinschaute, Menschen mit einem gesunden Lebensstil und Hunde Hand in Pfote glücklich miteinander durchs Leben.

Seattle war in der Tat ein Neuanfang für mich. Für uns alle. Alles war aufregend und erfrischend. Es fühlte sich gut an, so nah am Wasser zu sein. Und die Kinder hatten Spaß, so mitten im Touristenviertel. Das Hard Rock Cafe lag die Straße runter, und wir waren nur einen Block vom Seattle Great Wheel entfernt – dem gigantischen Riesenrad, das dem London Eye Konkurrenz macht. Und natürlich war Seattle auch die Heimat der berühmten Space Needle. Wir erkundeten all diese Orte gemeinsam, nicht nur mit den Jungs, sondern auch mit Peety.

Ich entdeckte auch einen kleinen Strand entlang meiner Rennstrecke, wo Peety sicher in den Puget Sound springen konnte. Ab und zu hatte er auch Gelegenheit, im Park im See zu planschen und ein paar Enten aufzuscheuchen. Ihm lagen wirklich alle Möglichkeiten zu Pfoten, wenn es um Freizeitbeschäftigungen und Ausflugsziele für einen Hund ging. Sogar die Mitarbeiter am Empfangsschalter in unserem Gebäude verliebten sich in ihn. Jedes Mal begrüßten sie ihn mit einem großen Lächeln und hatten Leckereien für ihn parat.

Natürlich setzten wir unsere Tradition der Morgen- und Nachmittagsspaziergänge fort, egal welche anderen Ausflüge wir unternommen hatten. Diese täglichen Spaziergänge und uns gut zu ernähren, hatte all das erst möglich gemacht. Das würde ich nie vergessen. Und Peety auch nicht.

Mein neuer Job war allerdings etwas stressiger als der alte. Ich stellte fest, dass ich öfter in andere Städte fliegen musste, als das bei meinem früheren Arbeitgeber der Fall gewesen war. Mein neues Verkaufsgebiet war größer als das vorherige, was bedeutete, dass ich mehr Flugreisen und Übernachtungen außerhalb in Kauf nehmen musste.

Es störte mich, dass ich Peety nicht auf meine Reisen mitnehmen konnte. Manchmal ohrfeigte ich mich selbst, weil ich damals nicht versucht hatte, ihn so weit auszubilden, dass er mit mir in einem Flugzeug fliegen konnte. Er hatte sich auf unseren Zugreisen in Kalifornien so gut geschlagen, dass ich mich fragte, ob ich mir vielleicht ganz unnötig wegen der Flüge Sorgen gemacht hatte. Aber um das herauszufinden, schien es jetzt ein wenig spät zu sein. Außerdem hatte ich, obwohl ich mir manchmal Sorgen gemacht hatte, dass ich noch mal das Bewusstsein verlieren würde, in dieser ganzen Zeit keinen zweiten Anfall mehr gehabt, obwohl ich mehr Zeit mit dem Laufen und dem Bestreiten von Marathons verbrachte als je zuvor. Wegen meiner Sicherheit war ich bei meinen Reisen also nicht auf Peety angewiesen.

Ich fühlte mich auch wohler dabei, Peety zu Hause bei Melissa und den Jungs zu lassen. Sie liebten ihn, und er fühlte sich wie im Himmel, wenn er seine Familie um sich herum hatte. Und der Bonus für mich war, dass ich mich nach jeder Reise auf eine schöne Heimkehr freuen konnte. Sobald er den Schlüssel im Schloss hörte, flog Peety durch die Wohnung, um mich an der Tür mit einer Einlage seiner meterhohen, überfreudigen Hundesprünge zu begrüßen.

Aber es war seltsam. Als sich der Frühling näherte und ich von einer meiner Reisen nach Hause kam, bemerkte ich, dass Peety nicht seine üblichen Sprünge vollführte. Er rannte zu mir, drehte sich im Kreis und war so aufgeregt wie eh und je. Aber er sprang nicht in die Luft.

In dieser Nacht im Bett fragte ich Melissa: »Kommt Peety dir irgendwie anders vor?«

»Was meinst du damit?«

Ich erzählte ihr von meiner Beobachtung.

»Hm, wenn ich darüber nachdenke, ja, stimmt, er bewegt sich auf unseren Spaziergängen etwas langsamer«, sagte sie.

»Tut er?«, fragte ich. Das hatte ich überhaupt nicht bemerkt.

»Ja. Nur ein wenig. Ich weiß es nicht. Vielleicht liege ich falsch.«

»Hm«, sagte ich. Ich dachte mir nichts weiter dabei. Er aß gut und zeigte keine weiteren Anzeichen einer Krankheit oder Verletzung. Er war mit all seinen Impfungen up to date. Bei seiner letzten Untersuchung, die kurz vor unserer Abreise aus San José – also nur vor ein paar Monaten – stattgefunden hatte, war alles in Ordnung gewesen. Hier in Seattle ging er zu einem Hundesalon, und auch die hatten nichts Ungewöhnliches erwähnt.

»Vielleicht zeigt er so langsam sein Alter ein wenig«, sagte ich.

»Wie alt ist er überhaupt?«, fragte Melissa.

»Sag ich nicht.«

»Oh, so wie damals, als du mir nicht sagen wolltest, dass du 54 bist, als wir uns zum ersten Mal trafen?«

Ich lachte.

»Ja. Wirklich lustig«, sagte sie.

»Du dachtest, ich wäre 43!«, sagte ich und lachte immer noch.

»Nein, ich habe nur dein Ego gestreichelt. Ich dachte mir, dass du in deinen Sechzigern bist«, scherzte sie.

»Ach, echt?«, sagte ich spielerisch.

»Ja!«

»Tatsächlich?!« Ich packte sie und fing an, sie zu kitzeln, woraufhin Peety uns vom Fußende des Bettes aus anmaulte.

»Hör auf!«, sagte Melissa. »Ich muss morgen arbeiten. Geh schlafen! Peety ist auch müde.«

»Schon gut, schon gut«, sagte ich.

Ich machte das Licht aus, und in der Dunkelheit sagte ich es ihr: »Er ist zwölf Jahre alt. Vielleicht sogar fast dreizehn. Als ich ihn adoptiert habe, war er so um die sieben, also … ja. Mindestens zwölf.«

»Hm«, sagte sie. »Na ja, gute Nacht.«

»Gute Nacht«, flüsterte ich. »Gute Nacht, Peety.«

Nur ein paar Wochen später, Mitte März, nahm ich Peety mit auf den nächtlichen Spaziergang, bei dem ich bemerkte, dass er etwas langsamer ging als sonst. Das war auch der Abend, an dem er mich auf spektakuläre Weise vor dem aggressiven Gauner auf der Straße beschützte, indem er mannshoch in die Luft sprang.

Zwei Tage später ging ich auf eine weitere Geschäftsreise, diesmal nach Dallas auf eine Messe. Am frühen Abend an meinem ersten Tag dort erhielt ich einen Anruf von Melissa.

»Eric«, sagte sie. Ich konnte das Beben in ihrer Stimme hören, als sie anfing zu sprechen. »Mit Peety stimmt was nicht.«

»Was meinst du damit?«

»Er ist krank. Er isst nicht. Er will kaum aufstehen, nicht mal für Michael«, sagte sie.

»Oh nein. Hat er was Falsches gefressen? Oder sich was eingefangen?«

»Ich weiß nicht. Er benimmt sich überhaupt nicht wie er selbst.«

»Du erinnerst dich an den Vorfall mit den Sprossen, oder?«, fragte ich sie.

Im Zuge meines Bestrebens, immer frischere, nährstoffreichere Lebensmittel zu essen, hatte ich in San José damit angefangen, meine eigenen Sprossen zu ziehen. Eines Tages entdeckte Peety mein Paket mit den Bio-Brokkolisprossen. Er riss es auf und fraß mindestens ein paar Handvoll. Am nächsten Morgen hatte er Durchfall neben dem Bach im Penitencia Creek Park, und einige Wochen später spross an genau dieser Stelle ein Stück frischer Bio-Brokkoli aus dem Boden. Wir hatten wie verrückt darüber gelacht, dass Peety nicht nur Brokkoli gepflanzt, sondern ihn auch noch gedüngt hatte!

»Nein, ich glaube nicht, dass es so was ist«, sagte Melissa. »Er hat nichts gefressen, auch draußen nicht, ganz sicher.«

Die Tatsache, dass sie bei der Erinnerung an die Brokkolisprossen nicht lachte, besorgte mich, und ich fragte mich, in welchem

Zustand sich Peety gerade tatsächlich befand. »Vielleicht bringst du ihn besser zum Tierarzt«, schlug ich vor.

»Es ist schon spät. Sie haben zu«, antwortete sie.

»Okay, dann bring ihn morgen früh gleich als Allererstes hin. Oder ruf einen Notfalltierarzt. Du kannst meine Kreditkarte dafür benutzen«, sagte ich.

»Okay«, sagte sie. »Ich halt dich auf dem Laufenden.«

»Alles klar. Gib ihm einen Kuss von mir.«

Am nächsten Tag hatte ich einige Meetings. Melissa schrieb mir und sagte, dass der Tierarzt Peety über Nacht zur Beobachtung in der Klinik behalten wollte. Ich spielte mit dem Gedanken, früher zurückzufliegen, aber ich hatte an diesem Abend eine wichtige Dinnerparty, an der ich teilnehmen musste. Es war mein erstes Jahr in diesem neuen Job, und ich hatte das Gefühl, es würde nicht allzu gut ankommen, wenn ich früher abreiste, um mich um meinen kranken Hund zu kümmern. Melissa stimmte mir zu.

»Du kannst hier nichts tun«, sagte sie. »Ich fahre morgen früh wieder hin und sehe nach ihm.«

Wir waren gerade fertig mit dem Essen, als ich eine automatisch generierte Nachricht auf meinem Handy empfing, die mich davor warnte, dass gerade eine große Geldsumme von meiner Kreditkarte abgebucht worden war. Der Betrag war für Veterinärdienste ausgegeben worden und belief sich auf 1.800 Dollar. Auf dem Rückweg zu meinem Hotelzimmer rief ich Melissa an, und sie sagte mir, dass der Arzt eine Reihe von Tests und ein MRT durchführen ließ und wir am nächsten Tag mehr wissen sollten.

Ich war bei einem Geschäftsfrühstück, als am nächsten Morgen mein Telefon klingelte. Es war Melissa. Ich entschuldigte mich und ging nach draußen.

»Hey, was ist los?«, fragte ich. »Wie geht es Peety?«

Melissa weinte.

»Du musst nach Hause kommen, Eric. Es geht ihm nicht gut. Es geht ihm überhaupt nicht gut«, sagte sie.

»Was meinst du damit? Was hat er denn?«

»Sie haben gesagt ... Sie haben gesagt, sie haben ein massives Wachstum an seiner Milz gefunden.«

Mir wurde schwindlig. Ich konnte kaum noch aufrecht stehen und musste mich an der Wand anlehnen.

»Was?«, sagte ich.

»Er konnte kaum laufen. Wir mussten Hilfe holen, um ihn ins Auto zu tragen. Der arme Michael musste ihn herausheben und in die Wohnung tragen, Eric. Er bewegt sich nicht. Er hat immer noch kein Fressen und kein Wasser angerührt«, sagte sie.

»Warte, sie haben ihn nach Hause geschickt?«

»Ja, Eric«, sagte sie. »Sie haben gesagt, egal, was es ist, es ist riesig. Und ...«

»Und was?«

»Sie glauben nicht, dass er es schaffen wird.«

»Was?«

Ich fing an zu weinen. Jemand öffnete die Tür zum Restaurant, und das Geräusch von Gästen, die sich miteinander unterhielten, und Gabeln, die über Teller kratzten, kam mir geradezu ohrenbetäubend vor.

»Kümmer dich einfach um ihn, okay? Kümmer dich um ihn. Ich bin mir sicher, dass sie sich geirrt haben. Ich weiß es einfach. Ich versuche heute noch, eine Maschine von hier zu bekommen.«

»Bitte versuch es, Liebling. Bitte. Ich schaff das nicht allein. Ich kann nicht.«

»Sag ihm einfach, dass ich so schnell wie möglich nach Hause komme. Er versteht das, okay? Sag es ihm.«

Der früheste Flug, den ich ergattern konnte, verließ Dallas am Nachmittag. Es war ein Flug mit einem Zwischenstopp, und am zweiten Flughafen gab es eine Verspätung. Die Wartezeit raubte mir fast den letzten Nerv. Ich wollte schreien. Als ich in Seattle ankam, war es Abend. Ich sagte dem Taxifahrer, er solle sich beeilen. *»Bitte.«*

Als ich die Tür zu unserer Wohnung öffnete, erwartete ich wie sonst das Geräusch von Peetys Pfoten auf dem Parkett. Aber da war nichts.

»Hallo?«, rief ich.

»Hier drüben«, sagte Michael.

Ich folgte dem Klang seiner Stimme in Richtung Balkon, wo Michael auf dem Fußboden lag, einen Arm um Peety gewickelt, unter ihnen ein Stapel fein säuberlich gefalteter Decken. Die Balkontür war geöffnet und füllte den Raum mit frischer Nachtluft. Melissa kam aus dem Schlafzimmer auf mich zu.

»Joey schläft. Er war die ganze Nacht wach«, flüsterte sie.

Ich sah ihren Sohn im Bett hinter ihr.

Peety stand nicht auf, um mir Hallo zu sagen. Er hob nicht mal den Kopf. Er sah mich einfach nur mit seinen großen, schönen Augen an, und ich brach komplett zusammen. Ich fiel auf die Knie und fing an zu heulen wie ein Schlosshund.

»Peety, was ist los, Junge?«, sagte ich und küsste seine Stirn. »Was hast du, Junge?«

Michael stand auf, während ich mich neben meinen Jungen legte und meinen ganzen Körper gegen ihn drückte.

»Hat er irgendwas gefressen?«, fragte ich.

»Nein«, sagte Melissa.

»Nichts?«

»Nicht mal Wasser. Wir haben einen Waschlappen nass gemacht und ihm ein paar Tropfen in die Schnauze geträufelt. Wir haben es auch mit einem Löffel versucht, und zuerst hat es funktioniert, aber dann hat er einfach aufgehört. Das ist schon Stunden her. Wir haben wirklich alles versucht.«

»Hat der Tierarzt sich mit Neuigkeiten gemeldet?«

»Nein. Ich habe noch mal angerufen, aber anscheinend sind die Testergebnisse irgendwo stecken geblieben oder so. Vielleicht war das Faxgerät kaputt? Keine Ahnung. Diese Klinik war ein völliges Durcheinander.«

»Was?«

»Sie wussten nicht, was sie taten. Hast du gesehen, wie viel Geld sie verlangt haben?«

»Ja. Aber das ist mir egal. Ich will nur ...«

Ich wollte nicht streiten. Ich wollte nicht wütend werden. Ich wollte einfach nur, dass Peety sich besser fühlte.

»Sie haben keine Vorschläge gemacht, was wir machen können?«, fragte ich.

»Sie haben mir eine Nummer für einen Tierhospizdienst gegeben, Eric. Das ist das Einzige, was sie gesagt haben.«

Ich konnte kaum atmen. Ich versuchte, ein paarmal tief Luft zu holen und nachzudenken. Da musste doch noch mehr sein, was wir tun konnten.

In diesem Moment fiel mir auf, wie langsam und flach Peetys Atemzüge waren.

»Mein Gott«, sagte ich. »Ich bin hier, Junge. Ich bin genau hier neben dir. Wie konnte das aus heiterem Himmel passieren?«

»Ich weiß nicht«, sagte Michael.

Joey setzte sich im Bett hinter uns auf. »Wird Peety wieder gesund?«, rief er.

»Ich weiß nicht, Kleiner. Ich weiß es einfach nicht.«

»Wir haben versucht, ihn auf den Balkon zu bringen«, sagte Michael, »weil er seit Ewigkeiten nicht mehr auf dem Klo war, aber er wollte nicht gehen. Er wollte nicht aufstehen. Ich dachte, vielleicht hilft ihm etwas frische Luft, also bin ich hier bei ihm geblieben.«

»Das hast du gut gemacht, Michael. Ganz großartig.«

Die Luft war etwas kühl, also beschloss ich, Peety ins Schlafzimmer zu bringen. Ich griff die Decken an den Kanten und schob ihn über den Boden, direkt neben unser Bett. Dann legte ich mich einen Moment hin, erschöpft von der Reise und meiner Angst, und ließ währenddessen meinen Arm über die Seite des Bettes baumeln, damit ich Peety weiterhin streicheln konnte. Melissa lag neben mir, und Joey und Michael lagen beide auf dem Boden, ihre Arme um Peety gewickelt.

»Ich kann es einfach nicht glauben«, sagte ich. »Wie konnte das passieren? Warum? Warum jetzt?«

Peety winselte, und ich fing wieder an zu weinen.

»Vielleicht sollten wir das Licht ausmachen«, schlug Melissa vor.

»Ja. Das ist eine gute Idee. Wir sollten uns alle etwas ausruhen«, sagte ich.

Melissa stand auf und machte das Licht aus, und sofort ließ Peety einen wimmernden Schrei los, wie ich ihn noch nie zuvor von ihm gehört hatte.

»Was ist los, Junge? Was hast du?«, fragte ich.

Melissa machte das Licht wieder an, und er wurde still. Wir streichelten ihn, bis er sich wieder beruhigt hatte. Aber als sie noch mal versuchte, das Licht auszuschalten, fing er wieder an zu wimmern.

»Nein, mach es wieder an«, sagte ich. Ich kletterte auf den Boden und legte meinen Arm um ihn. »Versuch mal, das Licht im Badezimmer anzulassen«, sagte ich.

Sie versuchte es, und als sie dieses Mal das Licht im Schlafzimmer ausschaltete, schien das Licht aus dem Badezimmer Peety zu beruhigen. Er wollte sehen können, dass er nicht allein war.

»Ich wünschte, ich könnte etwas tun«, sagte ich.

»Ich auch«, sagte Michael.

»Ich auch«, sagte Joey.

Melissa bat die Jungs, sich mit ihr ins Bett zu legen und sich auszuruhen. Ich blieb neben Peety auf dem Boden und sang ihm leise sein Lieblingslied von John Lennon.

»Now it's time to say good night, good night, sleep tight. Now the sun turns out his light, good night, sleep tight …«

Ich blieb die ganze Nacht so neben Peety auf dem Boden liegen. Seine Atmung wurde schwer. Ab und zu stieß er einen tiefen Seufzer aus. Manchmal schloss ich meine Augen für einen längeren

Zeitraum und schreckte dann panisch hoch, weil ich nicht wusste, ob er noch bei uns war. Aber jedes Mal, wenn ich das tat, sah er mich an. Und mir stiegen wieder die Tränen in die Augen.

Peety schaffte es durch die Nacht. Aber seine Atmung wurde immer schwerfälliger. Melissa rief das Tierhospiz an. Wenn es eine Möglichkeit gab, es ihm ein bisschen leichter zu machen, wollte ich das unbedingt versuchen. Sie sagten uns, dass in den nächsten paar Stunden jemand zu uns kommen würde.

Wir beschlossen, die Jungs an diesem Tag nicht zur Schule zu schicken. Melissa meldete sich bei der Arbeit krank. Ich machte mir nicht mal die Mühe, im Büro anzurufen. Ich wollte Peety nicht für eine Sekunde von der Seite weichen.

»Warum trinkst du nicht wenigstens etwas Wasser oder so? Vertrittst dir die Beine? Du hast die ganze Nacht so hier gelegen«, sagte Melissa zu mir.

»Bleibst du bei ihm?«, fragte ich.

»Natürlich«, sagte sie, und sie und die Jungs kamen alle vom Bett auf den Boden und legten ihre Hände sanft auf Peetys Rücken.

Ich ging ins Badezimmer und holte mir dann ein Glas Wasser aus der Küche. Als ich zurück ins Schlafzimmer kam, legte ich mich wieder auf den Boden, platzierte meine Hand auf Peetys Hals und kraulte ihn hinter den Ohren.

Er sah mir direkt in die Augen.

»Ist schon gut, Junge«, sagte ich. »Es ist alles in Ordnung. Ich bin ja da.«

Wenige Sekunden später stieß er einen langen Atemzug aus, und sein ganzer Körper erschauderte, während seine Seele ihn verließ. Ich sah, wie das Licht aus seinen Augen verschwand.

Es fühlte sich so friedlich an.

Ich hatte noch nie zuvor einem Tier beim Sterben zugesehen, und einen Moment lang war ich erleichtert, dass es nicht so aussah, als hätte Peety Schmerzen gehabt. Ich war dankbar, dass ich in diesem Moment bei ihm sein konnte und dass er von Menschen umgeben war, die er liebte und die ihn liebten.

Einen Moment lang.

Aber dann traf es mich.

Mein Hund. Mein Junge. Mein Herz.

Mein Peety.

Er war nicht mehr bei uns.

Eine neue Hoffnung

Eine Stunde später klopfte Dr. Jason Goodwin vom Haustierhospiz an unsere Tür.

Er kam mit einer Art Wagen in unsere Wohnung, war freundlich und mitfühlend und fragte uns, ob wir wollten, dass Peetys Asche zu uns zurückgebracht wurde oder ob wir eine Beerdigung planten. Ich sagte zu beidem Nein.

Er ging mit etwas Schimmelton ins Schlafzimmer und machte Abdrücke von Peetys Pfoten. Auf Grundlage dieser Pfotenabdrücke würde ich später eine Gedenktafel anfertigen lassen, um mich an Peety zu erinnern und immer dankbar für diesen tollen Hund zu sein. Aber gerade schienen mir alle Beerdigungsrituale unwichtig. Nichts konnte nur annähernd zum Ausdruck bringen, wie wichtig Peety mir gewesen war und was er für mich getan hatte. Nichts.

Nachdem Dr. Goodwin Peetys Körper in ein Tuch eingewickelt und ihn auf den Wagen gelegt hatte, schob er ihn aus dem Schlafzimmer. Ich wusste, dass dieser Körper nicht mehr Peety war. Peety war weg. Ich hatte gesehen, wie er von uns gegangen war.

Sanft schloss Dr. Goodwin die Wohnungstür hinter sich. Er drehte den Türknauf, bevor sie sich schloss, sodass kaum ein Geräusch zu hören war.

Ich wusste das zu schätzen.

Wir alle saßen in dieser schrecklichen Stille in unserer Wohnung, entweder auf einem Stuhl, einem Sofa oder einem Bett, knabberten an einem Stück Obst oder einer Nuss oder irgendetwas anderem, was uns halbwegs erträglich erschien, schauten in die auf dem Puget Sound glitzernde Sonne und hinüber zu dem leeren

Flecken Gras so nah am Himmel, der nun keinerlei Funktion mehr hatte.

Beide Jungs vergossen in dieser Nacht Tränen, als wir sie ins Bett steckten.

Melissa weinte, als sie einschlief.

Aber nicht ich. Ich fühlte mich nur leer und geschockt.

Während meine erste schlaflose Nacht sich dahinzog, spürte ich eine nagende, saure Enge in meinem Magen, die ich seit fast fünf Jahren nicht mehr gefühlt hatte.

Am Morgen gingen die Jungs zur Schule. Melissa ging zur Arbeit. Und ich saß allein in der Wohnung – und aß.

Ich aß die Reste von Reis und Bohnen vom Vortag, bis alles weg war. Ich aß alle unsere Früchte und Nüsse auf. Eine Stunde später hatte ich wieder Hunger.

Ich wollte mit niemandem über Peety sprechen, also verließ ich die Wohnung, bevor die Kinder nach Hause kamen. Ich hinterließ eine Nachricht, in der stand, dass ich nicht wusste, wann ich zurückkommen würde. Ich wanderte durch die gesamte Innenstadt von Seattle. Ich ging und ging und ging, ohne Richtung. An einem kleinen mexikanischen Laden hielt ich an und bestellte einen vegetarischen Taco in einer frisch zubereiteten Maistortilla. Er schmeckte unglaublich, also bestellte ich sechs weitere. Es war mir egal, was die Tortillas mit meinem Körper machen würden.

Ich ging weiter und spürte immer noch dieses nagende Gefühl in meinem Magen, also hielt ich bei einem Lebensmittelgeschäft an. Heraus kam ich mit zwei Packungen Kokosnusseis, einem der vielen Snacks, die in Amerikas Junkfood-Regalen zufälligerweise vegan waren. Ich aß sie beide auf.

Ich hielt im Hard Rock Cafe an, wo ich allein an der Bar saß und Bourbon trank. Und zwar mehr, als ich je von diesem Zeug getrunken hatte, seit ich als Soldat in Deutschland stationiert war. Ich trank schweigend, bis der Barkeeper mir sagte, dass er mich jetzt rauswerfen müsse.

Ich stolperte um die Ecke, spürte die Bewegung des Aufzugs, als ich es irgendwie in den 14. Stock schaffte, und wurde in unserer Wohnung von nichts als Dunkelheit begrüßt. Ich fiel ins Bett.

»Gott, Eric. Du stinkst!«, sagte Melissa.

Ich stöhnte und wurde ohnmächtig.

Als ich aufwachte, war das nagende Gefühl in meinem Magen immer noch da. Ich wollte, dass es aufhörte. Ich sehnte mich nicht nach Fleisch oder etwas, das außerhalb der Diät lag, die ich mir in den letzten fünf Jahren angewöhnt hatte. Ich würde Peetys Erinnerung nicht auf diese Weise beschmutzen. Die ethische Seite meiner Ernährung war mir weiterhin wichtig. Aber die gesunde Seite? Ich fragte mich, warum ich mich darum noch kümmern sollte.

Ich aß und aß und aß und aß. In einem thailändischen Restaurant verschlang ich allein in einer Ecke drei ganze Gerichte, die jeweils für vier Personen gedacht waren. Der Kellner lachte.

»Wow! Du hast Hunger!«

Ich verzog keine Miene.

»Ja«, sagte ich. »Das habe ich.«

Ein paar Tage später ging ich wieder zur Arbeit. Ich unternahm absichtlich mehr Reisen, aß das ungesunde Essen an den Flughäfen und trank in Flughafenbars.

Ich ging nach Hause und fühlte mich, als wäre Melissa eine Fremde. Ich spürte keine Verbindung zu ihren Kindern mehr. Ich war frustriert von Michaels Verhalten.

Drei Monate vergingen, und der Schmerz ging nicht weg. Dann änderte sich die Situation plötzlich. Der erschwingliche Mietvertrag für unsere Wohnung lief aus, und die Verwaltung schickte uns einen neuen Vertrag. Sie erhöhten unsere Miete um mehr als tausend Dollar pro Monat. Es war zu viel. Melissa verdiente gut, aber nicht genug, um für diese Summe aufzukommen, und meine Verkäufe waren seit dem Tod von Peety gesunken. Wir hatten keine andere Wahl als umzuziehen. In einem Vorort fanden wir eine günstige Mietwohnung. Sie war klein, in einem ganz gewöhnlichen Haus. Wir drängten uns hinein und lernten, ohne die Annehmlichkeiten und den Komfort zu leben, die man sich mit Geld kaufen kann.

Melissa musste von nun an pendeln, was bedeutete, dass sie sich ein eigenes Auto kaufen musste. Der zusätzliche finanzielle Stress machte ihr zu schaffen. »Die meisten Menschen in diesem Land brauchen ein Auto, um an ihren Arbeitsplatz zu kommen, Melissa. Das ist keine ungewöhnliche Sache«, sagte ich ihr. Dennoch beschwerte sie sich. Jeden Tag. Über die Fahrt. Über die Benzinkosten. Sie war absolut fassungslos darüber, wie viel eine Autoversicherung kostete. Und aus irgendeinem Grund war das alles meine Schuld.

Mir wurde klar, wie viele Jahre zwischen uns lagen.

Es war kein Spaß, mit mir zusammenzuleben, nachdem Peety nicht mehr da war. Ich erkannte das. Ich wollte keine neuen Kontakte knüpfen oder Freunde treffen. Ich wollte nur meine Arbeit machen und danach zu Hause eine ruhige Nacht verbringen. Ohne Peety konnte ich mich der Welt nicht stellen. Und ich nahm an, dass gerade Melissa das verstehen würde.

Aber das tat sie nicht.

Immer wieder versuchte sie, mich zu überreden, mit ihr auszugehen. Sie nervte mich ständig damit, dass sie Leute einladen wollte. Sie wollte »abhängen«, sagte sie.

»Abhängen? Was bedeutet das überhaupt?«, sagte ich provokant. Sie stürmte hinaus, um die Nacht mit ein paar Leuten von der Arbeit in der Stadt zu verbringen.

Ich hingegen fühlte mich, als ob ich nie wieder mit jemandem eine Nacht in der Stadt verbringen wollte. *Ich bin zu alt für diesen Mist*, dachte ich.

Sechs Monate vergingen, sie schwammen ineinander, und in dieser Zeit nahm ich mehr als zehn Kilo zu.

Ich begann, mich krank zu fühlen. Meine Brust schmerzte, was Sodbrennen sein konnte, aber auch etwas anderes. Ich nahm es als ein Zeichen. Ich beschloss, dass ich mich untersuchen lassen sollte.

Ich dachte: *Vielleicht bedeuten diese Brustschmerzen, dass ich versuchen sollte, aus diesem schwarzen Loch rauszukommen.*

Ich vereinbarte einen Termin mit einem Arzt, den ich noch nie getroffen hatte, und als ich seine Praxis betrat, ließ das, was ich hinter dem Empfangstresen sah, das Blut in meinen Adern gefrieren. Die Angestellte hatte ein Foto von ihrem Hund neben ihrem Computer befestigt – und der sah genauso aus wie Peety.

»Ist das Ihr Hund?«, fragte ich.

»Das *war* mein Hund, ja. Sie ist jetzt schon seit ein paar Jahren tot«, sagte sie.

»Das tut mir leid«, sagte ich.

»Danke. Sie war ein toller Hund.«

»Ja. Darauf wette ich. Ich hatte einen Hund, der genauso aussah.«

»Wirklich?«

»Ein Junge. Peety. Ich habe ihn vor ein paar Monaten verloren. Ich komme einfach nicht darüber hinweg.«

»Es tut mir so leid, das zu hören. Ich bin immer noch nicht über den Tod meiner Hündin hinweg. Nicht wirklich jedenfalls. Ich bin mir nicht sicher, ob ich jemals begreifen werde, dass sie weg ist«, sagte sie.

»Aber Sie funktionieren im Alltag, oder? Ich kriege das kaum hin. Ich meine, wie haben Sie das gemacht? Wie sind Sie zu einem Gefühl der Normalität zurückgekehrt?«

»Ich habe einen neuen Hund«, sagte sie. »Das hat geholfen.«

Sie zeigte mir ein Bild. Der neue Hund sah überhaupt nicht aus wie Peety.

»Oh«, sagte ich. »Ich glaube nicht, dass ich das könnte.«

»Geben Sie sich etwas Zeit«, sagte sie. »Wenn Ihnen Ihr Hund so viel bedeutet hat, dann glaube ich, dass Sie einen anderen finden werden. Oder eher umgekehrt: Wenn da draußen irgendwo ein Hund ist, der versucht, Sie zu finden, werden Sie es merken.«

»Wie meinen Sie das?«

»Sie werden es einfach wissen. Ihr alter Hund wird Ihnen dabei helfen.«

Ich fühlte einen kalten Schauer durch meinen Körper laufen. Das war eines der seltsamsten Gespräche, die ich je geführt hatte. Wer war diese Frau? Ich konnte nicht aufhören, über ihre Worte nachzudenken. Ich verließ an diesem Tag das Krankenhaus, ohne überhaupt ihren Namen zu wissen, und doch ließ mich die Vorstellung, dass da draußen ein Hund auf mich warten könnte, nicht in Ruhe. Ich konnte den Gedanken einfach nicht abschütteln.

Ich erzählte Melissa davon, und sie schlug vor, dass wir vielleicht bei ein paar Tierheimen vorbeischauen sollten, nur um zu sehen, ob es da möglicherweise einen Hund gab, der »nach mir suchte«. Aber sie machte auch deutlich, dass sie nicht allzu begeistert von der Idee war, sich einen neuen Hund anzuschaffen. Sie wollte sich nicht um ein Tier kümmern müssen. Allerdings wusste sie auch, dass ich mich um die meiste Arbeit mit Peety gekümmert hatte, und sie war bereit, mich zu unterstützen.

Also besuchten wir Anlaufstellen in der ganzen Region. Dabei entdeckten wir einige wirklich süße Hunde, aber so richtig verbunden fühlte ich mich mit keinem von ihnen. »Mein Hund« war nicht dabei. Keiner von ihnen schien nach mir zu suchen.

In den nächsten Wochen fuhr ich alle paar Tage in ein anderes Tierheim, in der Hoffnung, dass ich plötzlich von dem Gefühl überwältigt werden würde, dass einer der Hunde dort auf der Suche nach mir war. Irgendwann fühlte ich mich einfach nur noch dumm dabei. *Warum habe ich überhaupt auf diese Frau gehört?*

Zu Hause saß ich lange auf der Couch und spürte, wie sehr mir Peetys Kopf auf meinem Schoß fehlte. Ich vermisste seine Wärme an meinen Füßen unter dem Frühstückstisch. Ich vermisste seinen Körper auf dem Rücksitz meines Autos.

Ich hatte auch damit aufgehört, morgens und abends Spaziergänge zu machen.

Ich wusste nicht, wie man ohne Peety spazieren ging.

Dann, eines Tages, stand ich früh auf, um bei dem jährlichen Zehn-Kilometer-Rennen der Seattle Marathon Association mitzulaufen. Ich hatte mit dem Laufen fast komplett aufgehört, aber da ich mich bereits Monate zuvor für dieses Rennen angemeldet hatte, beschloss ich nun, dass ich auch mitlaufen wollte. Sobald ich etwas angefangen hatte, wollte ich es auch zu Ende bringen. Außerdem waren es nur zehn Kilometer – die konnte ich im Schlaf runterreißen.

Also lief ich. Völlig untrainiert und aus der Form geraten, mit 15 Prozent mehr Körpergewicht als zuvor, lief ich über die Ziellinie. Ich war kaum stehen geblieben und hatte gerade die Hände in die Hüften gestemmt, um Luft zu holen, als mich ein Gefühl überkam, wie ich es noch nie zuvor gefühlt hatte: Ich spürte, dass da draußen ein Hund war, der versuchte, mich zu finden. Ich fühlte es so deutlich wie das Pochen in meinen Knien.

Sofort sprang ich in mein Auto und fuhr zum nächsten Tierheim: der Seattle Humane Society.

Die Seattle Humane Society war keine moderne Einrichtung wie die HSSV. Eine neue Anlage war zwar in Planung, aber das jetzige Tierheim war nicht mehr als ein niedriger, weiß gestrichener Betonblock. Das Gebäude war von Bäumen umgeben, davor ein winziger Parkplatz und im Inneren eine Reihe von Zwingern, aus denen ich Hunde bellen hören konnte, als ich aus meinem Auto ausstieg.

Während ich durch die Lobby ging, stieg mir der beißende Geruch von Desinfektionsmittel in die Nase, und ich war froh, aus der Hintertür in den offenen Hof zu treten, der zwischen dem Hauptgebäude und den Zwingern weiter hinten lag. Ich sprach mit niemandem und bat auch niemanden um Hilfe. Stattdessen ging ich direkt auf den Zwinger zu, vor dem ein Schild mit der Aufschrift »Zur Adoption freigegeben« hing. Ich öffnete die Tür und trat in einen langen Flur, der zu beiden Seiten mit Hundekäfigen gesäumt war. Ich schaute zuerst in den Käfig auf der linken Seite und dann in den auf der rechten Seite. Dann ging ich weiter und entdeckte ihn, im zweiten Zwinger links: ein tiefschwarzer Labrador Retriever, dünn, groß, jung, kräftig und mit den freundlichsten Augen, die ich je gesehen hatte. Alle anderen Hunde bellten wie verrückt und sprangen herum, aber nicht der hier. Er stand einfach nur selbstbewusst da und sah mich direkt an, so als würde er mich kennen. Er sah mir in die Augen, als würde er sagen: »Alter, warum hast du so lange gebraucht? Lass uns von hier verschwinden!«

An seiner Zwingertür war kein Informationsblatt wie bei den anderen Hunden in diesem Gang. Ich hatte keine Ahnung, wie er hieß. Zu diesem Zeitpunkt waren auch keine Freiwilligen in der Nähe, aber ich wollte nicht weggehen und riskieren, dass jemand anderes ihn holen würde. Ich ging zur Tür, die zum Innenhof führte, öffnete sie einen Spaltbreit und rief dem ersten Freiwilligen, den ich sah, zu: »Hey, könnte ich hier drin bitte Hilfe bekommen?«

Eine junge Dame kam zu mir rüber, und ich sagte ihr: »Ich interessiere mich wirklich für diesen Hund.«

»Willy? Okay, wow. Wir haben ihn gerade erst vor vier Minuten reinbekommen. Ich bin nicht mal dazu gekommen, seine Informationen auszudrucken. Warten Sie, ich hol sie Ihnen.«

Willy? Dieser Name passte nun wirklich nicht zu diesem Hund.

Als sie zurückkam, fragte ich sie: »Warum Willy? Ist das der Name, den er hatte, als er hier abgegeben wurde?«

»Nein, er war ein Streuner. Sie haben ihn draußen aufgegriffen, ohne Halsband, ohne Chip. Also haben sie ihn 14 Tage lang bei sich behalten. Sie veröffentlichten Suchanzeigen, aber niemand meldete sich. Sie haben ihn schön hergerichtet und kastrieren lassen und dann heute Morgen hierhergebracht. Und für einen der Mitarbeiter sah er einfach wie ein Willy aus«, erzählte sie. »Wollen Sie ihn ein wenig kennenlernen?«

»Ja, wenn das geht«, sagte ich.

Sie führte Willy und mich durch den Innenhof in ein kleines Gehege mit einer Bank, auf der ich sitzen konnte, und ein paar Spielzeugen und ließ uns dann allein. Willy kam sofort zu mir rüber und legte seinen Kopf in meinen Schoß, genau wie Peety es getan hatte. Ich kraulte ihn hinter seinen Ohren, und er sah immer wieder zu mir hoch, direkt in meine Augen. Sein Blick drängte mich förmlich dazu, ihn mit nach Hause zu nehmen.

Ich griff nach einem der Spielzeuge, und er reagierte sofort darauf. Ich drehte es über seinem Kopf, und er drehte sich mit und folgte jeder Bewegung. Schließlich stürzte er sich darauf und packte es mit seinem starken Kiefer, zog spielerisch daran und ließ es nicht mehr los, sogar als ich seine Vorderbeine vom Boden wegzog.

»Okay, aus«, sagte ich, und er ließ sofort los.

»Sitz«, sagte ich, und er setzte sich.

»Platz«, sagte ich, und er legte sich hin.

Das war kein wilder Hund.

Ich warf das andere Spielzeug, einen Gummiball, weg, und er jagte ihm hinterher und brachte ihn sofort zu mir zurück. Ich musste geradezu mit ihm ringen, um ihn aus seinem Mund zu bekommen, aber dann setzte er sich hin und bellte mich an, als wollte er sagen: »Wirf ihn noch mal! Wirf ihn noch mal!«

Dieser Hund war fantastisch! Ich konnte es nicht verstehen. Er war gut ausgebildet. Er war fit. Er war *wunderschön*. Hatte er sich verirrt? Oder hatte ihn jemand mit in den Wald genommen und dort ausgesetzt?

Ich machte ein Foto mit meinem Handy und schickte es Melissa. »Ich habe meinen Hund gefunden«, sagte ich. »Was sagst du?«

Ihre Antwort war: »Na ja, es ist dein Hund.«

Ich schrieb zurück: »Ja, ich weiß, dass es mein Hund ist. Aber was sagst du dazu?«

»Für mich ist es in Ordnung. Tu, was immer du willst«, sagte sie.

Es war so enttäuschend. Ich hatte mich noch nie so weit entfernt von ihr gefühlt wie in diesem Moment. Hier war ich, mittendrin in einer wichtigen Entscheidung, und fühlte mich, als hätte ich gerade eine lange, harte Reise hinter mir, an deren Ende ich endlich meinen verborgenen Schatz fand, der mich wieder zurück ins Leben bringen würde, und es wirkte so, als ob ihr das völlig egal wäre.

Ein Teil von mir fragte sich, wie lange unsere Beziehung noch halten würde.

»So.« Die Stimme der Freiwilligen erschreckte mich, als ich gerade mein Handy zurück in meine Tasche steckte. »Wie geht es euch beiden?«, fragte sie von der anderen Seite des Zauns aus.

»Uns geht es gut«, sagte ich. »Was denkst du, Junge?«

Willy drehte seinen Kopf zur Seite und starrte mich an, bevor er ihn wieder auf mein Knie legte.

»Willst du nach Hause?«

»Wuff!«, bellte er, stand auf, ging zum Tor hinüber und sprang davor in die Höhe, um anzuzeigen, dass er hier rauswollte. Die Frau in der Arztpraxis hatte recht gehabt, dachte ich bei mir. Das alles sah so sehr nach Peety aus. Er hatte mir dabei geholfen, diesen Hund zu finden. Er hatte diesem Hund dabei geholfen, *mich* zu finden.

Nachdem ich einige Formulare ausgefüllt hatte, nahm ich Willy mit nach draußen, und er sprang in den Kofferraum meines Autos, als wären wir gerade auf dem Heimweg von einer Wanderung oder einem Lauf. Er ließ sich auf den Rücksitz fallen und versuchte während der gesamten Heimfahrt nur ein Mal, zu mir nach vorn zu klettern. Alles, was ich tun musste, war, meinen Arm zu heben und zu sagen: »Nein. Setz dich, Junge, setz dich«, und er blieb für den Rest der Fahrt sitzen.

Während ich fuhr, dachte ich darüber nach, wie ich ihn nennen sollte, aber ich war mir nicht wirklich sicher.

Die Jungs freuten sich total, als ich ihn nach Hause brachte. Sie warfen ihre Arme um ihn, und diese ganze Aufmerksamkeit und die Berührungen schienen diesen Hund überhaupt nicht zu stören.

»Ich denke, ich werde ihn Luther nennen«, sagte ich.

»Was?!«, schrie Michael.

»Auf keinen Fall«, sagte Joey.

»Ich glaube, sein Name ist Jake«, sagte Michael.

»Jake?«, antwortete ich.

»Ja, Jake«, sagte er.

»Nun, lass mich darüber nachdenken«, sagte ich.

»Nein!« Michael bestand darauf. »Sein Name ist Jake. So heißt er.«

Der Klang gefiel mir tatsächlich. Ich hätte gern die Geschichte gewusst, warum Michael auf diesen Namen für ihn bestand, aber ich bekam sie nie aus ihm heraus.

»Jake«, sagte ich. »In Ordnung. Dann heißt er Jake.«

Etwas an Jakes Statur ließ mich denken, dass er gern lief. Ich stellte mir vor, wie er in der Wildnis gelebt und seine Nahrung selbst gejagt hatte, um sein Überleben zu sichern, denn wer weiß, wie lange er dort im Wald unterwegs gewesen war. Ich fragte mich, ob er wohl auch mit mir laufen wollen würde. Also stand ich am nächsten Morgen früh auf, band die Schnürsenkel meiner Laufschuhe fest zu und nahm Jake mit zu einer meiner Lieblingslaufstrecken im Bridle Trails Park in Kirkland. Der Weg zog sich in einer sechs Kilometer langen Schleife durch die Natur. Ich hielt das für einen einfachen Start. Wenn er das Laufen nicht mochte, dachte ich, könnten wir zumindest einen schönen Spaziergang zusammen machen.

Während wir zum Startpunkt der Laufstrecke gingen, versuchte Jake immer wieder, Eichhörnchen hinterherzujagen. Er zog so fest an der Leine, dass ich befürchtete, er würde mir den Arm aus dem Gelenk reißen.

Super, dachte ich. *Das wird auf gar keinen Fall funktionieren.*

Aber sobald ich den Pfad betrat und anfing zu laufen, fiel Jake neben mir in einen gemächlichen Trab. Er zog nicht an der Leine, wich nicht vom Weg ab und ignorierte sogar die Eichhörnchen. Wir passierten andere Läufer, und er bellte sie nicht an. Als wir an einem Jogger mit einem Hund vorbeikamen, wollte er zwar in seine Richtung, um ihn zu beschnüffeln, aber ein sanfter Zug an der Leine reichte, damit er zu mir zurückkam und weiterlief.

Wir liefen den ganzen Weg ohne eine Unterbrechung.

»Guter Junge, Jake!«, sagte ich, hockte mich hin, streichelte ihn und sah ihm in seine schönen Augen.

»Wuff!«, bellte er und zog mich zurück zum Pfad, so als ob er ihn noch einmal laufen wollte.

»Nein, nein, das reicht für heute. Lass uns langsam anfangen, okay?«

Ich ging nach Hause und recherchierte zum Thema Laufen mit Hunden, und plötzlich tat sich mir eine ganz neue Welt auf. Es stellte sich heraus, dass Labradore extrem gute Läufer waren, die mit Leichtigkeit Kilometer um Kilometer zurücklegen konnten. Ich hatte mir Sorgen gemacht, dass das Laufen weiter Strecken den Pfoten oder Gelenken eines Hundes schaden könnte, aber ich fand alle möglichen Aussagen von Tierärzten und anderen Tierhaltern, die bestätigten, dass Hunde tatsächlich in der Lage waren, Marathons zu laufen, wenn sie, genau wie Menschen auch, richtig trainiert wurden.

Es gab sogar spezielle Rennen für Leute mit ihren Hunden, an denen wir teilnehmen könnten, wenn wir bereit dazu waren.

Während ich weiter im Internet nach Informationen suchte, kuschelte sich Jake neben mir auf die Couch. Ich konnte kaum glauben, wie gut wir uns nach nur einem Tag verstanden. Ich kraulte seinen Kopf und dachte an Peety. Der Gedanke machte mich unendlich traurig. Ich hoffte, es würde sich für ihn nicht so anfühlen, als würde ich ihn betrügen, indem ich einfach weitermachte und mir einen neuen Hund besorgte.

Aber dann sah Jake mit diesem vertrauten Blick in seinen Augen zu mir auf. Er war dieser Blick, den nur ein Hund einem schenken kann – ein Blick, in dem bedingungslose Liebe liegt.

Und in diesen Moment wusste ich, dass Peety bei uns war. Er war nicht nur mit alldem einverstanden. Er wollte es für mich. Weil er mich unter gar keinen Umständen jemals traurig sehen wollte.

Mit Melissas und meiner Beziehung hatte ich richtiggelegen. Sie war unglücklich. Schon bald sagte sie mir, dass sie nicht mehr mit mir zusammen sein wollte. Sie bat mich und Jake auszuziehen.

Die Kinder schienen nicht überrascht zu sein. Ich nahm an, auch sie hatten es erwartet. Ich hoffte nur, dass die Trennung bei keinem der beiden irgendwelche Narben hinterlassen würde. Und ich fragte mich, ob wir vielleicht zu schnell gehandelt hatten. Vielleicht hätten wir die Dinge damals langsamer angehen sollen. Vielleicht hätten wir uns den Altersunterschied zwischen uns genauer anschauen sollen und hätten dabei festgestellt, dass es keine Möglichkeit gab, wie wir auf lange Sicht zusammenbleiben könnten.

Ich weiß es nicht. Es ist schwer, nicht alles infrage zu stellen, wenn etwas nicht so läuft wie geplant.

Alles, was ich wusste, war, dass es vorbei war. Ich war so froh, Jake in meinem Leben zu haben, bevor meine Beziehung endgültig in die Brüche ging, denn der Umzug in eine neue Wohnung ganz allein wäre ohne ihn viel schwieriger gewesen.

Jake und ich fingen an, jeden Tag miteinander laufen zu gehen. Nachdem ich ihn zu einem Check-up und einer Beratung zum Tierarzt gebracht hatte, stellte ich seine Ernährung auf proteinreiche vegane Kost um, und schon bald baute er noch mehr Muskeln auf und lief wie ein Champion.

Ihn bei mir zu haben, machte mein Leben wieder komplett, und ich schlussfolgerte daraus, dass ich dieses Geschenk in jeder Hinsicht ehren musste. Ich beschloss, mit jeder Faser meines Körpers zum Tierschützer zu werden und meine Liebe zu Tieren von da an in jeder meiner Handlungen zum Ausdruck zu bringen.

Als wir in unsere neue Wohnung zogen, verkaufte oder spendete ich jedes Möbelstück aus Leder, das ich besaß. Ich brachte meine Lederschuhe und meine Cowboystiefel zu Goodwill und ersetzte sie durch vegane Schuhe aus nicht tierischen Materialien, darunter einige wirklich schöne Stücke, hergestellt aus recycelten Reifen. Die Leute waren immer schockiert, wenn ich ihnen das sagte, denn sie sahen aus wie aus feinem Leder gemacht. Ich hörte auf, Ledergürtel zu tragen, und warf meine Ledergeldbörse weg. Ich achtete darauf, dass ich kein Shampoo und keine Seifen mehr von Unternehmen verwendete, die ihre Produkte an Tieren testeten. Ich wurde zum hundertprozentigen Veganer. Ich wollte, dass jede Facette meines Lebens meine Überzeugung widerspiegelte.

Genauso wie Peety trainierte ich auch Jake darauf, mir als Diensthund zur Seite stehen zu können, und ich entschied mich, dass ich ihn wirklich überallhin mitnehmen können wollte. Ich bedauerte, dass ich Peety nicht auf meine Geschäftsreisen hatte mitnehmen können. Es tat mir leid um jede Minute, die ich nicht mit diesem wunderschönen Hund verbracht hatte. Mit Jake wollte ich nicht den gleichen Fehler machen. Als ich das nächste Mal auf Geschäftsreise gehen musste, nahm ich Jake mit ins Flugzeug. Er rollte sich zu meinen Füßen zusammen und störte keine Seele in der Kabine. Tatsächlich schenkte er allen Menschen sein Lächeln. Schlecht gelaunte Kinder und ihre überforderten Mütter, mürrische Geschäftsleute und überarbeitete Flugbegleiter konnten gar nicht anders, als zurückzulächeln, als sie sahen, wie dieser große, schöne Hund mit mir zusammen das Flugzeug bestieg.

Meinen Überzeugungen ganz und gar zu folgen, machte mich zu einem besseren Menschen. Meine Leidenschaft für die Dinge, an die ich glaubte, zum Ausdruck zu bringen und mich voll und ganz dem Laufen und gesundem Essen zu widmen, machte mich glücklicher, als ich es je in meinem Leben gewesen war. Und seltsamerweise führte es auch dazu, dass ich im Gegenzug mehr Liebe und Großzügigkeit erhielt, als ich es je für möglich gehalten hätte. Ich wurde sogar zu einem besseren Verkäufer. Und die ganze Anerkennung dafür gilt ganz allein Peety und Jake.

Genau wie Peety damals ist Jake heute für mich ein Eisbrecher. Ein Grund, mit Menschen ins Gespräch zu kommen. Ein Grund zu lächeln. Ein Grund, hinter meinem Panzer hervorzukommen.

Innerhalb weniger Monate, nachdem ich Jake gefunden hatte, lag mein Gewicht wieder bei achtzig Kilo, und ich fand heraus, dass ich wieder glücklich sein konnte, auch wenn ich Peety weiterhin jeden Tag vermisste.

Mir wurde klar, dass ein Hund und ich einfach zusammenpassten. Es sollte einfach so sein.

Ich lief gerade mit Jake einen Pfad aus Holz entlang, als ich mir versprach, dass ich für den Rest meines Lebens immer mit einem Hund zusammenleben würde. Egal was passierte.

Peety und seine bedingungslose Liebe kamen genau zur richtigen Zeit in mein Leben. Er hat mich gerettet, allein durch seine Anwesenheit. Ja, er rettete mich. Ganz und gar. In jeder Hinsicht, in der ein Mensch gerettet werden kann.

Und dann, als ich dringend wieder gerettet werden musste, tauchte Jake auf, um diesen Job zu übernehmen.

Es gab eine Zeit in meinem Leben, in der ich das alles als eine Art Zufall oder vielleicht als Glück abgetan hätte.

Jetzt weiß ich es besser.

Da draußen gibt es Millionen von Hunden, die nach einem neuen Zuhause suchen. Und es gibt Millionen von Menschen auf der Welt, die gerettet werden müssen.

Manchmal, wenn ich mit Jake unterwegs bin und die Sonnenstrahlen auf meinem Gesicht und den Wind in meinem Rücken spüre, schließe ich meine Augen und denke an Peety. Glasklar sehe ich ihn vor mir, wie er aufgeregt in die Luft springt, vor der Tür im Kreis herumläuft, weil er einen Spaziergang machen will, und mich dabei mit diesem Blick in seinen Augen ansieht, der mich jedes Mal daran erinnerte, wie viel ihm meine Anwesenheit bedeutete.

Und dann denke ich darüber nach, wie viele andere Hunde es da draußen gibt, die nur darauf warten, dass jemand sie mit nach Hause nimmt.

Manchmal stelle ich mir vor, wie anders unsere Welt aussähe, wenn mehr Menschen sich für das Wunder öffnen könnten, das die bedingungslose Liebe eines geretteten Hundes für unser Leben bedeuten kann.

Manchmal frage ich mich, ob all diese Hunde vielleicht aus einem bestimmten Grund auf diese Welt gebracht wurden.

Mit Sicherheit kann ich das natürlich nicht beantworten. Aber nach allem, was ich gesehen und erlebt habe, scheint mir diese Botschaft völlig klar zu sein.

Irgendjemand da oben will, dass niemand von uns – egal, wie verwirrt oder allein oder lebensmüde wir uns auch fühlen mögen – jemals allein durch dieses Leben gehen muss.

Nachwort

Ungefähr anderthalb Jahre, nachdem Peety gestorben war, kamen meine Freunde der Humane Society Silicon Valley auf mich zu, weil sie mit mir einen Kurzfilm drehen wollten. Ich war mit Casaundra und einigen anderen in Kontakt geblieben, und sie wussten, was Peety für mich getan hatte. Sie waren gerade dabei, eine neue Initiative namens »Mutual Rescue«™ zu starten, mit der sie den Menschen zeigen wollten, dass man durch die Rettung eines Tieres oft auch sich selbst retten konnte, und fanden, dass man mit einem Kurzfilm gut zeigen könnte, wie intensiv diese Verbindung zwischen Mensch und Tier aussehen konnte.

Ich verbrachte ein paar Tage mit ihnen, in denen wir mehrere Interviews durchführten. Die Filmemacher benutzten eine Drohne, um einige schöne Aufnahmen von mir aus der Luft beim Laufen zu machen, was ich ziemlich cool fand. Dann machten sie sich daran, den Film zu schneiden – was dabei herauskommen würde, da war ich mir nicht sicher. Sie beauftragten einen Künstler, um ein paar Skizzen von mir und Peety anzufertigen, und eines Tages stellten sie den Film online – und ich war absolut begeistert. Er erzählte die Geschichte von Peety und mir schöner, als ich es mir je hätte vorstellen können.

Dies war endlich das Denkmal für Peety, das ihm angemessen schien. Und ich war so dankbar.

Dann passierte etwas Außergewöhnliches: Der Film breitete sich mit viraler Geschwindigkeit im Internet aus.

Ein Magazin in San Francisco teilte das Video auf seiner Facebook-Seite, und es wurde schnell zu ihrer Top-Story. Nach nur wenigen Stunden hatten sich mehr als eine Million Menschen den Film angeschaut, und innerhalb eines Monats stieg die Zahl der Klicks allein auf dieser Seite auf über dreißig Millionen an. Die Leute liebten das Video und teilten es überall. Auch andere Facebook-Seiten und Websites griffen es auf. Über das Internet verbreitete es sich auf der ganzen Welt, wo es inzwischen mehr als hundert Millionen Mal abgespielt wurde. Aber das war noch nicht alles. Die Popularität von Peetys Geschichte zog alle möglichen Artikel in Zeitschriften, Vorträge, einen Auftritt in der *Rachael Ray Show* und sogar dieses Buch nach sich.

Dieser sechsminütige Film veränderte mein Leben.

Er hat auch Jakes Leben verändert. Durch das Video wurde er zu einer Berühmtheit. Er hat jetzt seine eigene Fangemeinde. Und genau wie Peety liebt er die ganze Aufmerksamkeit.

Es kam mir wie ein Wunder vor, dass Peety es geschafft hatte, all diese Menschen auf der ganzen Welt zu berühren, obwohl er nicht mehr bei uns war. Und ich frage mich jeden Tag, wie er mein Leben weiterhin auf eine Weise beeinflusst, die ich mir in meinen kühnsten Träumen nicht ausmalen kann.

Menschen auf der ganzen Welt wurden von Peetys Geschichte berührt und kontaktierten mich mit ihren eigenen Storys über Wunderhunde in ihrem Leben. Sie erzählten mir ihre manchmal herzzerreißenden Geschichten über ihren persönlichen Kampf mit ihrem Gewicht und ihrer Gesundheit. Für die einen zeigte unser Film, wie viel Liebe ein Hund zu geben hat und wie er andere dazu inspirieren kann, ebenfalls zu lieben. Für andere ging es um die simple Botschaft, wie wichtig es ist, gesund zu werden, und wie viel Kraft in jedem von uns steckt, um seinen Körper zum Positiven zu verändern. Für wieder andere war der Film eine Inspiration, selbst einen Hund zu retten und so ihr eigenes Leben zum Besseren zu verändern.

Ich war dankbar für jede Nachricht, die ich erhielt, und ganz besonders dankbar für eine: Peetys vorherige Besitzerin meldete sich bei mir – die Frau, die ihn an die HSSV übergeben hatte.

Obwohl ich seinen Namen geändert hatte, war nicht zu übersehen gewesen, wie sehr der Hund in diesem Film ihrem Raider ähnelte, dem Hund, den sie zur Adoption freigegeben hatte. Immer wieder sah sie sich das Video an – und schließlich suchte sie den Kontakt zu mir.

Ich war überglücklich, von ihr zu hören, und bestätigte ihr, dass Peety tatsächlich Raider war. Sie fragte mich über unsere gemeinsame Zeit aus und wollte wissen, wie Peety seine letzten Tage verbracht hatte. Ich erzählte ihr, wie seine letzte Heldentat darin bestanden hatte, mannshoch in die Luft zu springen, um mich vor einem Betrüger zu retten.

»Wow«, sagte sie. »Ja. Er war immer sehr fürsorglich gegenüber meinen Mädchen.«

»Ich habe mich immer gefragt, wo zum Teufel er gelernt hat, so hoch zu springen«, sagte ich. »Habt ihr ihn bei Frisbee-Wettbewerben mitmachen lassen oder so?«

»Nein, nichts dergleichen«, sagte sie und hielt kurz inne. »Es ist keine schöne Geschichte, wirklich. Aber als wir ihn in unserem Hinterhof hielten, war da dieser große Zaun aus Holz. Er muss ungefähr zwei Meter hoch gewesen sein. Und wann immer ein Auto in die Einfahrt fuhr, der Postbote sich dem Haus näherte oder die Kinder nach Hause kamen, sprang Peety auf und ab, um zu sehen, wer es war. Er sprang richtig hoch, um über den Zaun schauen zu können, weißt du?«

»Wow«, sagte ich. »Das muss wirklich die Muskeln in seinen Beinen aufgebaut haben.«

»Ja«, sagte sie und fing an zu weinen. »Ich fühle mich so schlecht. Ich glaube, er wollte einfach nur mit Menschen zusammen sein, die nicht so viel zu tun hatten.«

Ich stellte mir vor, wie mein Peety hinter diesem Zaun eingesperrt gewesen war, und es dauerte eine Minute, bis wir beide aufhören konnten zu weinen.

»Na ja«, sagte ich schließlich. »Ich hoffe, du weißt, dass du das Richtige getan hast, als du ihn zur HSSV gebracht hast. Er war danach immer von Menschen umgeben, die ihn liebten und umsorgten. Die Mitarbeiter dort haben ihn in ein Pflegeprogramm gesteckt, er war also in einem richtigen Zuhause und nicht in einem Käfig.

Und dann fand er mich, und ich war jeden Tag für ihn da. Genauso wie er für mich.«

Ich erzählte ihr, welche Abenteuer Peety und ich gemeinsam unternommen hatten. Der Roadtrip. Die Zugfahrt. Der Ausflug zur Spitze der Space Needle. »Er hat in seinen letzten Jahren ein wirklich tolles Leben geführt«, sagte ich.

Sie seufzte schwer, und es schien, als hätte sie an dieser Stelle aufgehört zu weinen. »Ich bin so froh«, sagte sie. »Ich bin so froh, das zu wissen. Du hast keine Ahnung, wie viel Schuld ich mit mir herumgetragen habe.«

»Ab jetzt keine Schuldgefühle mehr, okay? Du hast das Richtige getan. Ich meine es ernst. Ich danke dir. Alles, was du in diesem Film gesehen hast, das war alles wahr. Er hat mir das Leben gerettet. Wirklich. All das wäre vielleicht nicht passiert, wenn du ihn nicht ins Tierheim gebracht hättest. Also hast du nicht nur ihm geholfen. Du hast *mir* geholfen.«

Diese Frau kennenzulernen, Antworten auf so viele Fragen über Peetys früheres Leben zu erhalten und ihr dabei zu helfen, ihr tiefes Schuldgefühl loszuwerden – all das war ein Geschenk, das ich mir nie hätte erträumen können. Und es gab noch mehr Geschenke.

Im Herbst 2016 erhielt ich eine E-Mail von jemandem, von dem ich seit meinem 17. Lebensjahr nichts mehr gehört hatte: Jaye. Meine erste Liebe. Das Mädchen, das mich als unbeholfener Teenager geliebt hatte, einfach nur, weil ich ich gewesen war. Sie sah das Video eines Tages zufällig im Internet und konnte ihren Augen nicht trauen. Sie sei in Tränen ausgebrochen, sagte sie. Sie hatte sich immer gefragt, was damals mit mir passiert war, und hatte schon lange nach mir gesucht. Genauso wie ich. Auch ich hatte jahrelang nach ihr gesucht, in der Hoffnung, sie eines Tages wiederzusehen. Bevor sie den Film sah, sagte sie, wusste sie nicht mal, ob ich überhaupt noch am Leben war!

In diese E-Mail schrieb Jaye auch ihre Telefonnummer. »Wenn du Interesse hast, dich mit einer alten Freundin zu treffen, würde ich mich freuen, wenn du mich anrufst.«

Noch in der gleichen Sekunde griff ich zu meinem Telefon.

Es war unbeschreiblich schön, ihre Stimme zu hören.

Es stellte sich heraus, dass Jaye ihre eigene epische Reise durchs Leben hinter sich hatte. Sie hatte bereits zwei erwachsene Kinder, musste sich oft durchschlagen und hatte einige schwere Prüfungen in diesem Leben bestanden. Es kam mir so vor, als wären wir beide in den letzten vierzig Jahren irgendwo in der Wildnis verloren gegangen.

Mit ihr zu sprechen, fühlte sich genauso einfach und natürlich an wie damals, als wir Teenager waren. Aus einem langen Anruf wurden zwei, dann drei, dann vier, dann noch viel mehr. Wir verglichen unsere Zeitpläne und kauften Flugtickets, damit wir uns so schnell wie möglich treffen konnten. Als wir uns endlich persönlich gegenüberstanden, umarmten wir uns für eine lange Zeit, die sich wie eine Ewigkeit anfühlte.

Es war, als wäre überhaupt keine Zeit seit damals vergangen. Klar, äußerlich sahen wir beide etwas älter aus. Aber die Anziehungskraft, die wir aufeinander hatten, schien direkt aus unseren Teenagerzeiten zu stammen. Der Funke war noch da. Wir beide wollten für immer zusammen sein. Wir hatten genug durchgemacht und waren endlich hier, bei unserem jeweils besten Selbst, angekommen, und nun wollten wir nicht mehr, als die Liebe zwischen uns zu genießen.

Innerhalb weniger Wochen packte Jaye ihre Sachen und zog durch das halbe Land, um bei mir einzuziehen. Jake gab sofort sein Einverständnis. Ein paar Monate später waren wir uns beide einig, dass zusammenzuleben einfach nicht genug war. Also flogen wir nach Hawaii und heirateten.

Nach vierzig Jahren, in denen wir darum gekämpft hatten, die Art von Liebe zu finden, nach der wir uns beide sehnten, war es schließlich Peety gewesen, der uns beide zusammenbrachte. Ich hatte ihn die Führung übernehmen lassen, und er hatte mich den ganzen Weg zurück zu meiner allerersten Liebe geführt. Der Liebe meines Lebens.

Selbst im Tod strahlte Peety noch immer seine Magie aus. Er war meine Brücke, mein Eisbrecher, mein Führer, und auch noch heute gibt er den Ton in meinem Leben an. Ich vertraue ihm voll und ganz. Es gibt für mich keinen Grund, das nicht zu tun. Ich werde ihm auf dieser Reise weiter folgen, wohin er mich auch führt.

Ich weiß, dass einige Menschen das für albern halten, aber von einer Sache bin ich überzeugt: Gott bringt Engel in unser Leben, und diese Engel sind nicht immer Menschen.

Danksagung

Diese Geschichte wäre ohne die Hilfe vieler wunderbarer Menschen nicht möglich gewesen. Sie haben mich dazu inspiriert, mich von dem traurigen, isolierten und sterbenden Menschen in die glückliche, erfüllte und fitte Person zu verwandeln, die ich heute bin. Diesen Individuen – einige wurden bereits in diesem Buch genannt – möchte ich an dieser Stelle von ganzem Herzen danken, denn sie alle haben mir die Inspiration für dieses Buch geschenkt und mich mit ihrer Freundlichkeit und Weisheit zu einem besseren Menschen gemacht:

Carol Novello, Finnegan Dowling und Casaundra Cruz und alle Mitarbeiter und Freiwilligen der Humane Society Silicon Valley – vielen Dank für alles, was ihr tut, um ein liebevolles Zuhause für obdachlose Tiere zu finden, und vor allem für die Hilfe, die Peety durch euch erhalten hat, und natürlich dafür, dass ihr unsere gemeinsame Geschichte veröffentlicht habt.

Melissa und Carlos Murillo aus San José, Kalifornien, möchte ich für ihre Selbstlosigkeit danken, mit der sie Tiere mit besonderen Bedürfnissen versorgen, und vor allem dafür, dass ihr Peety ein Zuhause gegeben habt, bis er mich gefunden hat.

Dr. Preeti Kulkarni, ND, von der Klinik Core Integrative Health in Cupertino, Kalifornien – danke, dass Sie mir das Leben gerettet haben, indem Sie die zugrunde liegende Ursache meiner medizinischen Probleme diagnostiziert und so meinen Weg zur Gesundheit überhaupt erst möglich gemacht haben.

Timi und John Sobrato – vielen Dank für eure Großzügigkeit und die Unterstützung bei der Erstellung des Films, der zu diesem Buch führte. David Whitman, Vizepräsident von Mutual Rescue™, möchte ich für seine Vision bei der Entwicklung des Filmkonzeptes danken. Dank geht außerdem an das gesamte Team von Advocate Creative in Chicago, und zwar dafür, dass ihr Peety mit euren außergewöhnlichen Fähigkeiten in der Filmerstellung und Illustration geehrt habt.

Michelle Taylor Cehn, Lindsay Dadko und Margaret Kaye Curtis aus der veganen Community in der Bay Area rund um San Francisco – vielen Dank für eure Freundschaft und dafür, dass ihr mich mit eurem Mut, eurem Mitgefühl und eurer Freundlichkeit gegenüber Tieren inspiriert habt.

Vicki Araujo, Meghan Newell, Marcia Duong, Vinh Ngo, Albert Pham, Debbie Simms, Tina Le, Cynthia Lim und all meine anderen Freunde bei den Bay Area Runners, den RunningAddicts und in der Go Far Run Group – danke für eure Freundschaft und dafür, dass ihr mir den Langstreckenlauf und die herrlichen Laufstrecken Nordkaliforniens gezeigt habt.

Meisterkoch Philip Gelb aus Oakland, Kalifornien – danke, dass du mir die kulinarischen Fähigkeiten beigebracht hast, die nötig sind, um eine komplette Symphonie aus leckeren internationalen Gerichten zu zaubern, und das alles vegan.

Lynda Nguyen-Le aus San José, Kalifornien – vielen Dank, dass du einem alten Mann wie mir durch seine naturwissenschaftlichen Kurse am De Anza College geholfen hast. Ich hätte meine Prüfungen nicht ohne dich bestehen können.

Craig Cracchiolo von GE Appliances und Mark Collier von Whirl-pool Corporation – vielen Dank, dass Sie die rationalsten und menschlichsten Manager sind, für die ich je arbeiten durfte.

Kent Wolf, mein Agent, Mark Dagostino, mein Co-Autor und lite-rarischer Mentor, und Karen Murgolo, meine Lektorin: Gott segne euch dafür, dass ihr das Wagnis eingegangen seid und meine Ge-schichte zum Leben erweckt habt.

Howard Jacobson, PhD, Host des »Plant Yourself«-Podcasts und Co-Autor von *Whole* von T. Colin Campbell, PhD, und *Proteinaholic* von Garth Davis, MD – danke für Ihren Input in Sachen Ernährungs-wissenschaft.

Meiner Frau Jaye und meiner Mutter Susan danke ich für ihre Liebe und Unterstützung.

Zwei Jahre später ...

Es ist jetzt zwei Jahre her, dass *Peety: Ein Hund auf Rezept* zum ersten Mal erschienen ist, und vor genau zehn Jahren habe ich meine Reise aus der Krankheit und Depression hin zu einem gesunden und glücklichen Leben begonnen. Ich pflege immer noch die gleichen Ernährungs- und Bewegungsgewohnheiten, die ich in diesem Buch beschrieben habe, und liege nach wie vor bei meinem Idealgewicht von 81 Kilo. Medikamente nehme ich keine mehr. Ich bin jetzt sechzig Jahre alt, aber körperlich und geistig fühle ich mich, als wäre ich 25. Wirklich!

Dieses Buch ist mittlerweile weltweit in neun Sprachen erschienen, und seit seiner Veröffentlichung sind viele wunderbare Dinge geschehen. Ich bin so stolz darauf, dass mir Tausende Fans E-Mails und Nachrichten auf Social Media geschickt haben, in denen sie erzählt haben, wie dieses Buch sie dazu inspiriert hat, gesünder zu leben und einen Hund aus dem Tierheim zu adoptieren. Ich schätze jede Nachricht, die ich erhalte, und versuche, sie alle zu beantworten. Zögern Sie also nicht, mir zu schreiben!

Wie ich im Nachwort erwähnt habe, habe ich mich kurz vor der Veröffentlichung des Buches wieder mit meiner Highschool-Liebe Jaye getroffen, und ein paar Monate später heirateten wir. Wovon dann nichts mehr im Buch steht, sind der außergewöhnliche Gewichtsverlust und die gesundheitlichen Fortschritte, die auch Jaye durch das Übernehmen meiner Essgewohnheiten erreicht hat. Als wir vor unserem Wiedersehen am Telefon miteinander sprachen, erzählte Jaye mir, dass sie über 90 Kilo wog und Größe XL trug. Sie hatte ein wenig Angst, dass ich sie nicht mögen würde, weil sie seit der Highschool so viel zugenommen hatte. Sie hatte auch eine Vorstufe von Diabetes und litt unter chronischer Müdigkeit und vielen anderen Symptomen, die ich nur allzu gut kannte.

Als wir wieder zueinanderfanden, zeigte ich Jaye, wie man tierische Produkte beim Kochen durch gesunde Pflanzen, Kräuter und Gewürze ersetzen konnte und wie man mit Gemüsebrühe statt mit Öl briet. Sie nahm diese Veränderungen sofort an und entwickelte vegane Versionen ihrer italienischen Familienrezepte. Jake und Jaye freundeten sich schnell an und machten täglich Spaziergänge in der Umgebung unserer Wohnung in Spokane, wo ich zu dieser Zeit lebte. Innerhalb von zehn Monaten reduzierte Jaye ihr Gewicht von 90 auf 52 Kilo und trug statt einer XL eine Größe XS. Sie konnte alle Medikamente absetzen, und ihre Blutwerte waren im Optimalbereich. Ich sage ihr oft, dass sie heute hübscher aussieht als mit 16 Jahren! Wir lieben uns aus allertiefstem Herzen und werden bis ans Ende unserer Tage glücklich zusammenleben, denn wir haben unsere Leben gegenseitig komplettiert.

Kurz vor der Veröffentlichung dieses Buches zogen wir von Spokane nach Boise. Ich nahm mir sechs Monate von der Arbeit frei, damit ich auf eine Lese- und Vortragsreise gehen konnte. Jake, Jaye und ich waren zu Gast in der *Today*-Show auf CNN und hatten einige andere Fernsehauftritte. Etwa hundert Zeitungs- und Zeitschriftenartikel, Radiointerviews und Podcasts erzählten unsere Geschichte, und im Juni 2019 wurde uns in der *Reader's Digest* ein achtseitiges Feature gewidmet. Wir erlebten die Zeit unseres Lebens, und Jake war für kurze Zeit eine Internetberühmtheit. Er genoss jede Minute davon. Völlig Fremde hielten Jake und mich an Flughäfen, auf unseren Läufen und in der Stadt an, nur um Hallo zu sagen und gelegentlich um ein Autogramm zu bitten. Nachdem unsere Lesetour beendet war, verbrachten Jaye und ich etwa sechs Monate damit, unser Haus in Boise vollständig umzubauen, ähnlich wie ich es mit Peety in unserer Wohnung in San José getan hatte. Da wurde uns klar, dass es uns wirklich Spaß machte, Häuser zu renovieren und komplett umzugestalten.

Wir verkauften das Haus in Boise an ein wunderbares Paar mit einem großen, glücklichen Hund, der die übergroße Hundetür und die anderen Hunde-Extras liebte, die wir für Jake installiert hatten. Ich nahm eine Stelle in Washington, D.C., beim *Physicians Committee for Responsible Medicine* an, einer gemeinnützigen Organisation, die sich für vegane Ernährung und Tierschutz in der Wissenschaft und Medizin einsetzt. Wir kauften eine Eigentumswohnung in Rockville, Maryland, und verbrachten ein Jahr damit, sie komplett zu renovieren und mit neuen Schränken, Einbaumöbeln und Parkettböden zu versehen. Wir malten und dekorierten wie verrückt und ließen uns beim Farbkonzept von LEGO mit den typischen Farben Grün, Blau und Gelb inspirieren. Als dieser Umbau abgeschlossen war, wurde uns klar, dass wir Kalifornien wirklich vermissten, und wir entschieden uns, zurückzukehren, um näher bei unseren Familien und Freunden zu sein. Unsere Eigentumswohnung in Maryland verkauften wir und zogen nach Lodi in Kalifornien. Ich nahm eine neue Stelle an und kehrte in den Beruf zurück, den ich auch in diesem Buch ausübte – ich arbeitete als Vertreter für einen Luxusgerätehersteller an der Westküste.

Es ist jetzt vier Jahre her, dass Jake und ich uns zum ersten Mal in Seattle trafen und ich ihn adoptierte. Wir sind beste Freunde und haben eine so enge Verbindung, wie ich sie auch zu Peety hatte. Gemeinsam gehen wir so oft wie möglich laufen, normalerweise fünf- oder sechsmal pro Woche. Mein Training mit Jake hat meine Liebe zum Laufsport vollends geweckt. Trotz einiger anständiger Leistungen war ich zuvor immer nur im Mittelfeld mitgelaufen und hatte nie wirklich mein volles Potenzial ausgeschöpft. Mittlerweile haben Jake und ich zusammen mehrere Marathons und Dutzende von Halbmarathons zurückgelegt. Jakes Lieblingsbeschäftigung ist das Rennen – er kann das Startsignal kaum erwarten und katapultiert sich dann mit ganzer Kraft sofort an die Spitze der Renntruppe. Jakes Entschlossenheit, als Erster durchs Ziel zu laufen, inspiriert mich, aber ich kann nicht so schnell laufen wie er und muss ihn daher zurückhalten! Mit acht Jahren sieht Jake immer noch so aus und verhält sich auch so, als wäre er zwei, aber als schwarzer Hund ist es für ihn nicht ungefährlich, bei heißem Wetter lange Strecken zu laufen. Im Sommer beschränke ich unsere Läufe deshalb auf fünf bis zehn Kilometer, aber in kalten Monaten kann Jake 30 Kilometer oder mehr laufen.

Nachdem dieses Buch veröffentlicht wurde, ließ ich mich vom *Road Runners Club of America* zum Lauftrainer zertifizieren. Ich fing auch an, davon zu träumen, mich für den Boston Marathon zu qualifizieren, was für viele Läufer das ultimative Ziel ist. Für Sechzigjährige beträgt die Qualifikationszeit in Boston drei Stunden und fünfzig Minuten, aber meine durchschnittliche Marathonzeit lag bei viereinhalb Stunden, weshalb das wie ein unerfüllbarer Traum schien.

Der Gedanke ließ mich jedoch nicht los, und so machte ich einen Plan: Ich fing an, mein Marathontraining und die Läufe in Komponenten zu zerlegen, um meine Zeiten zu verbessern. Indem ich diesem Prozess folgte, verbesserte ich meine Zeit von vier Stunden und 28 Minuten im November 2018 auf drei Stunden und 36 Minuten beim Charleston Marathon im Januar 2019 – was mich für den Boston Marathon 2020 qualifizierte. Nur um sicherzugehen, lief ich in den nächsten zwei Monaten noch zwei weitere Marathons, die mich jeweils erneut für Boston qualifizierten. Mein Plan ist es, diesen Marathon im April 2020 zu laufen. Und wer weiß? Vielleicht wird mein nächstes Buch den Titel *Jake: Ein Hund auf der Rennbahn* tragen.

Nochmals vielen Dank, dass Sie dieses Buch gelesen haben!

Eric O'Grey
Lodi, Kalifornien
November 2019

Impressum

Eric O'Grey mit Mark Dagostino
Peety
Ein Hund auf Rezept. Zwei dicke Freunde spazieren zurück ins Leben
ISBN: 978-3-95910-255-1

Eden Books
Ein Verlag der Edel Germany GmbH
Copyright © 2019 Edel Germany GmbH, Neumühlen 17, 22763 Hamburg
www.edenbooks.de | www.facebook.com/EdenBooksBerlin | www.edel.com
1. Auflage 2019

Die Autoren haben dieses Buch nach bestem Wissen und Gewissen verfasst. Dennoch können inhaltliche Fehler nicht komplett ausgeschlossen werden. Der Verlag und die Autoren übernehmen hierfür keine Haftung. Dieses Buch ist keine Handlungsempfehlung für den Umgang mit starkem Übergewicht und ersetzt niemals einen Arztbesuch.

Titel der Originalausgabe: Walking with Peety. The Dog Who Saved My Life
Copyright der Originalausgabe: © 2017 by Eric O'Grey
Lektorat der deutschen Ausgabe: Tanja Bertele
Projektkoordination der deutschen Ausgabe: Juliane Noßack
Umschlaggestaltung: Buchgut, Berlin
Umschlagfotos: Eric O'Grey und AdobeStock / andreusK
Layout und Satz: Datagrafix GSP GmbH, Berlin | www.datagrafix.com
Druck und Bindung: GGP Media GmbH, Pößneck

Printed in Germany

Dieses Buch ist auch als E-Book erhältlich.

Um die kulturelle Vielfalt zu erhalten, gibt es in Deutschland und in Österreich die gesetzliche Buchpreisbindung. Für Sie, liebe Leserin und lieber Leser, bedeutet das, dass Ihr verlagsneues Buch jeweils überall dasselbe kostet, egal, ob Sie Ihre Bücher gern im Internet, in einer großen Buchhandlung oder beim kleinen Buchhändler um die Ecke kaufen.

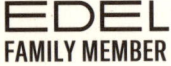

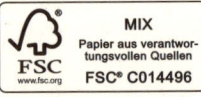